国家卫生健康委员会住院医师规范化培训规划教材

医学科研方法

第 2 版

主　编　陈世耀　刘晓清

副主编　吕　明　肖志波　刘　静　阴赪宏

人民卫生出版社

·北　京·

图书在版编目（CIP）数据

医学科研方法 / 陈世耀，刘晓清主编. —2 版. —
北京：人民卫生出版社，2022.3（2024.4 重印）
国家卫生健康委员会住院医师规范化培训规划教材
ISBN 978-7-117-32437-3

Ⅰ. ①医… Ⅱ. ①陈… ②刘… Ⅲ. ①医学－科学研
究－研究方法－职业培训－教材 Ⅳ. ①R-3

中国版本图书馆 CIP 数据核字（2021）第 244993 号

人卫智网	www.ipmph.com	医学教育、学术、考试、健康， 购书智慧智能综合服务平台
人卫官网	www.pmph.com	人卫官方资讯发布平台

医学科研方法
Yixue Keyan Fangfa
第 2 版

主　　编：陈世耀　刘晓清
出版发行：人民卫生出版社（中继线 010-59780011）
地　　址：北京市朝阳区潘家园南里 19 号
邮　　编：100021
E - mail：pmph @ pmph.com
购书热线：010-59787592　010-59787584　010-65264830
印　　刷：中农印务有限公司
经　　销：新华书店
开　　本：850×1168　1/16　印张：14
字　　数：474 千字
版　　次：2015 年 6 月第 1 版　　2022 年 3 月第 2 版
印　　次：2024 年 4 月第 3 次印刷
标准书号：ISBN 978-7-117-32437-3
定　　价：52.00 元
打击盗版举报电话：010-59787491　E-mail：WQ @ pmph.com
质量问题联系电话：010-59787234　E-mail：zhiliang @ pmph.com

编者名单

编　　委（按姓氏笔画排序）

王　丽（北京协和医院）

王伊龙（首都医科大学附属天坛医院）

王春晖（四川大学华西医院）

吕　明（山东大学齐鲁医院）

刘　静（首都医科大学附属北京安贞医院）

刘天舒（复旦大学附属中山医院）

刘晓清（北京协和医院）

阴赪宏（首都医科大学附属北京妇产医院）

李秀君（山东大学）

李春波（上海交通大学医学院附属精神卫生中心）

李满祥（西安交通大学医学院第一附属医院）

肖志波（哈尔滨医科大学附属第二医院）

应　峻（复旦大学）

张秀军（安徽医科大学第一附属医院）

张爱华（南京市儿童医院）

陈世耀（复旦大学附属中山医院）

贺　佳（海军军医大学）

编写秘书　马莉莉（复旦大学附属中山医院）

数字编委（按姓氏笔画排序）

马莉莉（复旦大学附属中山医院）

刘瑞霞（首都医科大学附属北京妇产医院）

张天择（哈尔滨医科大学附属第二医院）

出 版 说 明

为配合 2013 年 12 月 31 日国家卫生计生委等 7 部门颁布的《关于建立住院医师规范化培训制度的指导意见》，人民卫生出版社推出了住院医师规范化培训规划教材第 1 版，在建立院校教育、毕业后教育、继续教育三阶段有机衔接的具有中国特色的标准化、规范化临床医学人才培养体系中起到了重要作用。在全国各住院医师规范化培训基地四年多的使用期间，人民卫生出版社对教材使用情况开展了深入调研，全面征求基地带教老师和学员的意见与建议，有针对性地进行了研究与论证，并在此基础上全面启动第二轮修订。

第二轮教材依然秉承以下编写原则。①坚持"三个对接"：与 5 年制的院校教育对接，与执业医师考试和住培考核对接，与专科医师培养与准入对接；②强调"三个转化"：在院校教育强调"三基"的基础上，本阶段强调把基本理论转化为临床实践、基本知识转化为临床思维、基本技能转化为临床能力；③培养"三种素质"：职业素质、人文素质、综合素质；④实现"三医目标"：即医病、医身、医心；不仅要诊治单个疾病，而且要关注患者整体，更要关爱患者心理。最终全面提升我国住院医师"六大核心能力"，即职业素养、知识技能、患者照护、沟通合作、教学科研和终身学习的能力。

本轮教材的修订和编写特点如下：

1. 本轮教材共 46 种，包含临床学科的 26 个专业，并且经评审委员会审核，新增公共课程、交叉学科以及紧缺专业教材 6 种：模拟医学、老年医学、临床思维、睡眠医学、叙事医学及智能医学。各专业教材围绕国家卫生健康委员会颁布的《住院医师规范化培训内容与标准(试行)》及住院医师规范化培训结业考核大纲，充分考虑各学科内亚专科的培训特点，能够符合不同地区、不同层次的培训需求。

2. 强调"规范化"和"普适性"，实现培训过程与内容的统一标准和规范化。其中临床流程、思维与诊治均按照各学科临床诊疗指南、临床路径、专家共识及编写专家组一致认可的诊疗规范进行编写。在编写过程中反复征集带教老师和学员意见并不断完善，实现"从临床中来，到临床中去"。

3. 本轮教材不同于本科院校教材的传统模式，注重体现基于问题的学习(PBL)和基于案例的学习(CBL)的教学方法，符合毕业后教育特点，并为下一阶段专科医师培养打下坚实的基础。

4. 充分发挥富媒体的优势，配以数字内容，包括手术操作视频、住培实践考核模拟、病例拓展、习题等。通过随文或章节二维码形式与纸质内容紧密结合，打造优质适用的融合教材。

本轮教材是在全面实施以"5+3"为主体的临床医学人才培养体系，深化医学教育改革，培养和建设一支适应人民群众健康保障需要的临床医师队伍的背景下组织编写的，希望全国各住院医师规范化培训基地和广大师生在使用过程中提供宝贵意见。

融合教材使用说明

本套教材以融合教材形式出版,即融合纸书内容与数字服务的教材,读者阅读纸书的同时可以通过扫描书中二维码阅读线上数字内容。

获取数字资源的步骤

1 扫描封底红标二维码,获取图书"使用说明"。

2 揭开红标,扫描绿标激活码,注册/登录人卫账号获取数字资源。

3 扫描书内二维码或封底绿标激活码随时查看数字资源。

4 登录 zengzhi.ipmph.com 或下载应用体验更多功能和服务。

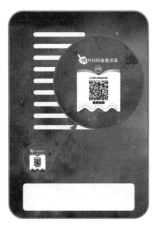
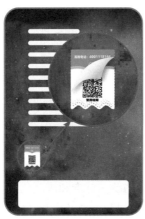
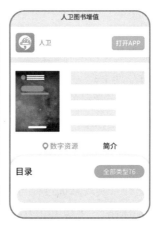

扫描下载应用

配 套 资 源

➢ **电子书:《医学科研方法》(第2版)** 下载"人卫APP",搜索本书,购买后即可在APP中畅享阅读。

➢ **住院医师规范化培训题库** 中国医学教育题库——住院医师规范化培训题库以本套教材为蓝本,以住院医师规范化培训结业理论考核大纲为依据,知识点覆盖全面、试题优质。平台功能强大、使用便捷,服务于住培教学及测评,可有效提高基地考核管理效率。题库网址:tk.ipmph.com。

主 编 简 介

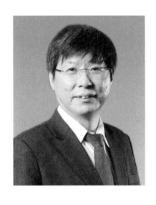

陈世耀

教授，博士生导师。现任复旦大学上海医学院常务副院长，复旦大学附属中山医院内科教研室主任、临床技能培训中心主任、消化科/内镜中心副主任，复旦大学循证医学中心副主任，复旦大学附属中山医院闵行分院消化科主任。中华医学会临床流行病学和循证医学分会前任主任委员，教育部高等学校临床医学类专业教学指导委员会-临床实践教学指导分委会副主任委员。

长期从事临床一线医疗和教学工作，在消化疾病及消化内镜基础与临床研究领域开展了大量创新工作，在临床医疗和教学实践中贯彻循证医学理念。以第一作者或通信作者发表论文200余篇，其中SCI论文40余篇，主编图书10余部。承担科技部多项重大课题研究，曾获国家科学技术进步奖二等奖、恩德思医学科学技术奖一等奖等荣誉。

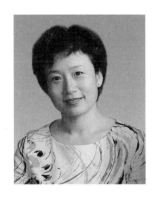

刘晓清

教授，博士生导师。现任中国医学科学院北京协和医院感染内科主任医师、内科学系常务副主任，国际临床流行病学网（INCLEN）北京协和医学院临床流行病学室主任。北京市临床研究质量促进中心（协和）主任。中华医学会临床流行病学和循证医学分会主任委员，中华医学会肝病学分会委员、中华医学会肝病学分会临床流行病学和循证医学协作组副组长。

主持及参与国家级、省部级课题10余项。在国内外专业期刊发表论文100余篇，编译10余部学术专著及教材。

副主编简介

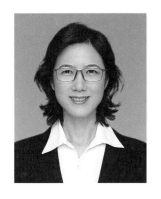

吕明

教授，博士生导师。现任山东大学齐鲁医院科研处处长，山东大学临床流行病学与循证医学中心副主任，复旦大学现代人类学教育部重点实验室特聘教授。中华医学会临床流行病学和循证医学分会副主任委员，中华医学会医学科学研究管理学分会委员。

长期致力于临床研究方法的普及教育工作，组织实施多个大规模的临床研究项目。近五年来承担国家自然科学基金项目 3 项，国家重点研发计划"精准医学研究"重点专项 1 项，发表 SCI 论文 20 余篇。

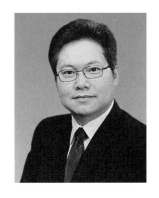

肖志波

教授，博士生导师。现任哈尔滨医科大学附属第二医院整形外科主任。中国整形美容协会损伤救治康复分会副会长，中华医学会医学美学与美容学分会委员，中国医师协会美容与整形医师分会委员。美国整形外科学会委员，国际整形美容外科学会委员。

国家自然科学基金项目评审专家，黑龙江省杰出青年基金获得者。

副主编简介

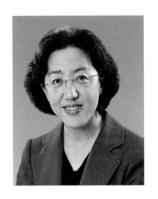

刘静

教授,博士生导师。现任北京市心肺血管疾病研究所流行病研究室副主任。中华医学会心血管病学分会信息化学组副组长,中华预防医学会心脏病预防与控制专业委员会委员,中国医师协会心血管内科医师分会委员。

主要研究方向为心血管病流行病学。主持"十三五"国家重点研发计划项目、国家自然科学基金项目、首都卫生发展科研专项等课题。发表论文 180 余篇,包括以第一作者 / 通信作者在 *JAMA*、*JACC*、*Nat Rev Cardiol* 等期刊发表文章 80 余篇。曾获教育部科学技术进步奖一等奖、北京市科学技术进步奖二等奖、三等奖等。

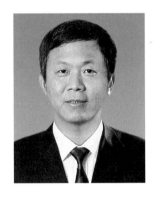

阴赪宏

教授,博士生导师。现任首都医科大学附属北京妇产医院院长。先后担任中国研究型医院学会卫生应急学专业委员会副主任委员,中华医学会感染病学分会委员,中国医师协会感染科医师分会委员,《中国医刊》编辑委员会副主任委员及专业主编等职。

致力于感染性疾病基础和临床研究工作。作为项目负责人,主持"十一五"国家科技支撑计划项目、"十三五"国家重点研发计划项目、国家自然科学基金项目,发表论文近 300 篇(其中 SCI 论文 60 篇),主编、副主编、副主译医学专著 22部。荣获"国家卫生健康突出贡献中青年专家"称号,享受国务院政府特殊津贴。

前　言

《医学科研方法》(第2版)终于完成,我们希望它能够成为临床医师,尤其是住院医师在规范化培训期间开展临床科研的教材和参考用书。

第1版教材出版后受到了各地住院医师的欢迎,得到了中华医学会临床流行病学和循证医学分会,以及国际临床流行病学网 - 中国(China-CLEN)各成员单位的推荐与应用,全国年会多次设置专场讨论医学科研方法教学方案、交流教学心得与体会,本次修订也将教学反馈融入其中。

《医学科研方法》(第2版)的特色如下:

(1)保留了第1版的写作特色:由临床案例提出临床问题;通过PICO模式将临床问题转化为可以通过研究回答的科学问题;进一步提出了临床研究设计类型及其优缺点。

(2)增加了新的临床研究方法和内容:包括临床研究选题、伦理预注册、生命质量评价、文献分析研究、指南评价研究、数据库再利用等二次研究内容。

(3)系统呈现了临床研究的全过程:第一篇呈现医学科研的概念、重要性、方法论及临床实践与临床研究的关系;强调了临床研究选题、临床研究与基础研究结合、临床研究伦理审查、临床研究注册等基本要求。第二篇为临床研究方法学,从病例报告和系列病例分析,到横断面调查、病例对照研究、诊断性试验评价研究、队列研究、随机对照试验、生命质量评价、成本效果分析、比较效果研究等,完整呈现了临床研究设计方法学。第三篇临床研究实践,通过对病因与危险因素研究、诊断试验效率比较研究、临床疗效评价、预后研究等不同类型的临床问题分析,让读者更熟悉临床研究设计,合理选择设计方案,在阅读和学习过程中巩固临床研究设计的基本概念和精髓。第四篇为二次研究与论文报告,系统整理并呈现了不同类型二次研究特点,既是归纳整理文献的方法,也是开展新的研究、提出临床问题的手段。

(4)增加了数字资源:为读者提供更多学习参考,也为带教师资利用教材开展医学科研方法和临床研究设计教学提供了参考。

感谢复旦大学循证医学中心吕敏之、施鹏、高虹、张宁萍、袁源智,复旦大学医科馆吴利俊,复旦大学附属中山医院肿瘤内科王妍、消化科黄晓铨、张瑞,上海交通大学附属精神卫生中心李伟,西安交通大学第一附属医院刘璐,北京协和医院朱惠娟,海军军医大学张新佶等在本书编写过程中做出的贡献。

由于作者水平和经验所限,书中难免存在不足和疏漏之处,恳请广大读者批评指正。

陈世耀　刘晓清

2021年12月

目　录

**第一篇
总论**

第一章　医学科研方法总论 ……………………… 2

第一节　医学科研的基本概念 …………………… 2

第二节　临床研究的重要性 ……………………… 3

第三节　临床研究的方法学 ……………………… 3

第四节　学习临床研究方法，开展临床研究实践 … 6

第五节　如何阅读本书 …………………………… 7

第二章　临床研究选题 …………………………… 9

第一节　临床研究问题的发现 …………………… 9

第二节　临床研究选题的一般原则 ……………… 10

第三节　临床研究选题方法 ……………………… 10

第四节　临床研究选题评价 ……………………… 11

第五节　临床研究选题案例（交叉学科选题） …… 12

第三章　基础研究与临床研究 …………………… 13

第四章　临床研究伦理审查 ……………………… 15

第一节　临床研究中的伦理问题 ………………… 15

第二节　临床研究伦理审查的流程 ……………… 16

第五章　临床研究注册 …………………………… 18

**第二篇
临床研究
方法学**

第六章　病例报告和系列病例分析 ……………… 24

第一节　病例报告 ………………………………… 24

第二节　系列病例分析 …………………………… 26

第三节　循证实践案例报告 ……………………… 28

第七章　横断面调查 ……………………………… 33

第一节　如何获得临床研究问题 ………………… 33

第二节　抽样调查研究设计 ……………………… 35

第三节　研究报告与问题分析 …………………… 38

第四节　临床问题的回答 ………………………… 39

第五节　横断面研究的其他应用 ………………………………………………… 39
第六节　文献阅读和评价 …………………………………………………………… 39

第八章　病例对照研究 ………………………………………………………………… 42
第一节　如何获得临床研究问题 ………………………………………………… 42
第二节　病例对照研究设计 ……………………………………………………… 44
第三节　研究报告与问题分析 …………………………………………………… 48
第四节　临床问题的回答 ………………………………………………………… 50
第五节　病例对照研究的其他应用 ……………………………………………… 50
第六节　文献阅读与评价 ………………………………………………………… 50

第九章　诊断性试验评价研究 ………………………………………………………… 53
第一节　如何获得临床研究问题 ………………………………………………… 53
第二节　诊断试验研究的设计 …………………………………………………… 54
第三节　诊断试验研究中正常参考界值的选择方法 …………………………… 55
第四节　诊断试验研究的方法和评价指标 ……………………………………… 55
第五节　诊断试验的可靠性评价 ………………………………………………… 56
第六节　诊断试验的评价原则 …………………………………………………… 56

第十章　队列研究 ……………………………………………………………………… 58
第一节　如何获得临床研究问题 ………………………………………………… 58
第二节　队列研究设计 …………………………………………………………… 60
第三节　研究报告与问题分析 …………………………………………………… 65
第四节　临床问题的回答 ………………………………………………………… 68
第五节　文献阅读与评价 ………………………………………………………… 68

第十一章　随机对照试验 ……………………………………………………………… 70
第一节　如何获得临床研究问题 ………………………………………………… 70
第二节　随机对照试验设计 ……………………………………………………… 72
第三节　研究报告与问题分析 …………………………………………………… 78
第四节　临床问题的回答 ………………………………………………………… 79
第五节　随机对照试验的其他应用 ……………………………………………… 79

第十二章　生命质量评价 ……………………………………………………………… 80
第一节　如何获得临床研究问题 ………………………………………………… 80
第二节　生命质量评价设计 ……………………………………………………… 83
第三节　研究报告与问题分析 …………………………………………………… 84
第四节　文献阅读和评价 ………………………………………………………… 85

第十三章　成本效果分析 ……………………………………………………………… 87
第一节　如何获得临床研究问题 ………………………………………………… 87
第二节　成本效果分析研究设计 ………………………………………………… 89
第三节　临床案例结果描述与临床选择 ………………………………………… 90
第四节　临床经济学文献评价标准 ……………………………………………… 91
第五节　文献阅读与评价 ………………………………………………………… 91

第十四章　比较效果研究…………………………………………………………93
第一节　如何获得临床研究问题…………………………………………93
第二节　如何利用临床实际服务的二手数据开展比较效果研究…………95
第三节　比较效果研究中混杂因素存在的判定…………………………97
第四节　比较效果研究中混杂变量的控制………………………………98

第三篇
临床研究实践

第十五章　病因与危险因素研究…………………………………………………104
第一节　如何获得临床研究问题…………………………………………104
第二节　病因与危险因素来源……………………………………………106
第三节　病因模型与病因作用方式………………………………………107
第四节　病因研究的方法与步骤…………………………………………109
第五节　文献阅读与评价…………………………………………………115

第十六章　诊断试验效率比较研究………………………………………………117
第一节　如何获得临床研究问题…………………………………………117
第二节　诊断试验效率比较方法…………………………………………118
第三节　诊断试验效率比较（RCT 设计）………………………………119
第四节　研究报告与问题分析……………………………………………119
第五节　文献阅读与评价…………………………………………………120

第十七章　临床疗效评价…………………………………………………………121
第一节　如何获得临床研究问题…………………………………………121
第二节　临床疗效评价的基本研究方法…………………………………123
第三节　临床疗效评价设计（随机对照试验）…………………………123
第四节　研究报告与问题分析……………………………………………126
第五节　文献阅读与评价…………………………………………………127

第十八章　预后研究………………………………………………………………129
第一节　预后研究的基本概念及步骤……………………………………129
第二节　预后研究常用的临床研究设计…………………………………131
第三节　预后研究的队列设计……………………………………………133
第四节　研究报告与问题分析……………………………………………133
第五节　预后研究证据的评价……………………………………………134
第六节　临床问题的回答…………………………………………………135
第七节　文献阅读与评价…………………………………………………136

第四篇
二次研究与
论文报告

第十九章　文献综述………………………………………………………………138
第一节　文献综述的基本概念……………………………………………138
第二节　撰写文献综述的方法与步骤……………………………………139
第三节　文献综述的问题及解决方案……………………………………142

第二十章　系统评价………………………………………………………………144
第一节　如何获得临床研究问题…………………………………………144

第二节　系统评价的制作步骤····························146
第三节　解读系统评价与 Meta 分析····················151
第四节　文献阅读与评价·····························153

第二十一章　文献分析研究······························162
第一节　文献分析研究的概述·························162
第二节　文献分析研究的实施步骤·····················163
第三节　文献分析研究的常用工具·····················165
第四节　医学文献分析研究实例介绍···················165

第二十二章　临床实践指南的评价························169
第一节　临床实践指南的概念·························169
第二节　临床实践指南制定的标准流程·················169
第三节　临床实践指南的评价·························172

第二十三章　数据库再利用·····························174

第二十四章　如何撰写研究计划书·······················180
第一节　撰写研究计划书前的准备工作·················180
第二节　临床研究计划书的撰写·······················181

第二十五章　数据收集、数据管理与统计分析··············188
第一节　数据收集································188
第二节　数据管理································191
第三节　统计分析································197

第二十六章　投稿、审稿与论文修改······················205

参考文献··207

中英文名词对照索引·································209

模拟自测··

第一篇

总　论

第一章 医学科研方法总论

临床医师在临床实践中每天面对的是患者和疾病,需要不断回答患者的诊断问题、治疗问题与预后问题。阅读文献,学习和借鉴他人的经验是获得成长的一种方式,总结自己的临床实践经验是获得成长的另一种方式。医学就是在从实践到理论,再从理论到实践的探索、应用及纠正过程中不断进步的。开展医学科学研究不仅是每一位临床医师,尤其是住院医师不断提高自己能力和水平的重要过程,更是医学进步的过程。

第一节 医学科研的基本概念

医学科学研究是在医学专业理论的指导下,以正确的观点和方法,围绕人类身心健康,探索医学领域的未知或未全知事物或现象的本质及规律的一种认识和实践。

一、医学科研的类型

医学研究包括基础医学、临床医学、预防医学和卫生事业管理学等研究。研究对象包括正常人、患者、动物(实验动物)和生物体赖以生存的自然和社会环境。研究类型分为以下三种类型:

(1)调查研究:研究者为了解人群的健康状况(疾病的分布、患病率、发病率、病死率和死亡率的水平和消长),研究环境因素的致病或保护作用,开展的调查设计。调查设计的特点即研究因素是客观存在的,如职业、地域、民族等;不能用随机化分组来平衡混杂因素对调查结果的影响;重点是调查表与抽样方法设计。

(2)临床观察:临床医学观察研究的内容很广泛,包括病因学、诊断学、疗效和预后等领域的研究。例如疗效观察研究的内容既包括药物、手术、理化因素的效应,也包括营养、护理等辅助措施与预防措施的作用,还可以是对完整的一组治疗方案或一种特定形式的治疗措施的评价,疗效研究的指标可以是生存或死亡,痊愈或未愈,有效或无效,症状或体征的存在或消失,生理、生化指标的变化及副作用等,也可以是经济学指标如成本效果、成本效用、成本效益,还可以是社会学指标如住院天数、诊断时间等。疗效观察研究时还要考虑设计的类型、受试对象的代表性、诊断的正确性及评价指标的统一性和可靠性。临床观察性研究的特点是研究者不对观察对象实施主动干预。

(3)实验研究:将若干随机抽取的实验对象随机分配到两个或多个处理组,观察比较不同处理因素的效应。实验研究的特点是研究者能人为设置处理因素,研究对象接受处理因素的种类或水平是由随机分配决定的。因此,实验研究能够更有效地控制误差,用较少次数的实验研究多种实验因素。广义的实验研究包括动物实验、临床试验和社区干预试验。

知识点

医学科研特征

1. 医学研究三层次 ①群体水平;②器官组织水平;③细胞分子水平。
2. 医学研究对象 ①人,包括正常人和患者;②离体组织细胞或样本;③动物。
3. 医学研究方法 ①观察法;②实验法;③推理法。
4. 医学研究的场所 ①社区;②医院;③实验室。
5. 医学研究的三个基本环节 ①设计;②测量;③评价。

二、医学科研的基本步骤

1. 科研选题　确定所要探索的题目。选题是科研工作的起点，是科研工作基本内容和目标的高度概括。选题要突出临床意义和创新性。

2. 科研设计　运用专业理论知识和实验技术安排有关的科研顺序和步骤，为即将进行的科研实践制订出一个科学而合理的研究方案。科学的设计不仅能回答临床问题与科学问题，更可以提升方案的可操作性。设计通过计划书呈现。

3. 基金申请　获取科研资助的过程。各类科研基金立项的宗旨不同，资助的研究类型也不同。创新的选题、合理的设计、扎实的前期工作基础及开展科研的保障平台和优秀团队，均可为基金申请过程加分，其中研究的可持续性与前期科研积累尤其重要。

4. 研究实施　医学科研实施方法按研究对象的属性和实验场所不同，一般可分为调查、观察和实验三大类型。这个阶段主要进行资料的收集，客观准确是基本原则，可溯源可重复是检验研究实施过程和结果可信度的标准之一。

5. 总结归纳　根据研究事实与统计分析结果，运用综合、归纳和演绎等方法把感性认识上升为理性结果，得出科研结论。基本形式是撰写科研论文、课题鉴定总结、形成科研成果。可以通过会议交流与论文发表推广应用。

第二节　临床研究的重要性

临床研究以患者为主要研究对象，以疾病的诊断、治疗、预后、病因为主要研究内容，以医疗服务机构为主要研究基地，由多学科人员共同参与组织实施研究工作。目的在于探索疾病发生、发展及转归规律，研究和创造新的疾病诊疗方法，提高临床治疗水平。临床研究有别于基础研究，一方面临床研究为基础医学研究提供信息和需求，促进基础医学的可持续发展；另一方面高质量临床研究为临床决策提供循证医学的最佳证据。

近年来，国家对临床研究愈加重视，为开展临床研究带来了机遇。长期以来，临床研究是我国医学科技创新链条的薄弱环节，临床医学研究部署不够，许多生命科学基础前沿研究成果不能及时转化为临床成果，加强临床医学研究体系建设已成为我国推进医学科技发展的重要战略方向。2012 年我国启动国家临床医学研究中心建设，2021 年 10 月承担起提出攻关方向、搭建公共平台、培育专业人才、优化管理机制、搭建协同网络、组织开展研究、推动转化应用、强化基层能力等任务。通过临床医学研究中心建设，构建体制化、机制化的转化推广体系，打造规范化、标准化、规模化的健康医疗大数据平台、生物样本库和信息库，搭建国际一流的临床研究公共服务平台，形成布局合理、定位清晰、管理科学、运行高效、开放共享、协同发展的国家临床医学研究创新体系。为有效解决中国医学科技整体投入水平相对较低、临床研究薄弱这一问题提供机遇。

截至 2021 年 10 月，中国拥有 50 个国家临床医学研究中心，集中在 20 个疾病领域。第五批国家临床医学研究中心正在申报，将增加 14 个领域，28 个研究中心。截至 2017 年 12 月 31 日，中国共启动了 8 927 项临床试验，占全部临床试验注册量的 4.27%。2 901 个已完成的临床试验中，发表在 *New England Journal of Medicine*、*Lancet*、*JAMA* 三大杂志中的文章仅为 87 篇，占总数 3.0%。基于 2014 年至 2016 年在主要临床研究期刊上发表的论文数量与介入性临床试验的数量和阶段进行评估，中国的临床研究能力在全世界排名第九。对我国而言临床研究仍有很大的进步空间。因此，临床医师需重视掌握实施临床研究的方法，提高临床研究的质量。

第三节　临床研究的方法学

与基础研究相比，临床研究最大的区别是研究条件受临床工作平台限制。临床研究的步骤包括发现临床问题，形成研究假设，设计研究方案，实施研究项目，分析研究数据，合理解释结果，最终为了解决临床问题。临床研究的评价主要包括结果的科学性评价，结果的表达，结果是否可推广应用于当前患者。合理的临床研究设计，正确的研究实施与过程管理，科学的临床研究评价是实施高质量临床研究的基本原则。

一、合理的临床研究设计

一个好的临床问题胜过无数平庸的研究,临床问题的提出多来源于日常临床医疗实践,要有创造性、先进性和科学性,要有临床意义和临床价值,并具有可行性。临床问题的提出需遵循 PICO 原则,P 指特定的患病人群(population/participants),I 指干预或者暴露(intervention/exposure),C 指对照组或另一种可用于比较的干预措施(comparator/control),O 为结局(outcome)。例如,与不用抗凝剂相比,抗凝剂能否降低缺血性脑卒中患者远期死亡或残疾的风险。

根据临床研究问题的不同,临床研究可以分为病因与危险因素研究、诊断试验评价、预防与治疗效果评价、预后及预后因素研究。表 1-1-1 显示了不同的临床问题需要不同的研究设计。

表 1-1-1 临床问题与最佳研究设计

临床问题	最佳研究设计
疗效评价	RCT(随机对照试验)
治疗的不良反应	RCT(随机对照试验)
诊断或筛查试验	与金标准进行盲法比较
预后评价	队列研究
无法进行 RCT 或有伦理问题的疗效评价	队列研究
暴露不良环境的危害	病例对照研究

临床研究的设计类型分为两大类:观察性研究(observational study)和试验性研究,后者即临床试验(clinical study)。试验性研究可人为地控制条件,随机分组,有目的地设置各种对照,从而探讨某研究因素与疾病的联系。因此,试验性研究的论证强度较高,结论比较可靠。常用的临床试验包括随机对照试验(randomized controlled trial,RCT)、非随机同期对照试验(non-randomized concurrent control studies)、历史性对照试验(historical control studies)、前后对照试验(before-after study)、序贯试验等。观察性研究和试验性研究最主要的区别是前者不能由研究者人为控制试验条件,只能尽量控制非研究因素的影响,以求得研究结论的真实性。因此,研究结论的论证强度不及试验性研究。临床上常用的观察性研究根据有无对照分为描述性研究和分析性研究,描述性研究包括病例报告、横断面研究等,分析性研究包括病例对照研究(case-control study)、队列研究(cohort study)(前瞻性和回顾性),可设立对照组进行比较性研究,进一步分析和推论、模拟试验性研究,其论证强度较观察性研究更强。临床研究分类图解见图 1-1-1。

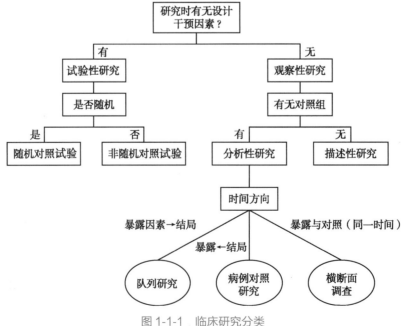

图 1-1-1 临床研究分类

二、正确的研究实施与过程管理

临床医师在临床诊疗过程中,不仅要善于发现问题,提出问题,还需重视各类病例资料的收集,注意收集病例的相关数据,如病理、影像、超声、基因多态性等各项临床和实验室数据。临床研究的开展基于这些完整数据的保存,可溯源与可重复是检验数据真实性的重要方法。

三、科学评价与临床应用(代表性与应用范围)

临床研究质量评价包括证据的科学性、重要性和实用性。

科学性指研究的设计是否科学,提供的证据是否可靠;有效性指这些结果能否真正指向患病的危险因素,是否对疾病的发生、发展起到防治作用;实用性指结果能否用于患者。

知识点

临床研究评价内容

1. 科学性评价　根据不同临床研究设计的评价标准进行。
2. 结果大小　包括灵敏度与特异度、疗效、生存时间、生命质量、成本效果。
3. 推广应用　人群代表性。

根据证据类型的不同,证据评价有不同的评价标准。不仅临床指南、系统评价及各种原始临床研究有不同的评价标准,即使相同类型的临床研究,用途不同,标准也不同。

知识点

疗效比较研究标准

1. Jadad 评分量表　一般系统综述时使用的文献质量评价标准。包括随机序列的产生、随机化隐藏、盲法、退出与失访。
2. Delphi 清单　为广泛认可的治疗性研究质量评价标准。包括:①是否采用了随机分组,分组过程是否应用了盲法;②各组严重影响结果的基线资料是否一致;③纳入排除标准是否明确;④结果测量是否应用盲法;⑤干预措施执行者是否实施盲法;⑥受试对象是否实施盲法;⑦主要结果的点估计及估计的精确性;⑧分析中是否包含了意向性分析。
3. Cochrane Reviewer's Handbook 推荐的偏倚风险评估工具　用于 Cochrane 系统综述的评价标准。根据随机序列、隐藏分组、盲法、结果数据不完整、选择性报告结果及其他偏倚六项绘制出风险偏倚评估图。
4. CONSORT 声明　论文发表时的报告标准。PRISMA 声明包括流程图和清单(27 项)两部分内容,全文可以在网站 http://www.prisma-statement.org 上免费获得。

在实施某项预防性治疗措施前,应该将治疗措施的必要性、预期效果、风险、费用,及如果不采取该措施,是否有其他替代措施,相关效果、风险及费用等信息充分提供给患者,让患者或者医患双方共同作出决定。临床应用时还需要注意以下几点。

(1)三个正确:使用证据时应在正确的时间、正确的地点并使用正确的方法。

(2)研究与实际的差异:查获的研究证据往往是较好的医生在较好的医院完成的。不同地区、不同医院的就诊患者具体情况及疾病谱存在很大差异。临床研究中,对于服药、治疗、检查等多个环节的细节都很关注,受试者具体情况及依从性也与实际情况存在差异。因此研究时可能会出现较理想的临床结果,而实际应用中,往往很多地方都会打折扣,最终效果可能也与研究结果不一致。

(3)每个患者的具体情况:即每个患者本身的健康状况、社会经济状况、心理状况都不一样,可能会影响治疗措施的效果。

（4）患者的愿望：医师应该增进医患沟通，了解并尊重患者的愿望。如果医生认为某方法效果确切，而患者顾虑重重，则医生利用所掌握的证据去说服患者接受治疗，既是一门艺术，也体现了医师的责任感。

（5）患者的依从性：依从治疗计划对疗效好坏十分关键。因此建立有效的方案鼓励患者遵照处理计划十分重要，可以根据具体情况开展各种健康教育，提高依从性。

第四节　学习临床研究方法，开展临床研究实践

一、在临床实践中发现研究问题

临床案例

一位 55 岁的男性，临床诊断为恶性淋巴瘤，患者需要接受化疗，医生除了血常规、肝肾功能等检查外还给他开出了乙型肝炎表面抗原（HbsAg）、乙型肝炎表面抗体（HbsAb）、乙型肝炎 e 抗原（HbeAg）、乙型肝炎 e 抗体（HbeAb）和乙型肝炎核心抗体（HbcAb）等项目。患者想起他有 HBsAg 阳性病史，担心会影响化疗，他向床位医生询问，想详细了解化疗对乙肝携带是否有影响？或者乙肝病毒是否会激活？是否需要药物预防？

预防相关的临床问题：与治疗证据不同，疾病预防是指疾病尚未发生，通过一定的处理措施阻止或者减少疾病的发生。临床上通常有如下情况：①个体是某种疾病的高危人群，通过干预某种危险因素减少疾病的发生。如有胃癌家族史的个体，存在幽门螺杆菌感染这一高危因素，可以考虑通过根除幽门螺杆菌减少胃癌的发生风险（根除与不根除比较）。②患者可能存在某些危险的并发症，通过干预减少并发症的发生。如肝硬化患者，可能出现门静脉高压食管 - 胃底静脉曲张破裂出血，考虑通过口服普萘洛尔降低门脉压力或者内镜下套扎治疗预防首次出血的风险（预防与不预防比较，药物预防和内镜下治疗比较）。③由于某种疾病需要接受特殊治疗，但这种治疗可能导致相关的问题，通过提前干预减少治疗相关问题发生的可能性，如冠心病患者应用阿司匹林和抗血小板药物治疗时可能出现胃黏膜损伤相关的消化道出血，通过预防性应用抑酸药物可以减少这一风险。本案例系淋巴瘤患者，由于合并乙肝携带状态，在进行化疗时可能存在乙肝激活就属于这一情况。

二、将临床问题转换为科学问题或者研究问题

当需要了解某一疾病的进展或者处理方法，如局部进展期胃癌处理，可以阅读一般综述。一般综述通常能提供针对该患者一般问题的更多信息，包括：①如何明确诊断并选择合适的方法（如增强 CT）进行正确的分期；②有哪些处理的办法（如直接手术治疗、术前辅助化疗 + 手术治疗、术前放疗等）；③不同处理方法的优缺点。

当我们需要为患者选择具体处理时，系统综述或者 Meta 分析能为我们提供针对性证据。特定的问题是，针对局部进展期胃癌患者，与单纯手术治疗相比，联合围手术期化疗是否能带来更多获益（即延长生存时间）。根据 PICO 原则概括如下。①患者和 / 或疾病状况（population, patient and/or problem）：局部进展期胃癌患者的处理问题；②治疗干预（intervention）：联合术前化疗；③比较（comparison）：与单纯手术治疗比较；④临床的结局（outcome）：手术切除率，1～5 年生存率；⑤研究设计类型（study）：可以查找的文献或者开展的研究包括 RCT 及 Meta 分析。

针对上述案例的问题，依据 PICO 模式，P 为恶性淋巴瘤拟行化疗并乙肝携带患者，I 为抗乙肝病毒干预，C 为不给予抗乙肝病毒预防，O 为乙肝是否激活，表现为肝功能损伤及乙肝病毒（HBV）DNA 复制，因此采用随机对照临床研究来回答这一问题就是最佳研究设计选择。

三、利用基础或者实验数据开展临床研究

临床研究中，无论是分组的暴露因素还是结果观察指标，都离不开实验室检查或者辅助检查这些客观资料，这是临床研究数据的质量保证，也是基础研究与临床研究结合的重要内容。基因多态性等分子生物

学检测指标的采纳与应用为临床研究增加了深度,也为临床应用提供了个体化决策依据。

四、更多更新的临床研究设计与规范

多中心临床注册研究(multicenter clinical registries)是近年来国内外学术界兴起的一种新的临床研究形式,采用多目标、多任务、多中心研究的设计方案,与目前单一目标的临床研究方案完全不同,有很强的挑战性。多中心临床注册研究的本质是利用信息科学技术将多家医院中具有某些同质性特征的病例资料整合起来,形成一个虚拟的多中心研究平台。得益于信息科学技术的发展,多中心临床注册研究的出现为拓展临床研究的空间、时间和范围提供了新的机遇。

除临床研究评估疗效与安全性之外,卫生经济评价、生命质量评价、比较效果研究等不仅提供包括花费成本之后获得的临床疗效和安全性、生命质量及社会结果,同时可以获得多种措施之间的比较、真实临床实践状态下的比较、全体而非特定人群的比较、长期结果而非中间或者替代结果的比较。全新的临床研究类型为临床决策提供了更多、更新并且更加客观的证据。

(1)卫生经济评价:同时比较两种或者两种以上的措施在资源消耗之后获得的效益或者效用差别。包括最小成本分析、成本效果分析、成本效用分析和成本效益分析。

(2)比较效果研究:在真实临床情况下,对不同干预措施或干预策略(包括药物、手术或其他诊疗方法)在预防、诊断、治疗和疾病监控方面的利与弊进行比较,对实效资料进行系统评价和整合,总结证据。表 1-1-2 显示了比较效果研究与 RCT 的特征差异。

表 1-1-2　理论疗效研究(随机对照试验)和实际疗效研究的特征

特征	理论疗效研究 (效率,efficacy)	实际疗效研究 (效果,effectiveness)
研究状态	临床试验:理想条件下	临床实践:实际条件下
比较组	治疗组 *vs.* 安慰剂组	多种治疗选择,互相比较
研究人群	单一疾病的患者	全体,包括合并症、联合用药患者等
应用人群	实际使用人群可能会被排除	一般不对研究对象做任何限制
结果测量	通过替代终点、生物标志等指标评估短期效果	通过临床状况改善、生活质量、残疾、死亡等指标评估长期效果

除多中心研究之外,多学科合作研究越来越受到关注。如对于糖尿病肥胖,从内分泌科的药物治疗,到消化内科的内镜下胃内水囊治疗、小肠短路支架放置治疗,再到外科腹腔镜用可调节胃束带手术治疗和胃肠短路手术治疗,甚至用粪菌移植疗法探索治疗。而针对粪菌移植治疗也已进入粪菌胶囊探索阶段,再次回到内分泌科的药物治疗上,只是彻底改变了药物成分,所有这些都体现了多学科合作的贡献。进入临床应用,仍然需要多学科合作,共同为患者选择合适的治疗手段或者策略。

第五节　如何阅读本书

临床医师更需要掌握临床研究方法,一方面在临床实践中阅读和评价他人的临床研究结果,为患者的临床决策提供循证医学证据;另一方面总结和交流自己的临床实践经验,为更多患者提供帮助。

《医学科研方法》(第 2 版)是一本临床医师尤其是住院医师从事临床科研、开展临床研究的工具书。住院医师在学习临床研究案例时,可以模拟各类临床研究设计与过程,更好更快地掌握临床研究方法。在阅读本书的同时,还可以结合临床面临的处理矛盾或者问题,阅读文献,不断思考并提出科学问题,创新设计并解决问题。在阅读文献时,更需要客观科学地评价文献,科学决策处理患者,并通过处理患者进一步验证证据或者推荐指南。

全书将临床研究方法学作为重点,强调临床研究设计的不同类型。基本写作格式:首先列举临床案例,然后引出临床问题;通过 PICO 模式将临床问题转化为可以通过研究回答的科学问题;进一步介绍临床研究设计类型及其优缺点。

　　本书的另一个重点是临床研究实践,通过对病因与危险因素研究、诊断试验评价、预防与治疗效果评价、预后及预后因素研究等不同类型临床研究的介绍和评价,让读者更熟悉临床研究设计,并在这一过程中巩固临床研究的基本概念,如暴露的测量、对照的选择、盲法的实施、随机化方法、偏倚的控制与估计等。鼓励读者检索文献并阅读与评价部分的全文文献,按照思考题提供的思路,还原临床研究设计。

(陈世耀)

第二章　临床研究选题

临床案例

　　食管 - 胃底静脉曲张破裂出血是门静脉高压患者最常见而凶险的急症,死亡率高,内镜治疗是预防静脉曲张再出血的主要治疗方法,如何减少再出血,提高疗效和安全性是改善门静脉高压患者生存的关键,也是临床不断探索与评价新技术、新理论、新方案的目标。

　　临床研究是由临床医生发起或参与,以患者或健康人为研究对象,为了回答临床问题的医学研究,包括探究暴露因素与结局直接关系的观察性研究和疗效评价的随机对照研究。在研究者发起的临床研究中,选题是研究设计的关键,要抓住科学研究前沿、注重选题的创新性,又要与临床实际结合,具有可行性和临床应用价值,并结合当前研究基础进行创新设计。

第一节　临床研究问题的发现

　　发现并解决问题需要创新,创新可以带来更好的结果。这一过程需要评价,这就是临床研究的开始。

　　第一种发现问题的方法是大量阅读文献,同时也是解决问题,不断提出新问题的办法。阅读综述可以了解进展和学科发展方向,可以通过文献分析研究找到当前该领域的研究热点。阅读研究原文可以明确研究解决的具体问题,发现尚未解决的问题,尤其是特殊人群或者特殊状态的处理问题。阅读指南条目及条目备注的参考文献证据可以了解指南适用范围。

　　第二种发现问题的方法是在临床处理失败的案例中寻找问题。

　　第三种发现问题的方法是用自己的临床实践案例评价指南,关注治疗失败的案例,探究其原因是违背指南还是按照指南仍然失败,前者考虑为什么违背指南,如患者依从性研究,后者考虑失败的原因,如是否合并某种状态。通过改变选择、改变技术、改变方案,来改变临床结果,通过研究检验这种改变的作用,这就是创新。

　　第四种发现问题的方法是通过 Clinical trial 临床研究注册平台关注当前世界各地开展的相关临床研究。

　　在上述案例中,文献报告卡维地络可能减少肝硬化门静脉高压、食管 - 胃底静脉曲张内镜下套扎治疗后的再出血风险,但对内镜下组织胶治疗胃静脉曲张加用卡维地洛的疗效不确定。理论上,降低门静脉压力可以减少再出血,我们可以收集肝硬化食管 - 胃底静脉曲张破裂出血并接受内镜治疗的患者,比较服用与不服用卡维地络对内镜治疗后再出血和死亡的影响。可以设计一项 RCT,对比内镜治疗后加用卡维地洛与不加用卡维地络治疗的患者,探究卡维地洛能否降低内镜治疗肝硬化食管 - 胃底静脉曲张破裂出血患者的再出血率和死亡率。这项设计改变的是药物治疗用于预防肝硬化门静脉高压、食管 - 胃底静脉曲张再出血的不同亚组人群。当然还可以针对各种提高临床疗效、减少并发症、增加安全性、改善预后的措施进行评价性研究。

> 知识点
>
> 选题的重要性:发现问题比解决问题更重要,更具有开拓性。
>
> 选题的关键:创新,应用 PICO 模式从一般问题转化为科学问题。

第二节 临床研究选题的一般原则

第一个原则是创新。创新可以是社会发展的需要,也可以是科学探索的需要。创新可以是技术突破,也可以是理论上突破,或者方法上的变化。创新可大可小,实现创新需要一定的基础,多学科合作常常获得创新的突破。

第二个原则是临床意义。临床医师有资源优势,尤其是临床资源。充分利用临床资源优势解决临床问题、回答患者问题是临床研究的动力和目标。

第三个原则是临床与基础结合,回答临床问题的同时,解决疾病机制问题。

第四个原则是临床与公共卫生结合,解决临床研究服务群体的健康问题。

临床医学的研究点非常多,任何一个疾病、诊疗方法、管理流程都可以作为研究的方向。一般情况下,疾病负担重的病种是临床研究的首选,选择自己熟悉的领域,缩小研究范围,结合自身优势,是顺利开展课题的关键。一个好的研究问题应该是可行、有趣、新颖、符合伦理和有意义的,其研究设计需要有创造性、先进性和科学性。一项好的研究设计需要具有临床意义和价值,旨在解决临床问题。

临床研究问题主要包括以下几类:①发病率、患病率、病因等;②疗效评价,包括新的治疗方法或改良的治疗方法的疗效和不良反应、成本效果分析等;③诊断试验评价,包括对新的诊断方法的诊断价值评价及诊断模型的构建;④预后评价,包括生存率、疾病转归、预后因素、预后预测模型建立等。临床医生需要从临床中发现问题,通过临床指南、文献阅读寻找问题并思考可能的机制,从别人的研究中学习创新,通过临床总结、思考提出新的假设,或者提出新的研究角度并凝练成为一个研究问题。

确定一个研究的选题是临床研究最重要的问题,也常常是最困扰研究者的问题。它不是一个一次性的问题,而是一个研究者需要不断回答的问题,是随着研究不断深入而逐渐清晰的过程。应用 PICO 原则,分解问题,弄清问题的本质,梳理研究思路,将临床问题转化为科学问题。临床研究设计方案主要有两类。第一类是观察性 / 回顾性的研究方案,是对每一个病例的信息进行回顾性总结分析,不对患者进行干预,在初步评价分析后可能需要对患者进一步进行随访和评估,观察病情变化和预后情况。第二类是干预性 / 前瞻性的研究方案,即临床试验。这类研究需要研究者采用某种治疗措施或手段,对研究对象进行干预,以观察对自然病程的影响。

同一个研究问题,不同的研究设计、不同干预、不同疾病状态回答的问题也不相同。围绕同一个问题对研究设计进行可持续的改进,可以获得持续的回报,以发挥资源的最大效益。这就需要临床医师做有心人,在临床工作中对自己感兴趣的疾病建立临床案例数据库、预留生物样本、对患者进行长期随访,也是临床研究可持续的基础。

第三节 临床研究选题方法

临床研究的选题基于科学性和可行性。利用多学科资源,多中心资源,收集完整和有代表性的临床案例是临床研究选题的基础。

第一种方法,选择常见病、多发病。针对社会发展需求解决人民群众日常健康问题,通常国家或者地方政府有更多的投入,容易列项或者获得经费支持开展临床研究。案例资源丰富,也容易获得,但选题创新有一定难度。

第二种方法,选择罕见病。研究少,关注少,容易创新,容易突破。案例资源和经费支持是关键。

第三种方法,依据自己可获得案例资源选题。临床医师的强项是案例资源,案例资源不仅要丰富,有代表性,更需要完整。不仅需要诊断准确的案例、疑难疾病案例、治疗成功或者失败的案例,更需要有长期随访和结果的案例、资料完整的案例、有生物样本的案例,这样的案例资源才更有价值。

第四种方法,交叉学科选题。新的问题常常出现在传统学科的边缘,也是大家容易忽略的问题。

临床工作与临床科研并不矛盾,临床与科研相结合可以更加高效地整合与利用资源。开展包括个案报道、病例系列研究、病例对照研究、诊断性试验、队列研究和随机对照试验等一系列有临床价值的研究,培养医学科研思维有助于临床医生更好地总结经验、探究规律、提高疗效。临床医生研究的疾病可以是常见病、多发病,是临床中可以收集获得的病例和资源,是对临床问题的提炼;也可以是少见病、特殊疾病的临床表现或合并状态。通过查阅文献,系统综述,结合信息可视化等分析方法,了解该疾病目前的研究成果和研究方向,明确研究问题和研究设计,结合实际情况实施选题。前瞻性研究是优先考虑的研究设计,可以减少回顾性研究中重要数据的缺失、患者失访和入选病例不当带来的偏倚。

病例对照研究几乎是研究罕见病的唯一可行手段,可以研究其相关的多种危险因素,需要的病例数较少,可行性强。罕见病研究之前需要借助多学科资源,随着中国各大医院的专科化发展,各个医院优势科室的差异化越来越大,有些罕见疾病可能在其原发部位的相关科室罕见,但是在其伴发疾病的科室可能更多,需要依靠多学科团队合作,共同讨论决策疾病的综合诊疗方案,治疗原发病、处理伴随疾病,通过研究总结经验。对罕见病、少见病的研究,另一重要的方法是开展回顾性多中心研究,每个医院可能仅有 3~5 例少见病例,但联合 10~20 个中心就有近百例,可以更好地总结疾病特点、减少偏倚、评价诊疗方法和预后。医学的发展已经打破传统单一学科的限制,多学科团队的协助模式、交叉学科或是跨学科研究的迅速发展是取得突破的关键。

第四节　临床研究选题评价

创新是临床研究的灵魂。善于发现临床工作中的问题,广泛阅读、思考,凝练出科学问题并进行持续的改进,是不断收获、成长的关键。前期的研究基础是课题获得经费支持的关键,获得基金、项目支持是对研究设计和自身能力的肯定,也是进一步深入开展研究的契机。课题的评价标准一般包括:申请人的前期研究成果、选题的创新性、内容的重要性及可行性。

目前国内可以申请的项目大致包括:国家重点研发计划、国家重大科技专项(科技部主管)、国家自然科学基金(国家基金委主管)、各省市自然基金、临床研究专项、人才计划(省市科委)、国家卫健委临床研究项目、人才项目(卫健委)、各医学基金会项目(基金会)、各省卫健委临床科技创新项目、各学校医院内部的项目、企业的项目等。申请前结合自身的情况、前期研究成果和研究基础、所处的平台资源,选择合适的申请项目,提高课题中标率。

申报项目前,需要明确区分项目与人才计划;区分基础研究与临床研究;区分平台或者学科建设与具体研究项目申报;列出国家、地方、大学及科研院所的常见研究项目,思考申报时如何与临床结合;重视社会项目-基金、企业合作项目、国际合作项目等。临床研究创新项目评价参考指标见表 1-2-1。

表 1-2-1　临床研究创新项目评价参考指标

项目	内容	主要标准
选题	创新性	原始创新、理论创新、技术创新、方法创新 研究特色鲜明
	临床意义	对于疾病诊断、治疗、预后有重要意义;改变处理策略,服务更多人群,简化流程,节约成本等;对学科或亚专业发展有促进或应用前景
	文献分析	国内外研究现状、最新进展、研究瓶颈问题分析清晰
	科学性	研究假设有理论依据,风险/利益评估严谨、充分
	可行性	实施有基础,合理可行
设计	研究设计	依据 PICO 模式,清晰合理 主要与次要研究目的设置合理,明确相应研究终点,考核指标先进
	研究方法与研究流程	入选与排除标准清晰,研究暴露或者干预的措施描述准确,有减少偏倚的措施,研究流程可行,研究结局评价指标客观
	样本量与统计分析	样本量是否合理,有良好设计的统计分析计划
	研究的伦理问题	知情同意规范,研究注册,受试者权益得到保护
基础	相关工作积累	相关研究案例基础,既往论文
	课题组	课题组成员与配置合理性,平台

第五节　临床研究选题案例（交叉学科选题）

内镜治疗结直肠癌患者奥沙利铂所致的食管 - 胃底静脉曲张破裂出血（*Endoscopy*，2020）

1．背景　奥沙利铂是结直肠癌的一线治疗药物，可以导致肝窦内皮细胞损伤和门静脉高压。该研究拟探究奥沙利铂所致的门静脉高压的特点，并评估内镜治疗奥沙利铂所致食管 - 胃底静脉曲张出血的疗效。

2．方法　在 2010 年 1 月～2018 年 12 月进行了一项回顾性多中心病例对照研究。纳入结直肠癌术后接受包含奥沙利铂化疗方案治疗后出现门静脉高压食管 - 胃底静脉曲张的患者，以乙肝肝硬化引起的门静脉高压食管 - 胃底静脉曲张患者为对照组，比较内镜治疗后的再出血率。

3．结果　共有 39 名奥沙利铂引起门静脉高压的患者，其中 35 人有静脉曲张破裂出血史。从接受包含奥沙利铂方案的化疗到出现静脉曲张的中位时间为 50.4 月。共有 26 名奥沙利铂所致门静脉高压的患者和 230 名乙肝肝硬化患者接受了内镜治疗预防再出血。Kaplan-Meier 分析提示，奥沙利铂所致门静脉高压的患者内镜治疗后的一年再出血率较乙肝肝硬化患者显著增加（43.3%*vs.*19.0%，$P=0.001$）。多因素 Cox 回归分析提示，接受含奥沙利铂的化疗是内镜治疗 3 年后再出血（$HR=2.46$，$95\%CI\ 1.24\sim4.87$，$P=0.01$）和 3 年后死亡（$HR=9.43$，$95\%CI\ 2.32\sim38.31$，$P=0.002$）的独立危险因素。

4．结论　奥沙利铂所致的门静脉高压表现为大量腹腔积液、脾肿大，易出现胃底静脉曲张和肝动脉门静脉瘘，肝功能基本正常。内镜治疗可用于预防奥沙利铂所致食管 - 胃底静脉曲张的再出血，但是疗效明显不如治疗乙肝肝硬化引起的门静脉高压患者。

5．评价　直肠癌手术后接受铂类化疗药物可以引起门静脉内皮损伤，逐渐发展为门静脉高压食管 - 胃底静脉曲张破裂出血。肿瘤内科医师很少关注到化疗药物后期导致的门静脉高压，而消化内镜医师在发现食管 - 胃底静脉曲张破裂出血时，不会考虑到肝硬化，常常归咎于特发性门静脉高压。除了选择内镜或者介入治疗处理静脉曲张再出血问题之外，如何预防并及时发现铂类药物引起的内皮损伤继发门静脉高压就是交叉学科选题。

（陈世耀）

第三章　基础研究与临床研究

临床案例

某医生计划开展关于皮肤瘢痕的研究，需要探讨以下基本问题：瘢痕疙瘩（keloid）成纤维细胞是起源于正常皮肤的成纤维细胞吗？keloid 的诊断问题解决了吗？近期能否开展 keloid 的诊断研究？如何切入？是否有可能取得重要进展？对相关学科发展和临床工作的价值如何？有助于 keloid 的治疗和预后吗？我做这方面的研究是否有优势？以此为例，我们剖析基础研究与临床研究的特点及二者的相互关系。

知识点

基础研究的特点

基础研究是以实验动物、器官、细胞、基因等为主要研究对象，旨在揭示新的生命和健康现象、发现细胞和机体代谢的生理规律和病理机制，获取新原理、新方法的医学研究。基础研究不以任何专门或特定的应用或使用为目的。比如，探讨 keloid 皮肤成纤维细胞的生长、代谢特征，以明确其是否起源于皮肤正常成纤维细胞，诸如此类研究皆属于基础研究范畴。

知识点

临床研究的特点

医学研究多数情况下较为复杂，仅仅依靠基础研究不能解决问题，必须依靠临床研究的理念和技术手段，大量重要信息和数据只有通过临床研究才能获得，临床研究在很多方面较基础研究更具优势。比如，本研究中探讨 keloid 的病因和诊断问题，需要借助病因研究和诊断试验研究，这些都是典型的临床研究。临床研究多从疾病入手，以患者或健康人群为研究对象，以医院、社区、企业、体检中心等为研究平台，依据研究者的研究目的，进行疾病的病因、诊断、治疗和预后等研究。

与基础研究相比，临床研究"实验室"建设的门槛更高，难度更大，只有合格的临床研究基地和专业人员才有可能开展符合规范要求的临床研究。临床研究以人群为主要研究对象，包括患者和健康人群，这一特殊研究对象要求临床研究必须要有区别于基础研究的考虑和处理。

患者是临床工作的服务对象，是疾病的载体，也是临床研究的对象。患者在诊疗过程中接受的各种检查、治疗和随访，既是诊疗的工作内容，又是临床研究需要做的工作。临床研究可以直接利用临床工作收集的资料，既减少了研究对正常诊疗的干扰，又减少了患者参与临床研究可能带来的不便。患者在接受临床诊疗的同时参加临床研究，是临床研究的常规做法，患者比较容易接受，加上患者健康利益的伦理考虑和相关措施落实，使动员患者参加临床研究具有较好的可操作性。临床研究以患者为主要研究对象，不存在研究结果外推而导致错误的风险；研究结果直接用于指导临床实践，是临床研究的优势。

以患者为主要研究对象不排除纳入未患病人群作为对照组，不排除某些基于临床目的的一般人群研究，如正常参考值的人群研究等。强调患者是临床研究主要研究对象的表述，既明确了临床研究对象的主要构成，又为某些特例留出了变化调整的空间。

随着医学的进步，目前临床研究已经从医务人员的个人行为转变为有计划有组织的集体行为；研究模式已经从个人组织实施研究向多个单位多类人员参与组织实施研究转变。随着临床研究模式的转变，多学科参与临床研究已经成为临床研究发展的方向。现代临床研究中的一些重要工作已开始从医务人员手中分离出来，由相关专业人员承担，如建立数据库、统计分析、质量控制、伦理管理等。这些变化将医务人员从大量繁琐的重复性工作中解放出来，使他们能够将有限的时间、精力投入到最重要的关键环节，从而提高临床研究的质量和效率。多学科人员参与既有利于将不同学科的理论、方法和技术融入临床研究，又有利于通过人力资源优化配置提高临床研究整体效率，是临床研究组织形式的发展方向。

临床研究从形式到内容正在发生一系列变化。研究方法从利用现有临床资料的回顾性研究转变为有目标、有计划的前瞻性研究；病例资源由使用一次废弃转变为收集一次反复使用；研究资料的真实性从依靠科学家个人素质和个人努力转变为依靠质量管理体系的有效运作。多学科参与，学科间交叉融合，使临床研究成为医学研究中最具创新能力、最活跃的领域之一。临床研究在国际医学界的地位和影响力正在不断上升，是人类社会对健康需求持续推动的结果。我国有大批高素质医务人员，有众多人口和患者资源，具备开展高水平临床研究的条件和基础，应积极推动临床研究更好更快地发展。

知识点

基础研究与临床研究是辩证统一的整体

基础研究和临床研究从不同的角度探讨疾病本源和促进健康，绝大多数医学与健康问题研究，既涉及基础研究，也需要临床研究。例如临床医生需要研究皮肤瘢痕疙瘩（keloid），至少需要破解以下问题：keloid 成纤维细胞起源于正常皮肤成纤维细胞吗？keloid 的诊断问题解决了吗？近期能否开展 keloid 的诊断研究？如何切入？是否有可能取得重要进展？研究对相关学科发展和临床工作的价值如何？有助于 keloid 的治疗和预后吗？我做这方面的研究是否有优势？这些问题的解决，有些偏向于基础研究，必须借助基础研究的方法和手段；有的涉及临床研究，需要采用临床流行病学方法、病例对照研究方法等加以解决。因此，在医学研究中，无法把基础研究和临床研究完全割裂开来。

基础研究与临床研究从不同角度研究疾病和人类健康问题，二者平行发展又相互促进。临床研究从设计提出、资料收集、数据处理到控制对策提出等环节均涉及基础研究各领域的知识，需充分运用基础研究的新成果和新进展，特别是充分利用基础研究相关的快速、高效、微量的检测和分析技术，促进临床研究的进步和发展。

（肖志波）

第四章　临床研究伦理审查

临床案例

一项调查中国人群中某致癌基因发生情况的大型研究，在投递国际重要医学杂志时，杂志社要求出示该项研究的伦理审查报告。当时研究者是采用体检人群的血液来进行基因检测的，且用研究经费来检测，但没有想到要向所有参加单位的伦理委员会提出进行该项研究的申请，因此这项研究实质上是在没有被伦理委员会批准开展的情况下进行的，显然该研究文章不会被正规的医学杂志接受和发表。

第一节　临床研究中的伦理问题

一、伦理审查对象

任何涉及人的（不管是正常人群还是患有疾病的人群）生物医学研究均要首先接受伦理委员会的审查。在获得伦理委员会的批准后，研究才可以启动。任何在取得伦理委员会批复之前开展的研究内容和结果均不能被承认和采用。

二、伦理委员会成员结构

伦理委员会由医学专业人员（具有副高以上技术职称的医学、药学、护理专业人员）及非医学专业人员（代表社区利益和公众利益的人员、法律专家、外单位人员）组成，至少5人，应有不同的年龄层次和不同性别的委员。伦理委员会委员可以兼职担任，确保伦理委员有资格和经验共同对试验的科学性及伦理合理性进行审阅和评估。伦理委员会的组成和工作不应受任何参与试验者的影响。伦理委员会可以聘请独立顾问或委任常任独立顾问。独立顾问应伦理委员会的邀请，就试验方案中的一些问题向伦理委员会提供咨询意见，但独立顾问不具有伦理审查表决权。独立顾问可以是伦理、法律、特定疾病或方法学的专家，或者特殊疾病患者群体，特定地区人群、族群或其他特定利益团体的代表。伦理委员会须在遵守国家宪法、法律、法规和有关规定的前提下，独立开展临床研究的伦理审查工作，并接受相应管理部门的指导和监督。

三、伦理委员会的主要职责

对涉及人的生物医学研究项目的科学性、伦理合理性进行审查，包括初始审查、跟踪审查和复审等，旨在尊重受试者的尊严和自主选择权；使受试者风险最小化，受试者权益、安全和健康高于对科学和社会利益考虑，并公正分配卫生资源，促进生物医学研究规范开展。伦理委员会有责任在本机构组织开展相关伦理审查培训。伦理委员会有以下权限：要求研究人员提供知情同意书，或者根据研究人员的请求批准免除知情同意程序；要求研究人员修改方案；要求研究人员终止或结束研究活动；对研究方案做出批准、不批准或者修改后再审查的决定。伦理委员会做出的决定应当得到伦理委员会2/3委员的同意。

四、伦理审查材料

根据伦理委员会的要求，研究者需要提供以下文件：伦理审查申请表（签名并注明日期）；临床试验方案（注明版本号和日期）；知情同意书（注明版本号和日期）；招募受试者的相关材料；病例报告表；研究者手册；

主要研究者履历；其他伦理委员会对申请研究项目的重要决定的说明，并提供以前否定结论的理由。如果涉及药物，还需要提供试验药物的合格检验报告。

第二节 临床研究伦理审查的流程

一、基本原则

伦理委员会要对参加研究的所有受试者(无论是研究组还是对照组)参加本研究的安全性进行判断，研究方案及知情方案是否尊重所有受试者的意愿，所有受试者是否都能够在本研究中获益，研究方案是否公正地对待每一个受试者。

二、伦理审查的主要内容

(一)试验方案的设计与实施

研究方案应详细描述文献研究结果、充分的实验室研究和动物实验结果，或者前期小样本研究结果，说明试验是否符合公认的科学原理；与试验目的有关的试验设计和对照组设置是否合理，因为不科学的研究一定是不符合伦理的；受试者提前退出试验的标准，暂停或终止试验的标准；试验实施过程中的监查和稽查计划，包括必要时成立独立的数据与安全监察委员会，或者进行研究中期分析，根据受试者的安全性和获益性数据决定继续完成原定计划还是提前终止该计划；研究者的资格与经验、是否有充分的时间开展临床试验，人员配备及设备条件等是否符合试验要求；临床试验结果报告和发表的方式。这些都是评估研究可行性的必要条件。

(二)试验的风险与受益

研究方案应描述试验风险的性质、程度与对发生概率的评估，尤其是对于一些全新的治疗方案或新药，需要充分估计研究过程中发生严重不良反应的程度和频率，以决定研究继续还是提前终止。并非不能开展风险大的研究，临床研究的本意就是研究风险与获益，但研究是为了创新，因此如何将风险在可能范围内最小化也是研究者需要好好考虑并在方案中明确说明的。计算预期受益时需要同时评估受试者受益和社会受益，比如本篇开头的致癌基因研究项目可能短期对于某一受试者(体检抽血的正常人)没有任何获益，但是了解这些致癌基因在人群中的分布情况对整个社会是有帮助的。试验风险与受益需具备一定的合理性，若受试者在试验中有直接受益前景，则其预期受益与风险应至少与目前可获得的替代治疗的受益与风险相当；若受试者在试验中没有直接受益前景，则其预期风险相对于社会预期受益而言必须是合理的。所有预期风险和获益必须在知情同意书中表述清楚。

研究获益直接地体现为受试者参加研究时可以获得的免费药物、检查，或额外的免费医学指导等，最终获益是受试者因为参加了本项研究而获得的比较理想的结局，但是最终获益需待所有研究结果确定后方可判断。

研究补偿是指研究者从研究经费中取出一部分，对参加该研究的受试者额外付出的金钱补偿。

研究赔偿是指受试者在研究过程中发生了严重的不良反应，而且研究者判断这种不良反应与研究内容相关，则由研究者或者发起该研究的申办者赔偿不良反应带来的经济损失。往往研究者或申办者在开始研究前需要判断研究的风险，并为研究购买一定的研究保险，根据相应的保险条款进行研究赔偿。研究赔偿在一定程度上保证了受试者的获益。

(三)受试者的招募

应在方案中根据受试者的人群特征(性别、年龄、种族等)确定合理的入排标准。试验的预期受益和预期风险应在目标疾病人群中合理分配，不能高估试验组的疗效，也不能给予对照组低于目前水平的治疗。招募方式和方法必须公正，招募广告应得到伦理委员会的批准方可对外宣传，应向受试者或其代表告知相关试验信息。

(四)知情同意书告知内容及方法

知情同意书是伦理审查的重点，应在知情同意书中将以下内容表述清楚：①试验目的，应遵循的试验步骤(包括所有侵入性操作)，试验期限；②受试者的预期风险和不便；③预期受益；④若受试者没有直接受益，则可获得的备选治疗及备选治疗的重要潜在风险和受益；⑤受试者参加试验是否获得报酬；⑥受试者参加试验是否需要承担费用；⑦能识别受试者身份的有关记录的保密程度及必要时试验项目申办者，伦理委员会、政府管理部门可以按规定查阅参加试验的受试者资料；⑧如发生与试验相关的损害，受试者可以获得的治疗和相应的补偿；⑨参加试验是自愿的，受试者可以拒绝参加且有权在任何阶段退出试验，不会遭到歧视或报复，医疗待遇与权益不会受到影响；⑩当存在有关试验和受试者权利的问题，发生试验相关伤害时，联系人及联系方式。

知情同意应符合完全告知、充分理解、自主选择的原则。知情同意书的内容不是研究方案的重复，而是研究方案的高度提炼和通俗易懂的文字描述。如果是国际多中心研究，切忌使用直译版本，要将源语言翻译为符合中国惯例的表述，适应该受试者群体的理解水平。对如何获得知情同意应有详细的描述，包括明确由谁负责获取知情同意及签署知情同意书。计划纳入不能表达知情同意者作为受试者时（如未成年儿童或患有精神疾病的受试者），理由应正当充分，对如何获得知情同意或授权同意应有详细说明。应规定在研究过程中须听取并答复受试者或其代表的疑问和意见。

（五）受试者的医疗和保护

研究人员的资格和经验应与试验要求相适应。如果因试验目的而不给予受试者标准治疗，须给出合理的理由。在试验过程中和试验结束后，研究者有责任为受试者提供医疗保障，如在开篇的致癌基因研究中，如果受试者致癌基因检测结果为阳性，则研究人员最好提供一定的医疗服务，如咨询和进一步的确认性检查。研究人员应为受试者提供适当的医疗监测、心理与社会支持。受试者自愿退出试验时应采取一定的措施。对于晚期肿瘤无标准治疗的患者，方案中应有研究结束后延长使用、紧急使用或出于同情而提供试验用药的标准。若受试者在研究结束时疾病仍然控制良好，应有试验结束后是否继续向受试者提供试验用药的说明。若研究提供的药物和检查并非全部免费，应有受试者需要支付费用的说明。

（六）隐私和保密

为了确保受试者个人信息安全，需采取一定的保密措施，如规定可以查阅受试者个人信息（包括病历记录、生物学标本）的人员标准和范围。对于研究剩余的生物学标本如何处置也应有明确的规定。

（七）涉及弱势群体的试验

纳入弱势群体的前提是唯有以该弱势人群作为受试者，试验才能顺利进行。试验目的应该是针对该弱势群体特有的疾病或健康问题。即使试验对弱势群体受试者不提供直接受益可能，试验风险一般也不得大于最小风险，除非伦理委员会同意风险程度可略有增加。当受试者不能给予充分知情同意时，应获得其法定代理人的知情同意，如有可能还应同时获得受试者本人的同意。

（八）涉及特殊疾病人群、特定地区人群 / 族群的试验

应考虑该试验对特殊疾病人群、特定地区人群 / 族群造成的影响，外界因素对个人知情同意的影响。试验过程中，计划向该人群进行咨询。该试验有利于当地的发展，如加强当地的医疗保健服务，提升研究能力，及应对公共卫生需求的能力。

知识点

伦理审查的主要内容

1. 试验方案的设计与实施。
2. 试验的风险与受益。
3. 受试者的招募。
4. 知情同意书告知的信息。
5. 知情同意的过程。
6. 受试者的医疗和保护。
7. 隐私和保密。
8. 涉及弱势群体的试验。
9. 涉及特殊疾病人群，特定地区人群、族群的试验。

（刘天舒）

第五章 临床研究注册

开展临床研究，在完成研究设计及获得伦理委员会批准同意之后，需要进行临床研究注册。根据国际医学期刊编辑委员会（ICMJE）新规则，在 ICMJE 成员杂志中发表的所有在人体中进行和使用人体标本的临床研究均应注册；前瞻性临床试验研究必须在纳入第 1 例患者前完成临床试验注册，并且在发表之前提供注册号。

一、临床试验为何需要注册?

临床试验注册是医学研究伦理的需要，是临床试验研究者的责任和义务。临床研究注册一方面可以规范临床研究，增加临床试验信息的透明度、减少发表偏倚，有利于保障临床试验质量、增加试验过程的规范性和试验结果的可信度；另一方面可以通过注册网站了解他人开展的相关临床研究，取长补短，避免重复研究（表 1-5-1、表 1-5-2）。

表 1-5-1　临床试验注册目的与获益群体

注册目的	获益群体
履行对和研究团体的道德义务	受试者、公众、研究团体
向准备参与者和临床相关医生提供信息	受试者、临床医生
减少发表偏倚	医学文献使用者
帮助编辑和其他人理解研究结果的背景	杂志编辑、医学文献使用者
促进更有效地分配研究基金	资助机构、研究团体
帮助机构审查委员会（IRBs）确定研究的恰当性	机构审查委员会、伦理学家

表 1-5-2　结果数据库用途与获益群体

结果数据库用途	获益群体
以标准化格式提供基础研究结果的公开记录	研究者、杂志编辑、机构审查委员会、伦理学家
促进对参与者履行的道德义务、促进研究成果对医学知识的完整贡献	受试者、公众、研究团体
减少发表与结果报道的偏差	医学文献使用者
有利于对研究文献的系统回顾和其他分析	研究者、决策者

二、哪些临床研究需要注册?

所有在人体中和使用取自人体的标本进行的研究，包括各种干预措施的疗效和安全性的有对照或无对照试验（如随机对照试验、病例对照研究、队列研究及非对照研究）、预后研究、病因学研究，以及各种诊断技术、试剂、设备的诊断性试验，均需注册并公告。

三、中英文双语注册

所有在中国实施的临床试验注册均需采用中、英文双语，包括中国大陆、中国台湾地区、中国香港特别行政区和中国澳门特别行政区。其中来自于中国香港特别行政区的研究者如果使用中文确有困难，可在中文栏内填入英文。中国以外的其他国家和地区均使用英文注册。

在上传完整的中英文注册资料后 5 个工作日之内可获得注册号,其后一周内(特殊情况除外)可在世界卫生组织国际临床试验注册平台检索入口(WHO ICTRP search portal)检索到已注册试验。

四、伦理审查

按照世界卫生组织国际临床试验注册平台的规定,凡是申请注册的临床试验均需提供伦理审查批件,各单位伦理审查委员会的审查批件均为有效。注册申请者将伦理审查批件扫描保存为 JPG 格式,在注册申请表"伦理审查批件"栏中上传,请注意将文件大小限制在 500kb 以内。鉴于有的伦理委员会要求研究者先注册后进行伦理审查,因此,提交伦理审查批件的时间可在填报注册申请表的同时,也可于注册完成后提交,即先填注册表,获得注册号后研究者再提交伦理委员会审查;获得伦理审查批件后必须立即与中心联系上传伦理审查批件。

凡未经伦理审查的临床试验也可在中国注册临床试验伦理审查委员会申请伦理审查。中国注册临床试验伦理审查委员会由各专业临床医学家、临床试验专家、医疗卫生服务用户代表、律师及药物公司代表组成,宗旨是保障受试者权益、审查临床试验的科学性、评估安全性、帮助研究者完善其研究方案和促进注册。

五、申请注册程序

目前,国际上普遍使用 ClinicalTrials.gov(http://www.clinicaltrials.gov),该数据库是美国国立医学图书馆(NML)与美国食品与药物管理局(FDA)1997 年开发,2002 年 2 月正式运行的临床试验资料库。国内使用的是中国临床研究注册网 ChiCTR(http://www.chictr.org.cn),该数据库由四川大学华西医院循证医学中心管理。

(一)ClinicalTrials.gov 临床试验注册流程

注册流程具体如下。

首先,申请研究方案注册系统(protocol registration system,PRS)账号。PRS 账号分为两种:一种是单位账号,申请时登录 http://prsinfo.clinicaltrials.gov/gettingOrgAccount.html,本账号适用于机构使用者,如在一个机构内进行多个临床试验注册;另一种是个人账号,申请时登录 http://prsinfo.clinicaltrials.gov/gettingIndivAccount.html,适用于个人研究者进行临床试验注册。申请后 2 个工作日内,ClinicalTrials.gov 生成账号,并以电子邮件告知申请者如何登录 PRS 注册临床试验。获得 PRS 账号后,登录 https://register.clinicaltrials.gov 即可进行临床试验方案注册,也称为试验方案信息单元的填写。

填写要求:在 ClinicalTrials.gov 进行一个完整方案注册,需要填写的内容几乎涵盖了临床试验的各个方面,一般可分为研究名称、研究现状、主办方与合作方、参考文献等 13 个部分的内容。有的需要在有限的选项中选择一项或多项,如研究类型;有的需要注册者自行填写,如研究方案说明。ClinicalTrials.gov 所有显示界面及填写语言为英文,在本文中以"*"标出的为必填单元,以"*§"标出的为 2017 年 1 月 18 日以后开始研究的必填单元,[*]为个别要求填写单元。

1. 研究名称(study identification)

(1)唯一的方案识别号(unique protocol identification number)*:临床试验的主办方赋予研究方案的任何唯一识别号,不超过 30 字符。

(2)研究名称:包括精简标题(brief title)*,即临床研究的简短标题,以面向一般公众的语言撰写,一般不超过 300 字符;缩略词(acronym)[*],要求在 14 个字符以内;官方名(official title)*§,即临床研究的正式标题,需要与方案的标题相对应,一般不超过 600 字符。

(3)次要 ID(secondary ID)[*]:指研究方案的其他识别号码,一般不超过 30 字符。

(4)研究类型(study type)*:包括干预性研究、观察性研究、拓展性应用 3 个选项。

干预性研究(interventional):也称为临床实验(clinical trial),受试者被前瞻性分配到干预组,以评估干预方案对生物医学或其他健康相关效果的影响。

观察性研究(observational):研究者将受试者分配入预定组别,评估其生物医学和 / 或健康结局的人体研究。受试者可以接受诊断性、治疗性或者其他种类的干预,但研究者不对受试者实施特定的干预。这包括当参与者接受干预是作为常规医疗的一部分时,研究人员观察干预的效果。

拓展性应用(expanded access):某些研究性药物(生物产品)可通过拓展性应用,提供给不符合临床试验纳入标准的患者。适用人群：①个别患者，包括紧急使用；②中等规模人群的患者；③研究性新药应用（IND）或根据治疗方案选择。

2．研究状况（study status） 包括核查日期（record verification date）*、招募状况（overall recruitment status）*、为何终止（why study stopped）*§、研究开始日期（study start date）*§、初步完成日期（primary completion date）*、研究完成日期（study completion date）*§。

（1）核查日期*：指最近一次核查试验方案的日期。此日期将与组织机构的名称一起在ClinicalTrials.gov网站公开，即使对数据等未作修改也需更新。

（2）招募状况*：当试验类型为干预性研究或观察性研究时，需要选择填写试验的招募情况。

具体选项：①尚未招募（not yet recruiting: participants are not yet being recruited）；②招募中（recruiting）；③指定招募（enrolling by invitation），即受试者由预定人群中遴选而出；④试验进行中，但目前不招募（active, not recruiting）；⑤招募已完成（completed）；⑥招募暂停（suspended）；⑦招募中止（terminated）；⑧招募取消（withdrawn），即在招募首位受试者之前，研究即已停止。

（3）初步完成日期*：指最后一位参与者接受检查或干预、最终收集主要结果数据的日期，无论临床研究是根据预先设定的方案结束或是被终止。在临床研究中，如果一个以上的主要结果检测有不同的完成日期，这个术语指的是所有主要结果的数据收集完成的日期。

3．项目主办方（sponsor）/合作方（collaborators）

（1）按官方名称的责任方（responsible party, by official title）*：表明责任方是否为试验的主办方，主办方-调查员，或者主办方指定的首席调查员，三者任选其一。

● 责任方：发起研究的实体组织（如公司或者机构）。

● 主办方-调查员：发起研究者并直接参与研究的人。

● 首席调查员：被组织者指定为责任方的人。

（2）调查员信息（investigator information）[*]：如果责任方按官方名称是"首席调查员"或者是"主办方-调查员"，则需要完善以下信息：调查员名字、调查员官方头衔、调查员隶属关系。

（3）主办方*：监管试验和为试验数据负责的主要组织名称。

（4）合作方：在资金、方案、仪器、数据分析或报道等方面提供协作的组织名称。

4．监督（oversight）

（1）研究美国FDA监管的药物产品*§和美国FDA监管的设备产品*§。

（2）研究性新药应用（IND）/研究性设备豁免（IDE）信息：需要填写美国FDA规定的IND或IDE*。

（3）人体试验评价*：有资格注册试验的第一个受试者纳入之前，研究必须获得人体试验保护审查委员会的批准（或酌情豁免）。

5．研究描述（study description） 填写研究方案的摘要（brief summary）和详细说明（detailed description）。

摘要*：用于公开的研究方案的简要说明，其中应包括对试验假说的简要阐述（5 000字符内）。

详细说明：对研究方案的详尽描述，相对摘要而言，可含较多的技术性信息，但不包括完整方案，不要赘述其他单元已录信息，如纳入标准或结果测量等（不超过32 000字符）。

6．状况和关键词（conditions and keywords）

试验中原发病或研究状况，或研究重点（primary disease or condition being studied in the trial, or the focus of the study）*：即临床研究中涉及疾病的名称或状况，或者临床研究的重点。尽量参照美国国立医学图书馆的医学主题词索引（MeSH）。

关键词（keywords）：能够说明研究方案的最佳单词或短语，能帮助使用者在数据库中检索到相关研究。尽量参照MeSH，做到既详尽又精确，不要使用首字母缩写和缩略名。

7．研究设计（study design）

（1）干预研究设计（intervention study design）：需要从研究目的（primary purpose）*§、研究阶段（study phase）*、干预研究模型（intervention study model）*§、分组数（number of arms）*§、盲法（masking）*§、分配方法（allocation）*§、纳入数量（enrollment）*§等方面对试验方案进行说明。

（2）观察性研究设计（observational study design）：需要从观察研究模型（observational study model）*、

观察时间点（time perspective）*、生物标本的存放（biospecimen retention）、生物标本描述（biospecimen description）、纳入数量（enrollment）*、目标追踪时间（target follow-up duration）、分组数（number of groups/cohorts）*等方面对试验方案进行说明。

8．分组和干预（arms，groups and interventions）　arm 是指接受特定干预的临床试验中预先指定的一组或多组受试者。此部分需要填写分组信息（arm information）*，包括组名（arm title）*、组别（arm type）*、组描述（arm description）[*]等。组/群信息（group/cohort information）包括组/群名称（group/cohort label）*、组/群描述（group/cohort description）[*]。干预（intervention）包括干预类型（intervention type）*、干预名称（intervention name）*、干预描述（intervention description）*§ 等。组干预交叉参照（arm or group/interventional cross-reference）*。

9．结果评价（Outcome Measures）　需要填写主要结果评价信息（primary outcome measure information）*、次要结果评价信息（secondary outcome measure information）[*]、其他预先指定的试验结果（other pre-specified outcome measures）。每个部分均包括标题（title）*、描述（description）[*]、时间窗（time frame）*等。

10．受试者选择（eligibility）　填写目标人群性别（sex/gender）*、年龄限制（age limits）*、接受健康志愿者（accepts healthy volunteers）*§、纳入及排除标准（eligibility criteria）*、研究人群描述（study population description）*、抽样方法（sampling method）*等。

11．联系人、地点及调查人员信息（contacts，location and investigator information）　包括中心联系人（central contact person）信息：名（first name）、中间名（middle initial）、姓或官方头衔（last name or official title）*、学位、电话*、联系邮箱*等；机构信息（facility information）包括机构名称（facility name）、所在地（城市、州、国家）、机构独立网站（individual site status）、联系方式（facility contact）等。

12．IPD 共享声明　计划共享个人参与者数据（individual participant data，IPD），包括 IPD 共享计划描述、IPD 共享支撑信息类型、IPD 共享时间窗、IPD 共享准入标准、IPD 共享连接等。

13．参考文献　对于参考文献，需提供文章的 PubMed ID 号或完整的文献标引。对于网站，则提供其完整网页地址（uniform resource locator，URL）并予以简要说明。

（二）中国临床研究注册网注册流程

1．全部注册程序均为在线申报。

2．首先在中国临床试验注册中心网站上建立申请者账户：点击 ChiCTR 首页右侧的"用户登录"区的"注册"。

3．弹出个人信息注册表，请将信息录入此表后点击"注册"，账户就建立起来了。

4．返回 ChiCTR 首页。

5．在"用户登录"区输入您的用户名和密码，点击"登录"就进入用户页面。

6．点击用户页面上方的"注册新项目"，则出现注册表，在第一行的语言选择项选择"中、英文"注册。

7．将标注有红色"*"号的栏目填完后，点击注册表最后的"提交"。

8．如一次填不完注册表内容，可分步完成，每次均需选择"未填完"，并点击注册表下方的"保存"。

9．所有内容填完后请选择"待审核"和"保存"，然后点击"提交"。

10．在未完成审核前，申请表内容均可修改。

11．所有申请注册的试验均需提交伦理审查批件复印件（扫描后在注册表中"伦理批件"上传文件中提交）。

12．所有申请注册的试验均需提交研究计划书全文和受试者知情同意书（模版可在本站"重要文件"栏中下载）（电子版在注册表中"研究计划书"上传文件中提交）。研究计划书和知情同意书只限于用于中心在预审时了解注册研究的设计及该研究是否做了充分的准备，不会公开。

请注意，为了推动我国临床试验的规范化和提高质量，中心要求按照 GCP 规范和临床试验研究计划书指南 SPIRIT 制订研究计划书、病例观察表及知情同意书（SPIRIT 下载地址：http://www.bmj.com/content/346/bmj.e7586.long），为了便于研究者制订研究计划书，注册表中有研究计划书表格式模版，填注册表并点击"保存"后，该模版即显示并可按表填入内容。

鉴于有的地区和单位在临床试验申请立项和资助时先要填报中国临床试验注册中心的注册号，为了帮助这些研究者立项，在未提供研究计划书的情况下只要所提交的注册表信息完整，也可先期获得注册，请务必于项目标书提交后立即与中心联系补充提交研究计划书、知情同意书等材料。

13．中国临床试验注册中心审核专家随时对完成的注册申报表进行审核。

14．如果资料有任何不清楚者，中心均会通过电子邮件或电话与申请者联系，商量、讨论或要求提供更为完善的资料。

15．如资料合格，审核完成后，自提交注册表之日起两周内获得注册号。

16．在获得注册号后第 2 周即可在世界卫生组织国际临床试验注册平台（WHO ICTRP）检索到已注册试验，目前 WHO ICTRP 每周四更新。

六、申请完成后续工作及注意点

1．纳入受试者完成后，请即时通知中国临床试验注册中心。

2．试验完成后，统计学结果需上传到临床试验公共管理平台 ResMan（http://www.medresman.org），一年后公布结果。

3．原始数据共享计划   世界卫生组织于 2015 年 8 月发布支持临床试验数据共享的声明，国际医学期刊编辑委员会于 2016 年 1 月 20 日发布了要求在可查询的公共平台公开临床试验原始数据的政策。

4．数据收集和管理系统   注册表中要求提供临床试验计划使用的数据收集和管理系统信息，目的是促进研究者对临床试验数据管理的标准化，提高临床试验质量和证据质量。

（王春晖）

第二篇
临床研究方法学

第六章　病例报告和系列病例分析

第一节　病例报告

患儿女，9岁3个月，因"双下肢水肿1周"入院。患儿1周前无明显诱因开始双下肢水肿，并逐渐加重，尿量减少，尿液泡沫较多。在当地医院尿液检查：尿蛋白（＋＋＋＋）。

入院查体：患儿贫血貌，双眼睑及双下肢凹陷性水肿。呼吸音清，肝脾无肿大，全腹无压痛，移动性浊音阴性。左侧腹股沟处有一手术瘢痕。

辅助检查：白细胞计数 5.7×10^9/L，血红蛋白73g/L，平均红细胞体积65fl，平均红细胞血红蛋白含量17.4pg，平均血红蛋白浓度267g/L，C反应蛋白170mg/L。尿蛋白（＋＋＋＋），24小时尿蛋白定量8.94g。血清总蛋白48.5g/L，白蛋白17.1g/L，球蛋白31.4g/L，胆固醇5.74mmol/L，甘油三酯1.89mmol/L，肝肾功能正常。

胸腹腔CT：盆腔左侧一包块影，大小约 66mm × 54mm，右肾可见一圆形低密度影，边缘清晰，直径约6mm。

肿块病理检查：经典型霍奇金淋巴瘤。手术后3天患儿尿蛋白转阴，血浆白蛋白逐渐升至正常，后续进行化疗。

患儿出院诊断：①肿瘤相关性肾病综合征；②经典型霍奇金淋巴瘤。

一、病例报告的基本概念

临床医生在工作中常常会遇到许多症状和体征十分不典型的疾病，甚至是少见病例或罕见病例，往往导致延误诊断和治疗。因此，临床医生在实际工作中需要不断总结这些个别病例诊断和治疗的临床经验和教训，这对于快速提高年轻医生的临床诊治水平十分重要。在前述临床案例中，该患儿确诊为霍奇金淋巴瘤相关性肾病综合征。通过文献检索，儿童霍奇金淋巴瘤相关性肾病综合征非常少见，国际上仅有数例报道，国内无相关的病例报道。因此，需要将该病例进行总结和整理，以提醒临床医生在诊断儿童肾病综合征时需注意排除是否为继发性，特别是继发于肿瘤。由于病例报告篇幅较小，写作相对容易，但却收到很好的效果，年轻医生均需掌握病例报告写作方法。

病例报告（case report）又叫个案报告，是临床工作中罕见的、特殊的病例，或是已知疾病的特殊临床表现、影像学及检验学等诊断手段的新发现、疾病的特殊临床转归、临床诊断治疗过程中的特殊的经验和教训，值得临床医生深入研究讨论的病例，经归纳、总结和整理，以论文形式来报告单个或几个病例的一种文体。病例报告往往是识别一种新的疾病或暴露的不良反应的第一个线索，例如孕妇服用反应停（thalidomide）引起新生儿先天畸形，口服避孕药增加静脉血栓栓塞的危险等。因此，病例报道对于认识临床上的少见病、罕见病，发现和掌握疾病诊治过程中的特殊性，及为进一步研究这类疾病提供临床资料，都有一定的意义。

二、病例报告的写作步骤

1. 病例选择　个案顾名思义就是指个别病例。但个案报道的病例选择有一定范围，并非临床上所有的病例均值得分析报告。个案报道的病例可以是新发现的病例、对某种疾病的临床特点有新发现的病例、常见疾病出现异常现象的病例或者是虽难治但治愈的病例。如何发现这类病例，不仅需要有扎实的专业知识和丰富的临床经验，同时还需要临床医生详细询问病史，仔细查体，认真总结临床工作中的各种发现，不遗漏任何蛛丝马迹。

> **知识点**
>
> 以下 6 类病例可撰写成病例报告：①罕见及独特的疾病或综合征，且以往未曾被描述过；②未曾预料到的两种或两种以上无因果关系的疾病出现在同一病例并产生相互影响；③不同于某种疾病常规模式的、新发现的、具有临床重要性变化的病例；④以往未曾认识到的、有效的治疗方法，治愈一种顽症或过去认为"不治之症"的经验，取得前所未有的疗效或出现严重的药物不良反应；⑤可提供某种疾病发病机制线索的病例；⑥某种假象造成诊治失误教训的病例。

2.临床资料　选择好病例后，应尽量在患者出院之前收集好资料，包括现病史、过去史、个人史和家族史，体格检查，影像资料，手术及病理、生化检查结果等。收集的临床资料应尽可能的详尽，对有意义的图片资料，如心电图、胸部 X 线片、病理图像等，通过数码相机拍摄或扫描存储，以备日后查阅或发表时采用。通常配有少见、典型和清晰的图像资料的病例报告更容易被杂志社所采用。

3.文献检索　收集好临床资料后，需要进行文献检索。通过文献检索，查阅该病例的国内外报道情况、临床价值、该病例与现有病例相比特别之处等，同时还要查阅了解当前该疾病的发病机制、诊断方法、治疗措施等方面的进展。可通过各种检索工具进行检索，如 PubMed、EMBASE、CA、中国知网等专业性门户网站，国内外专业期刊网站，中外文电子期刊数据库，国家图书馆及专业学术搜索引擎，如谷歌、百度等。目前国内有三种主要的全文数据库，即中国知识基础设施工程网、中国科技期刊数据库和万方数据资源系统。

三、病例报告的写作方法

病例报告的撰写也应像其他题材的生物医学论文的写作一样，除了按照经典病例报告的常用格式外，还需按照杂志的投稿须知做相应的调整，同时，可以参考拟投稿杂志已经发表的病例报告格式。

病例报告的常用格式有两种，一种为病例报告的典型格式，即由引言（introduction）、病例报告（case report）、讨论和结论（discussion and conclusion）、参考文献（reference）四部分组成；另一种为研究论文的标准格式，即 IMRAD 格式，包括前言、方法、结果和讨论（introduction，methods，results，and discussion），主要用于病例观察伴有实验室研究的病例。考虑到大部分临床医师的需要，本文仅介绍典型病例报告的写作格式。

1.引言　简要交代有无类似病例的报道，该病例在诊断和治疗上的困难和意义，该病的危害和预后，及该病的特殊性等方面的内容。引言部分需尽可能简洁，切忌过多和过于详细。部分杂志也可以没有引言。

2.病例报告　病例报告是论文的主体，因此临床资料应尽可能地详细。一般按以下顺序描述：主诉、病史、体检结果、实验室检查结果、其他检查结果、治疗及疗效。病例描述应集中与所报告主题切实相关的方面，而不是泛泛地交代患者的所有症状及体征。一般采取倒叙的方式描述病例，但应注意时间交代必须清晰无误。如果是遗传性疾病，则有关患者家庭成员的观察及检查资料也应在此交代。另外，应尽量避免使用可辨认患者身份的语言和照片，若确实需要使用，则必须获得患者或其亲属知情同意的书面材料。

> **知识点**
>
> 病例报告的内容包括：①一般资料，包括姓名、性别、年龄、住院号等以表明资料的真实性，但在杂志发表时，通常将姓名和住院号省略；②与该病有关的既往史、个人史和家族史；③重要的、特殊的或有鉴别诊断意义的临床症状、体征、辅助检查结果；④疾病的演变过程和治疗经过；⑤治疗结果及预后。

病例报告的内容中，除患者的年龄、性别、病程、症状、体征、检查及治疗情况等，必要时还要说明籍贯、居住地（疾病的流行病学具有强烈的地域性，不同地域的实验结果可得出不同的科学结论，不介绍地名会影响论文的参考价值）、种族及职业等。有季节性的疾病尤其不要忽略发病日期及住院时间。病情材料的介绍要有所选择，无关材料不必常规地罗列。总之，要选择与诊断和治疗有关的特征性内容。当然也要包括虽与本病无直接关系，但对排除其他相关疾病有意义的其他症状和检查结果。临床治疗过程的叙述主要包括：①处理措施，即治疗用药物的名称、剂量，超常规超常量使用的药物尤其要表明；②病情变化，即时间、程度、对处理的反应及是否出现并发症；③治疗结果，即患者是好转或痊愈还是死亡；死亡的时间或活存者的随访情况；预后如何，还需接受何种处理。

3．讨论和结论　讨论和结论是论文不可缺少的部分，讨论的内容根据报道的病例内容不同而有所不同。主要包括以下几个方面：①回答为什么该病例值得报告，并对该病例的罕见性及未预料性的论据进行讨论；②讨论该病例与以往已发表资料的关系，包括相反的观点；③对病例特征的可能解释，即对临床研究及治疗的提示作用，包括不良的药物反应及药物的相互作用。一般认为"结果"部分是研究论文（即论著）的核心，而对于病例报告来说，其核心则是它的讨论和结论。这是因为一例患者的治疗结果并不决定文章的价值，病例报告的价值在于要通过对特殊病例的讨论，来产生对该病的新认识、提出新理论和展示诊治这种疾病的新前景。一般来说，国内外生物医学期刊均不允许病例报告单独列出"结论"，但临床医师可在"讨论"的最后部分对所讨论主题的未来研究及对临床实践的提示作用提出建议。

4．参考文献　由于病例报道多为罕见或新发现的疾病，因此参考文献相对来说比研究论文少，一般1～10条不等。部分杂志会将参考文献省略，但在学术会议上发表这类论文时不宜省略。

病例报告写起来不难，难就难在确定该病例是否真"新"或具有什么新意。要确定这一点，除了报道者的丰富临床经验和阅历，还要充分而详尽地查阅文献。但即使没查到类似的报道，在写作过程中，也要注意用词不能过于武断，如"a new syndrome""the first report"之类的词慎用。

（张爱华）

第二节　系列病例分析

临床案例

C1q肾病是指肾小球系膜区有显著C1q沉积，并排除系统性红斑狼疮及Ⅰ型膜增生性肾炎的一种临床少见的免疫病理诊断的肾小球肾炎，1985年由Jennette等首先报道并命名。迄今为止，全世界文献报道的C1q肾病累计不足200例，国内仅有零星报道，对儿童C1q肾病的发病率、临床及病理特点、对激素的治疗反应、治疗效果和长期预后与临床及病理改变的关系等尚不清楚。我们回顾性分析了我院8年来经肾活检确诊的23例C1q肾病患儿的临床、病理特点及治疗方法，以进一步提高对该病认识。

一、系列病例分析的概念

系列病例分析（case-series analysis）是回顾性的病例研究，一般来说其病例来源于一个医疗机构或由一位临床医师所观察并收集，就某一少见或较少报道的病例，连续观察其病因、临床表现、治疗、预后等的变化，通过综合、分析、对比、研究上述病例相关资料，寻求某些方面的共同规律，总结撰写成文，以指导和服务临床。如前述临床问题中（以下称"儿童C1q肾病"），我们通过分析近年来确诊的所有儿童C1q肾病病例，探讨其临床、病理特点及治疗方法，使临床医生进一步提高对该病诊断和治疗的认识。

二、系列病例分析的格式

系列病例分析没有固定的格式，目前国内外生物医学期刊主要采用三种常用格式：病例报告的格式、研究论文的标准IMRAD格式、综述的格式。

病例报告的格式，写作方式类似于病例报告，在此格式中必须对"系列病例"（也可包括文献中的相似病例）进行综合概括，且"系列病例"必须具有同样的明确诊断或均是采用同样干预治疗的患者，如外科手术患者或某一种药物治疗数例患者。分析内容可包括干预治疗的不良反应、手术后并发症或其他异常反应。然而病例选择的偏颇、疾病发展阶段的不均衡性，及缺乏对照数据则均可能限制"病例报告"的临床价值。

研究论文的格式，即 IMRAD 格式，包括前言、方法、结果和讨论。一般是临床医师为了回答就其所观察的病例及文献中所报告的病例提出的问题，而进行的系列病例分析研究，并且其病例分析研究遵循严格的设计程序（提出特定的问题或假设、有明确的命题、有严格的对照数据且数据均经统计学处理），则可以采取研究论文的写作格式。目前，国内外期刊发表的系列病例报告大多为此种格式。

综述的格式，是在临床医师观察并收集的系列病例在他人发表的文章已被描述过，但临床医师结合自己的病例进行联合分析，则临床医师可将其所观察收集的病例与文献上的病例综合起来，撰写综述性文章。综述性文章一般由前言、方法、主体部分、结论和参考文献 5 部分组成，较长的综述还需提供摘要。

三、系列病例分析写作方法

考虑到国内外期刊常见的系列病例分析形式为研究论文的格式，这里重点介绍该类型系列病例分析的写作方法。其结构包括标题、引言、对象和方法（含临床资料、治疗方法、疗效观察等）、结果、讨论、结论等几个部分。

1. 标题　标题要简短明了、开门见山、直扣主题。如"某药物治疗某疾病若干例疗效分析""某疾病若干例临床观察"等。在前述病例中，我们采用的标题为"儿童 C1q 肾病的临床病理特点及治疗探讨"，通过标题，读者即可了解文章的主要内容。标题写作中需注意，不要使用虚词，如"关于""对于"等；标题开头避免使用阿拉伯数字；避免或少用副标题；避免使用非公知的缩略语。

2. 引言　概括性地介绍本论文的研究背景，引起读者的关注。其主要内容包括：简明扼要的交代该研究的目的，即要解决的具体问题；研究背景，如疾病概述、国内外相关进展、目前存在的问题等；该论文资料的来源及选择特定研究方法的理由。必要时还可以简单介绍研究的结果及其意义。

在"儿童 C1q 肾病"中，前言是这样描述的：C1q 肾病是指肾小球系膜区有显著 C1q 沉积，并排除系统性红斑狼疮（SLE）及 I 型膜增生性肾炎的一种临床少见的免疫病理诊断的肾小球肾炎，1985 年由 Jennette 等首先报道并命名。临床主要表现为肾病综合征或无症状性蛋白尿，且多数激素耐药。迄今为止，全世界文献报道的 C1q 肾病累计不足 200 例，国内仅有零星报道，主要见于儿童及青少年。我们回顾性分析了我院 8 年来经肾活检确诊的 23 例 C1q 肾病患儿的临床、病理特点及治疗方法，以进一步提高对该病认识。

在这段前言中，简要交代了 C1q 肾病的概念、国内外的研究现状及本文的研究目的等。

3. 对象和方法　包括研究对象、治疗方法、疗效观察等，是论文撰写的基础。

（1）研究对象：包括病例采集的时间、数量，患者的性别、年龄、职业，诊断标准，排除标准，发病诱因，临床症状和体征，合并症等。这些内容可根据文章有针对性的进行选择，但与疾病相关的资料一定不能缺少。如与发病季节相关的疾病一定要交代病例采集的时间；与地域相关的地方病一定要交代居住地；职业病要交代患者的职业等。

在"儿童 C1q 肾病"中"研究对象"是这样撰写的：2003 年 3 月至 2011 年 5 月我院肾内科收治的经肾活检诊断为 C1q 肾病的患儿共 23 例，均符合 Jennette 等制订的 C1q 肾病诊断标准：肾小球系膜区有显著 C1q 沉积，按免疫荧光 0～4＋积分，C1q 的沉积强度必须≥(++)，且呈弥漫性沉积。排除系统性红斑狼疮（SLE）及 I 型膜增生性肾炎。

（2）治疗方法与疗效观察：包括治疗方案、药物剂量、给药方法、疗效评价标准、随访情况（包括随访时间、随访人数、失访人数、随访结果）、观察终止标准等。

4. 结果　结果是论文的核心，根据研究目的进行归纳、总结，以文字、图表的形式展现研究结果。需要注意的是，结果中的计量单位需使用法定单位；文字与图表避免重复；统计结果要正确标注；避免使用不确定性的词语，如"多见""少见""很少""绝大多数"等，而要给出具体数据；与研究目的相关的研究数据与结果，不论其是否与作者的观点相符，均必须保留，不得按照作者的论点片面取舍数据，否则将影响文章的真实性、可靠性,使论文失去价值。

5. 讨论与结论 讨论与结论是论文的精华,通过对研究结果进行详细深入的分析和讨论,突出研究的目的和重点。该部分的写作要求:需大量阅读文献,充分了解该疾病的国内外研究现状;讨论必须紧紧围绕研究结果展开,对于研究结果中没有的内容,不得妄加结论,对不能肯定的观点,或因研究方法、研究手段、病例数、随访时间等限制而不能得出确切的结论时,可表述为"有待进一步研究""尚需进一步随访观察""有待于更大样本的研究"等。

(张爱华)

第三节 循证实践案例报告

临床案例

患者,男性,66 岁,以"反复咳嗽、咳痰 20 年,活动后气短 4 年,加重 1 个月"为主诉入院。曾行肺功能检查明确诊断慢性阻塞性肺疾病(COPD)(GOLD 分级重度),并多次因急性加重住院治疗。

入院 1 周前,受凉后出现咳嗽、咳少量白色黏痰,伴气短,活动后明显。该患者无其他基础疾病,至今已有 50 余年吸烟史,约 20 支/d。

体格检查:体温 36.0℃,脉搏 76 次/min,呼吸 20 次/min,血压 124/89mmHg。口唇发绀,球结膜无水肿,气管居中,桶状胸,肋间隙增宽,双侧呼吸动度减弱。双肺叩诊呈过清音,双肺呼吸音粗,可闻及干、湿性啰音,未闻及胸膜摩擦音。心律齐,剑突下未见异常搏动,双下肢无水肿。

辅助检查:血常规示白细胞计数 11.45×10^9/L,中性粒细胞百分比 84.11%;血气分析示 pH 7.413,PaO_2 61.5mmHg,$PaCO_2$ 41.8mmHg。胸部 X 线片提示慢性支气管炎肺气肿。

一、提出临床问题

慢性阻塞性肺疾病(chronic obstructive pulmonary disease,COPD)以进行性发展的不完全可逆的气流受限为特征,伴有肺组织对有毒颗粒和气体的异常炎症反应,可引起肺脏及肺外器官的损害。

慢性阻塞性肺疾病急性加重期(acute exacerbation of chronic obstructive pulmonary disease,AECOPD)是指在呼吸道感染、空气污染、中断治疗等诱因下,患者呼吸系统症状(咳嗽、咳痰、气短等)恶化(超出日常变化范围)。

气道炎症加重是 AECOPD 的重要发病机制,糖皮质激素具有强大的抗炎作用,可有效抑制炎症细胞迁移、活化,阻止炎症介质释放,减轻微血管渗漏和黏膜水肿,减少气道黏膜腺体过度分泌,降低气道高反应性,并能增强 β_2 受体兴奋剂的支气管舒张作用,在 AECOPD 的治疗中被广泛应用,效果稳定。急性加重期全身应用糖皮质激素可促进患者恢复、改善肺功能(FEV_1)和低氧血症,还可减少早期复发,降低治疗失败率,缩短住院时间。但全身应用激素的副作用较多,吸入性激素由于用量小,且不经过血液循环直接作用于气道局部,与相应受体结合发挥强大的局部抗炎活性,对全身各器官的影响较小,所以近年来雾化吸入糖皮质激素在 AECOPD 治疗中广泛应用,并已达成共识。

根据该病例的病史及临床检查结果,确诊该患者属于 AECOPD,现呼吸系统症状明显,血气分析提示低氧血症,如果治疗不及时,效果不理想可能会出现呼吸衰竭等严重后果。

GOLD 强烈推荐应用糖皮质激素作为 AECOPD 的常规治疗,但对于该老年患者而言,全身应用激素的副作用不容忽视,如何选择适当的给药途径,抑制病情进展的同时将不良反应降至最低,是治疗的关键问题。

以患者实际病情为基础,可从以下几个方面综合考虑,提出具有实际意义的临床问题。

1. 查阅文献和相关指南了解治疗现状 查阅 COPD 治疗相关指南,发现目前国内外最新指南均推荐应用糖皮质激素作为 AECOPD 的常规治疗,但全身应用激素存在消化道出血、感染、血糖升高、体重增加等不良反应,且对于 COPD 患者而言,随着病情进展,急性加重的次数可能会逐渐增多,患者将接受更多累积剂量的全身糖皮质激素,发生不良反应的可能性也将大大增加。

2．患者及家属的期望　通过及时的沟通与交流，患者及其家属表示，现阶段最关心的问题是，是否应该加用糖皮质激素缓解症状，改善血气及肺功能；加用糖皮质激素是否会产生严重的不良反应。

3．现有的相关临床研究证据　已开展相关临床试验，结果表明布地奈德雾化吸入可有效、安全地替代全身激素，用于 AECOPD 治疗。

4．其他相关研究证据　支气管哮喘（以下简称"哮喘"）与 COPD 同属呼吸系统炎症性疾病，且均存在气流受限，虽然哮喘患者的症状可自行或治疗后缓解，但随着病情发展，气道结构重塑，其可逆性逐渐下降，临床上表现出与 COPD 相似的特征。多项研究证实，吸入激素能够有效控制哮喘急性发作期的气道炎症，改善气道高反应性和肺通气功能，缓解症状。

结合患者的病情及其期望、治疗现状、相关临床证据，医生在治疗过程中可以提出以下问题：①布地奈德雾化吸入在减轻患者症状、改善肺功能等方面是否与全身糖皮质激素具有相似疗效？②布地奈德雾化吸入的不良反应是否比全身糖皮质激素少？

二、将临床问题转化成可以回答的形式

为快捷有效地检索到与临床问题密切相关的证据，根据 PICO 原则，将初始临床问题转换成便于检索证据的形式。问题的构建见表 2-6-1。

表 2-6-1　PICO 法构建问题

患者特征（P）	干预（I）	比较（C）	结局（O）	问题类型	设计类型
AECOPD 患者	布地奈德雾化吸入	全身激素治疗	疗效、不良反应	治疗	RCT 或系统评价

三、证据检索

本例临床问题属于证据性研究范畴，最佳证据来源是多个随机对照试验（RCT）的系统评价或 Meta 分析。在没有上述证据的情况下，可依次使用单个 RCT、病例对照研究、系列病例观察、专家意见的报告，但其可靠性逐级降低。

1．检索资源　可通过互联网检索各种资料库，包括：①已经过整理的医学文献数据库，如 Cochrane library，Up to Date，Clinical Evidence，Best Evidence（ACP journal club and evidence based medicine），SUM search，Trip Database；②未经过整理的医学原始文献数据库，如 PubMed，Medline，CNKI 等全文数据库。

2．关键词及检索策略　中文检索词"慢性阻塞性肺疾病急性加重期""布地奈德""随机对照试验"；英文检索词"（acute exacerbation of chronic obstructive pulmonary disease OR AECOPD）AND（anti-inflammatory agents OR glucocorticoid OR corticosteroid OR steroid OR predison OR methylprednisolone OR dexamethasone）AND（inhaled corticosteroid OR budesonide OR pulmicort）AND（RCT OR Meta-analysis OR systematic review）"。

3．检索结果　共检索到 AECOPD 患者布地奈德雾化吸入与全身应用激素疗效对比的相关文献 74 篇，其中 46 篇中文文献，21 篇英文文献，7 篇相关指南。

四、证据评价

应用循证医学评价防治性研究文献的质量标准，对单个研究文献的真实性、临床重要性及实用性进行评价。

知识点

单个临床治疗性证据的评价

应用单个临床治疗性证据之前，要用科学的方法和质量评价标准对其进行分析与评价。首先评价研究证据的内部真实性，如果是真实可靠的，则进一步分析与评价该治疗措施（证据）是否有临床治疗价值，即临床重要性；假设其不仅真实而且重要，则要分析这种证据（措施）有无适用性。

研究案例 1

MALTAIS F，OSTINELLI J，BOURBEAU J，et al. Comparison of nebulized budesonide and oral prednisolone with placebo in the treatment of acute exacerbations of chronic obstructive pulmonary disease. Am J Respir Crit Care Med. 2002，165（5）：698-703.

知识点

单个临床治疗性证据科学性分析与评价

1. 证据是否来源于真正的随机对照试验。
2. 所有纳入的研究对象是否随访完整、研究对象随访时间是否足够。
3. 是否对随机分组的所有研究进行了意向性分析治疗。
4. 是否对研究对象、医生和研究人员采用了盲法。
5. 除试验方案不同外，各组患者接受的其他治疗方法是否相同。

上述文献系 2002 年启动的多中心、随机、双盲、空白对照研究，由比利时、加拿大、法国 3 个国家的 34 个研究中心参加，共纳入 199 名 AECOPD 患者，随机分为对照组（标准疗法：β_2 受体激动剂、异丙托溴铵、口服抗生素、氧疗＋雾化吸入及口服安慰剂）、布地奈德雾化吸入组（标准疗法＋布地奈德 2mg 4 次 /d＋口服安慰剂）、口服泼尼松组（标准疗法＋泼尼松 30mg 2 次 /d＋雾化吸入安慰剂），目的是明确 AECOPD 治疗中布地奈德雾化吸入是否可替代口服泼尼松。

1. 入选标准　COPD 患者；近 14 天内有急性加重史；需要住院治疗；年龄≥50 岁；吸烟史≥20 包 / 年。

2. 排除标准　合并哮喘、过敏性鼻炎或其他特应性疾病；近 1 个月内系统性应用皮质类固醇；吸入激素量≥1 500μg/d 倍氯米松（或其等效物）；可能突发急性呼吸衰竭，需要机械通气或进入重症监护病房；由于如肺炎、气胸、心力衰竭等特殊原因而急性加重者。

3. 研究设计终点结果　主要终点结果为治疗 3 天后，患者 FEV_1 水平较基线值改变量；次要终点结果为治疗 3 天后，患者血气参数较基线值改变量、平均住院日及不良事件发生情况。

4. 科学性评价　试验采用了随机的方法对受试者进行分配，利用安慰剂实施双盲，失访率较低（14.07%），结果中进行了意向性治疗分析（ITT），各组受试者的初始基线资料具有较好的可比性。总体来说，该 RCT 质量好，真实可靠。

知识点

治疗性证据的重要性评价

1. 治疗性证据的效应强度大小。
2. 治疗性证据精确度的评估。

---

5. 研究主要终点结果显示　①布地奈德雾化吸入组与口服泼尼松组 FEV_1 改善值较对照组明显增多（$P<0.05$），但两激素组间无明显差异 -0.06L（-0.14~0.02L）；②次要终点结果显示：布地奈德雾化吸入组与口服泼尼松组 $PaCO_2$ 下降≥5mmHg 的患者比例，显著高于对照组（$P<0.05$），且口服泼尼松组优于布地奈德雾化吸入组（$P<0.05$）；两激素组平均住院日组间无差异（$P>0.05$）；不良反应：口服泼尼松组中 7 例（10%）出现高血糖，其中 2 例需要胰岛素治疗，而雾化组仅 1 例（2%）血糖偏高。

6. 重要性评价　本研究最终证实，在未出现酸中毒的 AECOPD 患者治疗过程中，布地奈德雾化吸入与口服泼尼松相比，在改善肺功能及缩短住院日方面无明显差异，且可减少不良反应发生，将来可替代口服泼尼松用于 AECOPD 的治疗。

研究案例 2

GUNEN H, HACIEVLIYAGIL SS, YETKIN O, et al. The role of nebulised budesonide in the treatment of exacerbations of COPD. Eur Respir J, 2007, 29: 660-667.

该研究系 2007 年启动的单中心、随机、对照试验；共纳入 159 名 AECOPD 患者，随机分为对照组（仅接受标准支气管扩张治疗）、泼尼松静滴组（标准支气管扩张治疗＋泼尼松 40mg）、布地奈德雾化吸入组（标准支气管扩张治疗＋布地奈德 1.5mg 4 次 /d），目的是明确 AECOPD 治疗中，布地奈德雾化吸入是否可安全、有效地替代泼尼松静滴疗法。

1. 入选标准　COPD 患者；急性加重需住院治疗。

2. 排除标准　由于特殊原因如肺炎、肺栓塞、心力衰竭、气胸等急性加重者；可能突发急性呼吸衰竭需要机械通气或进入重症监护病房；近 1 个月内系统性应用皮质类固醇或有急性加重史者。

3. 观察指标　血常规；生化分析；肺功能；血气分析；早期（10 天）、延迟（超过 15 天）出院率；出院 1 个月内复发率、再住院率及不良反应。

4. 科学性评价　试验采用了随机方法对受试者进行分配，利用安慰剂实施盲法，但未具体说明盲法类型，失访率较低（23.09%），结果分析时直接排除失访者数据，未进行意向性治疗分析（ITT），各组受试者的初始基线资料具有较好的可比性。总体来说，该 RCT 质量好，真实可靠。

5. 结果显示　治疗 10 天后，布地奈德雾化吸入组与泼尼松静滴组 PaO_2、SaO_2、FEV_1、FVC 均明显改善，但两组差异无统计学意义（$P>0.05$）；在 $PaCO_2$ 改善方面，泼尼松静滴组略优于布地奈德雾化吸入组（$P=0.046$）；该研究还报道了早期（10 天）与延迟（超过 15 天）出院率、急性加重次数、出院 1 个月内的再住院次数，但两组间并无差异（$P<0.05$）。

6. 不良反应　泼尼松静滴组在治疗 7～10 天过程中血糖水平有明显升高趋势，而布地奈德雾化吸入组血糖水平在治疗过程中逐渐下降。

7. 重要性评价　本研究证实，布地奈德雾化吸入可有效、安全地替代全身激素用于 AECOPD 治疗。

8. 指南意见　美国胸科学会／欧洲呼吸学会（ATS/ERS）的 COPD 指南（2004 年），2012 年全球慢性阻塞性肺疾病防治创议（GOLD）开始提出，对于 AECOPD 患者可考虑应用吸入激素代替全身激素，其中 GOLD 明确提出可采用布地奈德。

五、实施决策

知识点

治疗性证据适用性的分析与评价

1. 被评价的证据是否与患者情况不符而不能应用。
2. 在外面的医疗环境里对拟采用的治疗证据是否可行。
3. 基于该治疗性证据，对患者可能产生的利弊急性评估。
4. 患者对于治疗措施的价值取向与期望。

经过资料检索、整理、分析，结合该患者的具体临床状况（老年、重度 COPD、多次急性加重史、呼吸系统症状明显、听诊双肺可闻及干湿性啰音、血气分析提示重度低氧血症），及医院现有药物供应情况，结合患者意愿及经济条件，我们给予患者布地奈德雾化吸入 2mg 4 次 /d，同时给予吸氧、特布他林雾化、多索茶碱解痉、抗感染化痰等对症支持治疗。

六、后效评估

治疗第 3 天，患者诉咳嗽、气短症状较前减轻，治疗第 10 天，未出现声嘶、口干等不良反应，症状缓解，口唇无发绀、双肺干湿性啰音消失，复查血常规、血气分析恢复正常。患者及家属对目前治疗效果满意，远期疗效还在进一步观察随访中。

七、循证实践案例论文小结

本节通过介绍一个老年 AECOPD 患者的循证治疗，利用循证实践方法检索证据并评价其质量，较为真实地提供布地奈德雾化吸入的疗效及可能出现的副作用，为临床决策提供依据。案例论文小结描述为：AECOPD 是 COPD 患者就诊及住院治疗的主要原因，以气道炎症加重为主要触发因素，可加快肺功能减退、影响患者生活质量，增加经济支出及病死率。糖皮质激素具有强大的抗炎作用，是急性加重期的基础用药之一，但全身应用激素的副作用较多，目前雾化吸入糖皮质激素治疗在 AECOPD 治疗中广泛应用，并已达成共识。

（李满祥）

第七章 横断面调查

临床案例

患者，男性，35岁，因"最近夜晚小便次数增多"来院就诊，自诉无高血压和糖尿病史。

入院查体：血压130/80mmHg，体重80kg，身高172cm，空腹血糖6.9mmol/L，该患者就诊的目的是想确诊是否患了糖尿病，或者处于危险状态。

第一节　如何获得临床研究问题

糖尿病具有较高的发病率、致残率和致死率，且呈明显上升趋势。但是发病早期大多数患者没有特异性症状，发病较隐匿，导致人群中无症状的患者失去了早期进行确诊和治疗的机会。但是很多研究表明，人体的一些测量指标与糖尿病的发病密切相关，可通过这些测量指标来识别高危人群。目前的研究大多运用受试者工作特征曲线（receiver operator characteristic curve，ROC）下面积（Area Under the Curve，AUC）和约登指数（Youden index）来确定这些人体测量指标筛检糖尿病的价值和最佳切割点。那么对案例中的患者，我们应该根据哪些人体测量指标来判断其是否为糖尿病的高危人群？这些指标的最佳切割点分别是多少？在不同的性别之间是否有差异？针对这一迫切需要解决的问题，我们可以进行相关的研究。那么，该如何从临床问题中获得有意义、具有探索性或者证据性研究课题，即形成科学问题？

方法1：查阅文献阅读相关背景资料。

糖尿病患者和中间高血糖患者（即患者的血糖水平介于正常人与糖尿病患者之间的一种中间代谢状态）会由于代谢紊乱而导致体内脂肪重新分布，表现为人体的一些测量参数的变化，主要特征就是脂肪的向心性分布。目前对于腹部肥胖尚无公认的测量指标，体质指数（body mass index，BMI）、腰围（waist circumference，WC）、腰围身高比（waist to height ratio，WHtR）、腰臀比（waist-to-hip ratio，WHpR）被广泛用作评价腹型肥胖的身体测量指标，且被证明是糖尿病和心血管病发病和死亡的风险预测因子，且近几年颈围与2型糖尿病胰岛素抵抗相关性研究也备受关注。中国是个糖尿病的高发国家，所以采用这些人体测量指标对糖尿病进行筛检具有很重要的公共卫生意义，那么在中国人群中这些人体测量指标的价值和最佳切割点就成为大家关心的问题。

方法2：已有的临床研究证据。

目前有很多研究均在不同的人群中对这4个指标的筛检价值和最佳切割点进行了研究，但是结果不尽相同，而且在中国范围人群中的研究，其结果也不一致，比如有研究认为男性腰围>85cm，女性腰围>80cm，可作为中国人筛检糖尿病的界值点，而有的研究则提示中国人的腰围最佳切割点为≥80cm，而且无性别差异。这就提示我们应该对某一地区的人群进行针对性的研究，得到指标的筛检价值和最佳切割点。

针对上述临床问题，我们可以通过不同的临床研究来回答，这就需要将临床问题转换为科学问题。

思路1：为了得到适用于筛检当地成年人的糖尿病状态的4个人体测量指标的最佳切割点，分析其筛检价值，我们可以对当地所有的成年人进行调查和检测，得到他们的糖尿病患病情况及BMI、WC、WHtR、WHpR数值，通过适当的统计学分析，得到这4个测量指标筛检糖尿病的价值大小和最佳切割点，并分析是否存在性别差异。

因调查对象是当地所有的成年人，我们可以选用普查这一横断面研究方法，最大可能地检测出该地区所有的成年人糖尿病病例。普查不存在抽样误差,但是因为是对整个省进行调查,覆盖范围较大,工作量也会随着加大,耗费大量的人力、物力和财力,并且因为涉及面非常广,难免存在漏查。

知识点

将临床问题转化为科学问题：PICO

1. 人群、患者和/或疾病状况(P) 如当地所有的健在的成年人(≥18 岁)。
2. 治疗干预(I) 无干预。
3. 比较(C) 无对照组。
4. 临床的结局(O) 该省成年人糖尿病的患病率,以及 BMI、WC、WHtR 和 WHpR 的数值。

知识点

横断面研究的概念和特点

1. 概念 横断面研究(cross-sectional study)是在某个特定时点(或期间),对某个特定群体的个体的疾病(或某种健康状况)及有关变量(因素)的分布状况进行资料收集、描述,可进一步比较分析具有不同特征的暴露组与非暴露组的患病情况或患病组与非患病组的暴露情况,为研究的纵向深入提供线索和病因学假设。从观察时间上来说,收集资料是在特定时间内发生的,一般不是调查过去或追踪将来的暴露或疾病情况,所以又称为现况研究。从观察分析指标来说,在特定时间内调查群体的患病频率,故也称为患病率研究(prevalence study)。

2. 研究特点 ①横断面研究开始时一般不设对照组,最后在资料处理与分析阶段,则可根据暴露(特征)的状态或是否患病的状态来分组比较;②调查时间是某一特定时点上或某一特定时期内,理论上,这个时间应该越集中越好,因为有的疾病会随着时间的变化其发病率也有不同,不利于结果的解释;③横断面研究在确定因果联系时受到限制,大多仅能提供病因线索;④对于诸如性别、种族、血型等这类不因是否患病而发生改变的因素,横断面研究可以提示相对真实的暴露(特征)与疾病的时间先后顺序的因果联系;⑤在同一稳定人群中,定期重复连续进行同样的横断面调查可获得发病率、新发感染率和转归等资料;⑥在已知暴露水平的变化趋势或规律,或现有暴露水平与过去情况存在良好的相关关系时,可以用现有暴露状况替代或者估计过去的暴露状况。

3. 优点 ①研究结果有较强的推广意义,以样本估计总体的可信度较高;②有来自同一群体自然形成的同期对照组,使结果具有可比性;③一次调查可同时观察多种因素。

4. 缺点 ①难以确定先因后果的时相关系;②不能获得发病率资料;③难以发现处于疾病潜伏期或者临床前期的患者,使研究结果发生偏倚。

知识点

普查的相关知识

1. 概念 普查(census)即全面调查,是指在特定时点或时期、特定范围内的全部人群(总体)均作为研究对象的调查。这个特定时点应该较短,特定范围是指某个地区或某种特征的人群。

2. 目的 ①了解人体各类生理生化指标的正常值范围;②早期发现、早期诊断和早期治疗患者;③了解慢性疾病的患病及急性传染性疾病的疫情分布;④了解当地居民的健康水平。

3. 优点 ①调查对象为全体目标人群,不存在抽样误差;②可以同时调查目标人群中多种疾病或健康状况的分布情况;③能发现目标人群中的全部病例,在实现"三早"(早期发现,早期诊断,早期治疗)预防的同时,全面地描述疾病的分布与特征,为病因研究提供线索。

4. 缺点　①不适合患病率低且无简便易行诊断手段的疾病；②工作量大而不易细致，存在漏查；③调查工作人员设计面广，掌握调查技术和检查方法的熟练程度不一，对调查项目的理解往往很难统一和标准化，不能保证质量；④耗费的人力、物力资源一般较大，费用往往较高。

思路 2：为了节省财力物力，提高研究质量，我们也可以在该地区随机抽取一个有代表性的样本，对该样本进行检测，测量该样本人群中糖尿病的患病率及这 4 种人体测量指标值。然后运用合适的统计学方法，分析其筛检价值，找出这 4 个测量指标筛检糖尿病的最佳切割点，并分析是否存在性别差异。

这种方法属于横断面研究中的抽样调查，其相对于普查来说，比较常用。如果严格按照抽样调查的设计要求进行调查检测，得到的样本统计量结果可以用来估计总体参数所在范围。而且在资料收集完成之后，可将样本按是否患病或是否暴露来分组比较，这样就有来自同一群体自然形成的同期对照组，使结果具有可比性。另外，一次横断面调查可同时观察多种因素，在疾病病因探索过程中是不可或缺的基础工作之一，比如，本次研究可对该省人群中的研究对象一般情况、生活行为方式、家庭饮食习惯、血糖、血压等很多资料进行调查。同时抽样调查又可以节省时间及人力物力，所以对该地区的人体测量指标筛检糖尿病的价值和最佳切割点进行分析时，应采用抽样调查的方法。

知识点

抽样调查的相关知识

1. 概念　抽样调查（sampling survey）指通过随机抽样方法，对特定时点、特定范围内人群的一个代表性样本进行调查，以样本的统计量来估计总体参数所在范围，即通过对样本中研究对象的调查研究来推论其所在总体的情况。

2. 原则　①随机化原则，指整群中的每一个个体被选为样本的概率相等；②样本大小适当的原则，指样本应达到一定数量，不宜过大也不宜过小。

3. 优缺点　与普查相比，具有以下优点：①节省时间、人力和物力资源；②由于调查范围小，调查工作易于做得细致等。同时也有以下缺点：①抽样调查的设计、实施与资料分析均比普查复杂；②资料的重复或遗漏不易被发现；③对于变异大的研究对象或因素，和需要普查普治的疾病不适合用抽样调查；④患病率太低的疾病也同样不适合用抽样调查，因为需要很大的样本量，而如果抽样比大于 75%，则不如进行普查。

第二节　抽样调查研究设计

1. 研究目的　探索适合该省成年居民的人体指标适宜切割点，分析其筛检价值，为糖尿病的早期预防和诊断提供依据。

2. 研究类型　进行普查工作量太大，故本研究宜采用抽样调查。

3. 确定研究对象　①年龄为 18～69 周岁；②监测点为地区居住 6 个月及以上的常住居民。

4. 确定样本量　可通过公式法、查表法和估计法来确定样本量。本研究是对糖尿病的患病率进行调查，在估计样本量之前，必须明确一些参数。①预期现患率（p），可以通过查阅文献或者小规模的预调查得到，为了使样本量尽可能满足需要，查阅文献时可以选取其中较低的患病率；②对调查结果精确性的要求，即容许误差（d），容许误差越大，所需样本量就越小，一般采用 $d=0.1 \times p$；③要求的显著性水平（α）：α 越小，即显著性水平要求越高，样本量要求越大。

在得到以上参数之后，我们可以根据以下样本量估计公式进行样本量的计算：

$$n = \frac{pq}{(\frac{d}{z_\alpha})^2} = \frac{z_\alpha^2 \times pq}{d^2}$$

其中 p 为预期患病率，$q=1-p$，d 为容许误差，Z_a 为显著性检验的统计量（α 取 0.05 时，Z_a 为 1.96；α 取 0.01 时，Z_a 为 2.58），n 为样本量。根据查阅文献的结果，p 取 25.11%，d 为 0.1p，α 取 0.05，Z_a 为 1.96，得出所需样本量大约为 1 145 人，本研究的设计效率 deff 取值为 2，所以需 2 290 人，考虑分层因素及失访率（15%），以及此患病率为 15 岁以上人群的患病率值（18 岁以上人群占 15 岁以上人群的 93.74%），推算大约共需调查 15 133 名 18 岁以上的成人。

知识点

定量指标的样本量的确定

若抽样调查的分析指标为计量资料，则应按计量资料的样本估计公式来计算，公式如下：

$$n = \frac{4s^2}{d^2}$$

n 为样本量，d 为容许误差，s 为总体标准差的估计值。从上述公式可看出，样本量大小与 s 的平方呈正比，与 d 的平方成反比，故在实际应用中，若同时有几个数据可供参考时，s 宜取大一点的值，这样不至于使估计的样本量（n）偏小。

另外，需要注意的是，本研究中采用的率的样本量计算公式仅适用于 $n \times p > 5$ 的情况，如果 $n \times p \leqslant 5$ 则宜用 Poisson 分布的方法来估算样本量，可采用"Poisson 分布期望值的可信限简表"进行样本量确定。

---

5. 抽样方法　为了抽取一个有代表性的样本对整体进行推测，需要采用大规模流行病学调查中经常使用的方法，即多阶段抽样（multistage sampling）。此抽样方法是将抽样过程分阶段进行，每个阶段使用的抽样方法往往不同，即将各种抽样方法结合使用。

具体实施过程：先从总体中抽取范围较大的单元，称为一级抽样单元（如省、自治区、直辖市），再从每个抽到的一级单元中抽取范围较小的二级单元（县、乡、镇、街道），依次类推，最后抽取其中范围更小的单元（如村、居委会）作为调查单位，对其符合条件的人群进行调查。多阶段抽样可以充分利用各种抽样方法的优势，克服单一抽样方法的不足，并能节省人力、物力，但是在抽样之前要掌握各级调查单位的人口资料及特点。

根据以上多阶段抽样的规则，在掌握了该省的相关资料后，先将该省的 140 个县（市、区）作为初级抽样单元，并且根据其地理特征将其划分为 3 个地区类型。第 1 阶段抽样中，按照人口的比例情况，在 3 类地区中分别抽取 5、8、7 个县（市、区）；第 2 阶段抽样中，在抽取到的这 20 个县（市、区）中，采用与人口容量成比例的概率（probability proportional to size，PPS）抽样方法抽取乡镇（街道）；第 3 阶段抽样中，在抽取到的乡镇（街道）中再利用 PPS 抽样的方法抽取村（居委会）；第 4 阶段抽样中，在抽取到的村（居委会）中，利用单纯随机抽样的方法抽取具体调查的对象。

知识点

随机抽样方法

常见的随机抽样方法除了上述的多阶段抽样，还包括以下四种基本抽样方法。

一、单纯随机抽样

1. 概念　单纯随机抽样（simple random sampling）也称简单随机抽样，是最简单、最基本的抽样方法。从总体 N 个对象中，利用抽签或其他随机方法（如随机数字）抽取 n 个，构成一个样本。它的重要原则是总体中每个对象被抽到的概率相等（均为 n/N）。主要用于总体不大的情形。

2. 优缺点　单纯随机抽样往往由于总体数量大，编号、抽样麻烦及抽到个体分散而导致资料收集困难等情况，实际应用的不多，但它是其他各种抽样方法的基础。

二、系统抽样

1. 概念　系统抽样（systematic sampling）又称机械抽样，是按一定顺序，机械地每隔若干单位抽取一个单位的抽样方法。

具体抽样方法：设总体单位数为 N，需要调查的样本数为 n，则抽样比为 n/N，抽样间隔为 $K = N/n$、每 K 个单位为一组，然后用单纯随机方法在第一组中确定一个起始号，从此起始点开始，每隔 K 个单位抽取一个作为研究对象。主要用于按抽样顺序个体随机分布的情形。

2. 优缺点　优点包括：①可以在不知道总体单位数的情况下进行抽样；②在现场人群中较易进行；③样本是从分布在总体内部的各部分单元中抽取的，分布比较均匀，代表性较好。缺点是假如总体各单位的分布有周期性，而抽取的间隔恰好与此周期或其倍数吻合，则可能使样本产生偏差。

三、分层抽样

1. 概念　分层抽样（stratified sampling）是指先将总体按照某个特征分为若干次级总体（层），然后再从每一层内进行单纯随机抽样，组成一个样本。分层抽样又分为两类，一类叫按比例分配（proportional allocation）分层随机抽样，即各层内抽样比例相同；另一类叫最优分配（optimum allocation）分层随机抽样，即各层抽样比例不同，内部变异小的层抽样比例小，内部变异大的层抽样比例大，此时获得的样本均数或样本率的方差最小。分层抽样主要用于群间差异较小的情形。

2. 优点　分层可以提高总体指标估计值的精确度，它可以将一个内部变异很大的总体分成一些内部变异较小的层（次总体）。每一层内个体变异越小越好，层内变异则越大越好。分层抽样比单纯随机抽样所得到的结果精确度高，组织管理更方便，而且它能保证总体中每一层都有个体被抽到。这样除了能估计总体的参考值，还能分别估计各个层内的情况，因此分层抽样技术常被采用。

四、整群抽样

1. 概念　整群抽样（cluster sampling）是将总体分为若干群组，抽取其中部分群组作为观察单位组成样本。若被抽到的群组中的全部个体作为调查对象，称为单纯整群抽样（simple cluster sampling）；若通过再次抽样后调查部分个体，称为二阶段抽样（two stages sampling）。整群抽样主要用于层间差异较大的情形。

2. 优缺点　①易于组织、实施方便，可节省人力、物力；②群间差异越小，抽取的群越多，则精确度越高；③抽样误差较大，故通常在单纯随机抽样样本量估算的基础上再增加 1/2。

6. 资料的收集　根据研究目的来确定需要收集的资料，然后运用适当的方法进行收集，一般主要包括三种：①实验室测定或检查，如身高、血压、血糖和血脂等一些生理生化指标的测定；②问卷调查，比如一般人口学特征、疾病史、家族史等，但在正式调查之前要进行预调查来测试问卷效度和信度；③利用现有资料或常规资料，例如常规登记报告、专家询问调查与信函调查、临床检查及其他特殊检查的有关资料。

在资料收集的过程中要注意两点：①资料收集的方法确定下来之后，在整个科研过程都要前后一致；②暴露（特征）的定义和疾病的标准均要明确和统一，比如本研究对糖尿病的检出定义；③所有参与检验或检测的人员及调查员都必须经过统一培训，以统一调查和检测标准，避免测量偏倚的产生。

该研究主要收集的资料包括调查对象的一般家庭情况、个人基本情况、生活行为方式、家庭饮食习惯、健康意识、疾病家族史等，这部分的内容采用问卷调查的方法进行收集；另外，还需要收集调查对象的身高、体重、腰围、臀围、血压和血糖等资料，这部分内容采用体格检查和实验室测定的方法进行收集。

7. 资料的整理和分析　在资料收集后，首先要仔细的检查原始资料的完整性和准确性，填补缺、漏项，对重复的予以删除，对错误的予以纠正，然后采用各种数据录入软件对数据进行录入，如 Epidata、Excel、Access 等。对资料进行分析时，先对疾病或健康状态按已明确规定好的标准进行归类、核实，然后可按不同空间、时间及人群中的分布（三间分布）进行描述，进一步将人群分为暴露组和非暴露组或不同水平的暴露组，比较分析各组间疾病或健康状况发生率的差异，也可将人群分为患病组和非患病组，评价各因素（暴露）与疾病的联系，具体统计分析应该结合研究目的选择合适的方法。

本研究在资料收集后，首先要检查一些关键数据是否完整，比如血糖值、腰围值等数据是否正确，是否存在不合常理的数值。对所有资料进行核查后，可选择其中一种数据录入软件对资料进行录入，并可利用逻辑核查和双录入的方法对数据进行检查，发现问题再进行处理。统计分析主要通过 ROC 和约登指数来分析筛检糖尿病的 BMI、WC、WHtR 和 WHpR 的价值和最佳切割点。

第三节　研究报告与问题分析

研究结果的报告包括研究背景与目的、方法、结果及讨论、结论四个方面。报告应当对研究结果进行详细的描述和分析,并对研究设计和实施,资料的整理与分析中可能存在的偏倚及其他可能影响结论的因素进行恰当的分析。

研究案例1

刘佳,肖焕波,袁作雄,等.中国成年人群糖尿病筛查肥胖相关身体测量指标分布特征及其适宜切点.中国公共卫生,2017,33(02):173-176.

1. 目的　了解中国成年人群糖尿病(DM)筛查肥胖相关身体测量指标分布特征及其适宜切点,为DM的预防控制提供科学依据。

2. 方法　于2009年9～12月采用分层整群随机抽样方法对在黑龙江、辽宁、河南、山东、江苏、湖北、湖南、广西和贵州9个省抽取的8 824名中国成年人群进行体格检查和空腹血糖检测;采用ROC分析各肥胖相关身体测量指标筛检DM的价值,并根据约登指数确定其适宜切点值。

3. 结果　在调查的8 824名中国成年人群中,DM患者673例,DM患病率为7.63%;男性DM患病率为8.85%,高于女性的6.50%,差异有统计学意义($\chi^2=17.04$, $P<0.001$)。不同年龄的成年人群比较,不同年龄的男性和女性人群肥胖相关身体测量指标差异均有统计学意义($P<0.001$)。

4. 结论　WC对中国成年男性人群DM具有较好的筛检价值,WHpR、WHtR和BMI分别对中国18岁～、35岁～、≥55岁女性人群具有较好的筛检价值。

研究案例2

王巧灵,姚何,宋文丰,等.三种人体测量指标对高血压和高血糖及高血脂的预测效果分析.中国全科医学,2012,15(17):1917-1920.

1. 目的　探讨BMI、WC及WHtR对高血糖的预测效果,找出最佳的预测切点。

2. 方法　对重庆市在职成年人(18～59岁)的健康体检数据进行分析。

3. 结果　在男性人群中,筛检价值大小分别为WHtR、WC和BMI,其中WHtR预测高血糖风险的最佳切点是0.52,WC为85.25cm,BMI为25.38kg/m²;在女性人群中,筛检价值大小和男性人群一样,其中WHtR预测高血糖风险的最佳切点是0.48,WC为74.75cm,BMI为23.81kg/m²。

4. 结论　该人群中,3种人体测量指标预测高血糖的筛检价值大小顺序无差异,但最佳切点在男性和女性之间不一致,且男性3种测量指标的最佳切点均大于女性。

研究案例1研究对象的选择采用的是分层整群随机抽样,抽取了一个有代表性的样本,在对该样本人群进行调查和检测之后,得到的结论可以外推到该样本所来源的总体。而研究案例2中的研究对象不是对该地区人群的一个随机抽样,而是针对特定人群(在职成年人),这样就忽略了该地区其他人群(如小孩,非在职人群等)身体测量指标对最佳切点的影响,会使结果产生偏倚,不具有代表性。所以,我们在开展横断面研究时,一定要在明确目的的基础上正确地采用相应的抽样方法,否则就会使结果产生偏倚,进而得出错误的结论。

知识点

横断面调查的偏倚及其控制

偏倚产生的原因:①主观选择研究对象。②任意变换抽样方法。③调查对象不合作或因种种原因不能或不愿意参加调查,从而降低了应答率,此种现象称为无应答偏倚(non-response bias)。④在横断面研究中，所调查到的对象均为幸存者，无法调查死亡的人，因此不能全面反映实际情况，有一定的局限性和片面性，此种现象又称为幸存者偏倚（survivor bias）。由以上原因导致的偏倚主要是选择偏倚（selection bias），最终导致样本缺乏代表性而使研究结果不能外推。⑤询问调查对象有关问题时，由于种种原因回答不准确，从而引起报告偏倚或调查对象对过去的暴露史或疾病史等回忆不清，特别是健康的调查对象由于没有疾病的经历，而容易将过去的暴露等情况遗忘，导致回忆偏倚（recall bias）。⑥调查员有意识地深入调查某些人的某些特征，而不重视或马虎对待其他一些人的这些特征而导致的偏倚，则成为调查偏倚（interviewer bias）。⑦在暴露与疾病的测量中由于测量工具、检测方法不正确，化验技术操作不规范等可导致测量偏倚（measurement bias）。此外，在数据分析中，要注意有无混杂因素的存在及其影响程度。

　　偏倚控制：①严格遵照抽样方法的要求，确保抽样过程中随机化原则的完全实施；②提高研究对象的依从性和受检率；③正确选择测量工具和检测方法，包括调查表的编制等；④组织好研究工作，调查员一定要经过培训，统一标准和认识；⑤做好资料的复查、复核等工作；⑥选择正确的统计分析方法，注意辨析混杂因素及其影响。

第四节　临床问题的回答

　　在运用适当的统计分析对数据进行分析之后，得出在中国成年男性中，WC 是最适宜筛检 DM 的肥胖相关身体测量指标，其在 18 岁～、35 岁～、55 岁～和≥75 岁年龄组筛检 DM 的 AUC 均>0.70，WC 的适宜切点分别为 88.10cm、84.15cm、86.90cm 和 87.5cm。在中国成年女性中，筛检 DM 的适宜肥胖相关身体测量指标随年龄不同呈多元化，WHpR、WHtR 和 BMI 分别为 18 岁～、35 岁～、≥55 岁女性人群最适宜筛检 DM 的肥胖相关身体测量指标，各 AUC 均>0.67，其适宜切点分别为 0.824、0.528、23.110kg/m^2 和 21.432kg/m^2。

　　至此，可以得到结论，即不同人群中的人体测量指标对血糖异常预测的价值和最佳切点有一定的差异，故在利用这些人体测量指标对患者进行血糖异常预测的时候，应该结合实际情况进行判断。

第五节　横断面研究的其他应用

　　横断面除了确定高危人群的作用之外，还有以下几种用途。①掌握目标人群中疾病或健康状况的分布；②提供疾病病因研究的线索，通过描述疾病率在不同暴露因素状态下的分布差异、一致、趋同等现象，进行逻辑推理（如求同法、求异法、类推法等），进而提出该疾病可能的病因因素；③评价疾病监测、预防等防治措施的效果：在疾病监测、预防接种的实施过程中，通过在不同阶段重复开展横断面调查，既可以获得开展其他类型流行病学研究的基线资料，也可以通过对不同阶段患病率差异的比较，对防治策略、措施的效果进行评价。

第六节　文献阅读和评价

研究案例 1

WEN J，HUA X G，HU C Y，et al. The prevalence and risk factors of menstrual pain of married women in Anhui Province，China. Eur J Obstet Gynecol Reprod Biol.2018，229：190-194.

　　1．目的　调查安徽省农村地区已婚处于生殖期妇女痛经的流行现状及危险因素。

　　2．方法　采用多阶段分层等概率抽样方法在安徽省农村地区随机抽取了 17 138 名 18～45 岁的妇女，以问卷形式调查其一般人口学特征、性生活史、避孕工具的使用及避孕知识掌握程度等。

　　3．结果　样本的痛经流行率为 19.9%，其中中度痛经流行率为 18.7%，重度痛经流行率为 1.2%。单因素分析显示农村已婚妇女的痛经与教育程度、生活压力、月经初潮、身体质量指数有关。

4．结论　安徽省农村已婚妇女痛经流行率较高，建议应减轻生活压力和保持正常的身体质量指数，以降低痛经的流行。

5．评价　为了解安徽省农村地区已婚生殖期妇女的痛经现状和危险因素，需要对该地区的已婚生殖期妇女进行调查，但是如对所有已婚生殖期妇女进行调查，工作量较大，难以进行，所以采用了抽样调查的方法，抽取了该地区一个有代表性的样本，然后进行问卷调查，最终得到了该地区已婚妇女的痛经现状和危险因素。

研究案例2

KOLAHDOOZ F，NADER F，DAEMI M，et al. Prevalence of Known Risk Factors for Type 2 Diabetes Mellitus in Multiethnic Urban Youth in Edmonton：Findings From the WHY ACT NOW Project. Can J Diabetes，2019，43（3）：207-214.

1．目的　加拿大糖尿病风险评估问卷（CANRISK）是一种经过验证的、以证据为基础的自我管理工具，用于评估加拿大多民族成年人患 2 型糖尿病的风险。识别 2 型糖尿病高风险人群可以对其早期干预，从而改善可改变的危险因素。本研究调查了艾伯塔省埃德蒙顿市多民族城市青年患 2 型糖尿病的危险因素。

2．方法　根据 CANRISK 变量开发了一份调查问卷，例如年龄、性别、种族、糖尿病家族史、高血糖或高血压病史、人体测量、体力活动和饮食摄入量。调查时间为 2013 年 10 月至 2014 年 3 月，数据来自埃德蒙顿市 12 个机构的 557 名（328 名女孩和 229 名男孩）11～23 岁的多民族青年的便利样本。

3．结果　分析中包括具有自我认同种族的参与青年（$N=529$）：109 位土著居民（20.6%），96 位非洲和中东居民（18.1%），129 位亚洲人居民（24.4%），和 195 位欧洲居民（36.9%）。超过 70% 的青少年暴露于 2 种或更多的 2 型糖尿病风险因素中。参与者被归类为低风险（75.6%；$n=400$），中风险（21.2%；$n=112$），或高风险（3.2%；$n=17$）。在亚洲青年中发现的中、高 CANRISK 评分（52.7%）比例最高。与女孩和非土著青年相比，男孩（$P<0.0001$）和土著参与者（$P<0.001$）更可能暴露于更多的 2 型糖尿病危险因素。26.7% 的参与者（$n=141$）超重或肥胖，超过 45% 的参与者（$n=245$）身体不活动，17.8% 的参与者（$n=94$）没有摄入足够量的水果和蔬菜，以满足每日建议。

4．结论　在参与调查的 11 岁至 23 岁的多民族青年中，近 25% 的人 CANRISK 得分属于中等或高等。最普遍的风险因素是种族，其次是缺乏身体活动、超重或肥胖及低水果和蔬菜摄入。应开发一种经过验证的 2 型糖尿病筛查工具，旨在改善多民族青年中可改变的 2 型糖尿病危险因素，特别是应针对社会经济弱势群体、移民儿童和青年实施和评估的相应工具。

5．评价　这是一个小型的横断面调查，临床问题是 2 型糖尿病流行现状及其影响因素，作者采用多阶段分层抽样的方法，选取了 12 个机构的 557 名 11～23 岁的多民族青年参与调查，发现最普遍的风险因素是种族，其次是缺乏身体活动、超重或肥胖及低水果和蔬菜摄入。

研究案例3

CHALISE B，ARYAL K K，MEHTA R K. Prevalence and correlates of anemia among adolescents in Nepal：Findings from a nationally representative cross-sectional survey. PLoS One 2018，13（12）：e0208878.

1．目的　了解尼泊尔青少年贫血的患病率及其影响因素，了解青少年贫血现状，为青少年制定相应的卫生政策和指导提供科学依据。

2．方法　采用多阶段抽样方法进行抽样，先按照区域特性随机抽取 13 个地区，然后从 13 个地区中选择 90 个村庄委员会或市政当局，再利用固定号码进行系统抽样，抽取相同数量的男孩和女孩。最终共有 3 762 名 10～19 岁的青少年参加了这项研究。

3．结果　贫血的总体患病率 31%，其中 15 岁至 19 岁儿童为 37%，女性为 38%，印度教徒为 31%，弱势族群为 34%；生活在低地的青少年为 38%，丘陵为 24%，山区为 23%；赤脚走路的青少年贫血率为 48%，穿鞋子走路为 30%；食用少于 4 种食物的青少年贫血率为 34%。赤脚走路、年纪更大、居住在低地是青少年贫血的危险因素,食用4种以上食物是贫血的保护因素。

4.结论　贫血症在尼泊尔青少年中很常见。努力改善这一高危人群营养状况需要改善饮食习惯、卫生状况、补充铁和治疗钩虫感染。

5.评价　这是一个典型的横断面研究,临床问题是尼泊尔10~19岁儿童的贫血现状和影响因素。作者采用了多阶段抽样法抽取了一个由3 762名儿童组成的样本,最终得到了贫血患病率,并分析了影响因素。

（张秀军）

第八章　病例对照研究

临床案例

一名 35 岁女性，中上腹疼痛，抑酸药物（奥美拉唑）治疗无效，伴有消瘦。胃镜检查发现胃窦 2cm 溃疡病灶，幽门螺杆菌检查阳性，在接受标准四联（奥美拉唑＋阿莫西林＋克拉霉素＋铋剂）根除幽门螺杆菌治疗的同时，等待病理结果。1 周后溃疡边缘活检病理证实为低分化胃癌。上腹部 CT 检查没有发现淋巴结转移，及时进行远端胃大部切除根治术＋预防性化疗 6 疗程。1 年后复查患者状况良好，无肿瘤复发。

第一节　如何获得临床研究问题

这是一例常见病临床处理。针对该患者和同类患者，仍然有很多争议，这也是医学研究的问题来源。如该患者为什么会发生胃癌（肿瘤病因问题一直是我们探索的问题）？是否与幽门螺杆菌感染有关？类似的患者，是否都需要检查幽门螺杆菌并接受根除幽门螺杆菌治疗？针对这一常见病和多发病，我们可以进行很多相关的研究。如何从临床问题中获得有意义、具有探索性或者证据性的研究课题，即形成科学问题。

一、明确临床问题

1. 阅读文献查阅相关背景资料　自 1983 年发现幽门螺杆菌以来，幽门螺杆菌与临床疾病的关系成为临床研究的热点。临床和基础研究证据已经明确，幽门螺杆菌是慢性胃炎的主要病因，在消化性溃疡的发病中具有重要的作用。根除幽门螺杆菌治疗溃疡并预防复发已成为消化性溃疡的首选和规范治疗。中国人群中 50% 感染幽门螺杆菌，同时也是胃癌高发人群，幽门螺杆菌感染是否与胃癌有关、有多大关系是广泛被关注的问题。

2. 其他研究证据提示的临床问题思路　炎症与肿瘤之间的联系一向密切。慢性胃炎 - 萎缩 - 肠上皮化生 - 异型增生 - 胃癌是胃癌发生的假说之一。

病原微生物引起的炎症与肿瘤一直是我们探索的主题。如肝炎与肝癌，有大量证据表明两者之间的密切联系，宫颈炎与宫颈癌、炎症性肠病与结肠癌等。幽门螺杆菌感染是慢性胃炎的主要病因。幽门螺杆菌感染与胃癌之间的联系可能同样存在。

3. 基础研究证据　动物实验已建立了幽门螺杆菌感染致胃癌动物模型，幽门螺杆菌感染联合亚硝酸盐致胃癌前病变（胃黏膜上皮异形增生）和胃癌的证据更明显。

4. 已有的临床研究证据　流行病学调查显示，高感染幽门螺杆菌地区（如中国、日本等亚洲国家），胃癌发生率也高，而西方国家胃癌发生率低，伴随的现象是人群幽门螺杆菌感染率也低。

二、将临床问题转换成科学问题

针对上述临床问题，我们可以通过不同的临床研究来回答，这就需要将临床问题转换为科学问题。

转换思路 1：幽门螺杆菌与胃癌的关系。我们可以转换为这样的问题，幽门螺杆菌感染的人群，在经过若干年之后，发生胃癌的概率是否高于无幽门螺杆菌感染的人群？概率增高多少倍？这就需要前瞻性队列研究设计，通过幽门螺杆菌检测，将人群分为感染组和无感染组，观察若干年之后，分别检查两组人群胃癌的发生率，比较两组人群胃癌发生率高低。

尽管幽门螺杆菌检测及分组比较容易，但需要长期（5～10年）随访，在此过程中需控制未感染人群不会获得感染，已感染人群不接受根除幽门螺杆菌治疗，并需要不断通过胃镜检测评估研究对象是否发生胃癌。尽管这样的研究设计结论会非常有利于回答临床问题，但研究本身费时、费力，需要很大的投入。

知识点

将临床问题转化为科学问题：PICO

1. 患者和/或疾病状况（P），如胃癌。
2. 治疗干预或暴露（I），如幽门螺杆菌感染。
3. 比较（C），幽门螺杆菌感染组与非感染组。
4. 临床结局（O），有时候（如病因、生存分析等）时间因素也应考虑在内，胃癌、癌前病变，发生时间5～10年。

转换思路2：我们也可以转换为这样的问题，幽门螺杆菌感染人群接受根除治疗之后，与未接受根除治疗的患者相比，发生胃癌的概率是否下降？下降程度如何？这就需要随机对照临床试验设计，将幽门螺杆菌感染阳性人群随机分为两组，一组接受幽门螺杆菌根除治疗，一组不接受幽门螺杆菌根除治疗，最好设置无幽门螺杆菌感染的人群作为基础对照，经过长期（5～10年）随访，通过胃镜评估两组胃癌发生概率，并进行比较。

这样的研究设计（一种比较效果研究设计，先是RCT，然后队列研究长期随访）不仅需要随机对照临床试验设计，还需要随机化处理后通过幽门螺杆菌感染检测重新分组，建立两个队列，然后进行5～10年随访，不仅费时、费力，大量人群接受根除幽门螺杆菌治疗还可能产生不良事件，也影响患者接受程度和依从性，因此需要更大投入。如何选一个更可行的研究进行幽门螺杆菌与胃癌关系的初步评价呢？

转换思路3：我们同样可以转换为这样的问题，与非胃癌患者相比，胃癌患者幽门螺杆菌感染的比例是否较高？这样我们就可以先设计一个花费少、耗时短的病例对照研究。追溯胃癌患者5年或者10年前是否存在幽门螺杆菌感染，感染的比例是多少，同时选择合适的非胃癌人群作为对照，同样方法追溯5年或者10年前是否存在幽门螺杆菌感染，比较胃癌组与对照组之间幽门螺杆菌感染比例的差别。

知识点

病例对照研究设计思想

病例对照研究（case-control study）系回顾性研究的一种，对一组患有某种疾病的患者，回顾追溯可能引起该病的因素，并通过与未患有该病的人群进行比较，评估暴露因素是否与疾病有关。在研究开始时，鉴别患病与未患病人员，并收集信息及时回顾以鉴别潜在暴露因素至关重要。

病例对照研究的基本原理是以现在确诊的患有某特定疾病的患者作为病例，以不患有该病但具有可比性的个体作为对照，通过询问、实验室检查或复查病史，搜集既往各种可能的危险因素暴露史，测量并比较病例组与对照组中各因素的暴露比例，经统计学检验，若两组差别有意义，则可认为因素与疾病之间存在着统计学上的关联。在评估了各种偏倚对研究结果的影响之后，再借助病因推断技术，推断出某个或某些暴露因素是疾病的危险因素，从而达到探索和检验疾病病因假说的目的。

一般的策略是比较来自同一总体、具有代表性的病例组与非病例组间的潜在危险因素的频率或水平的高低。虽然病例对照方法有时用于常见病的研究，但对罕见病的病因学研究更有帮助。

知识点

病例对照研究与队列研究比较

与队列研究相比（图2-8-1），病例对照研究的特点在于：①研究在疾病发生后开始；②按发病与否分为病例组和对照组；③暴露测量是通过对研究对象过去暴露状态和程度的回顾；④结果已经发生，由果推因；⑤分析暴露与疾病的联系。

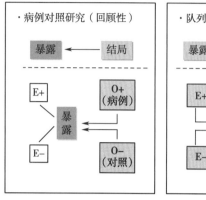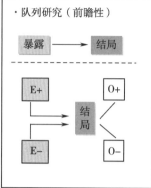

图 2-8-1 病例对照研究与队列研究设计比较

第二节 病例对照研究设计

一、研究目的

通过病例对照研究评估幽门螺杆菌感染与胃癌发生的关系。

二、研究假设

与非胃癌患者比较，胃癌患者幽门螺杆菌感染率更高。

三、病例选择

病例选择：①诊断明确的胃癌患者需要规定诊断手段与依据，如病理诊断、胃镜活检或者手术切除标本评价均可；淋巴结穿刺活检腺癌阳性标本是否纳入存在争议，因为有可能是其他来源的转移癌，除非免疫组织化学及临床其他证据如增强 CT 等支持胃癌诊断；需要排除其他恶性肿瘤。②胃癌患者的来源包括综合医院或者专科医院患者、社区患者，他们代表了两种不同的人群，前者带有选择性，医院患者可能来自不同地域，结果可能带来选择偏倚，后者带有普遍性，但获得全部患者或者从全部患者中抽样有一定难度，获得他们的完整信息困难更大，人为选择获得完整信息的患者同样带来选择偏倚，因此，获得完整资料是选择病例的一项依据，权衡选择偏倚也是选择的一项依据。③确定来源之后，胃癌患者的具体入选标准和排除标准是第二个问题，是否包括一段时间内的全部患者，是否限制患者地区，是否限制年龄与性别，是否包括不同胃癌部位、不同病理类型、不同病理分期的患者，手术、化疗等治疗措施的使用是否影响入选。④纳入胃癌患者的时间需要规定，何时开始，何时结束，持续多久，入选时间是否以确诊时间为依据。

病例选择 1：拟在社区人群中开展一项幽门螺杆菌感染与胃癌的病例对照研究，我们需要有一个完整的胃癌登记系统，并记录完整患者资料。同时还能够从这一系统获得患者之前暴露的幽门螺杆菌感染资料。如已知有一个 60 年代开始的随访队列，共纳入 10 万多例人群，保留了人群纳入当时的一般资料、血清标本、跟踪随访资料，包括是否发生胃癌。入选标准为从纳入随访到研究开始前首次诊断为胃癌患者。考虑到胃癌患者可能较多，可从其中按样本量随机抽取需要的胃癌病例数。排除标准包括不能获得血清样本的患者，重新评估患者病理组织学标本不能确定胃癌诊断的患者。

病例选择 2：拟在医院就诊人群中开展一项幽门螺杆菌感染与胃癌的病例对照研究，采用医院住院患者信息系统（既往住院胃癌患者为纳入研究对象），或者内镜检查患者信息系统（既往经胃镜检查和病理活检明确诊断为胃癌患者为纳入研究对象）。我们同时需要得到患者幽门螺杆菌暴露资料。根据需要的样本量，在规定的一段时间内在三级医院收集已诊断的胃癌病例。入选标准为行手术及病理诊断的新发胃癌病例，年龄 30 岁以上（幽门螺杆菌感染致胃癌发生需要一定时间，尽可能排除与遗传、化学接触等相关的因素）。排除标准包括：不能获得组织学标本的患者（我们采用组织学方法评估暴露因素，血清学 ELISA 方法检测抗体亦可，但需要病例组与对照组一致），残胃癌患者。

知识点

病例组来源与选择

病例来源可以是社区居民中的某病患者（基于人群），也可以是在医院就诊的患者（基于医院）。选择的病例首先要力求符合公认的诊断标准，保证病例的诊断准确无误，有时甚至要求疾病的病理分型也相同。对诊断有疑问的患者不应纳入病例组中。在选取病例时，尽可能选取病因学上同源的一组个体。病例一般可分为 3 种类型，即发病病例、患病病例和死亡病例。在病例对照研究中，研究危险因素的设计应该选择发病病例，研究预后因素的设计可能选择患病病例或者死亡病例。发病病例有患病病例和死亡病例所不具备的优点：①发病时间更接近于病因暴露时间，病例能更好地回忆自己的有关经历和暴露史，并且容易得到就近的病历资料、职业暴露或其他记录；②发病病例能自己回答问题，比死亡病例靠亲友、家属回答要准确得多；③发病病例刚被确诊就接受调查，尚未受到各种生存因素的影响，而患病病例是以往确诊的大批发病病例中的幸存者，如果某种因素对生存有影响的话，则可能导致错误的结论；④如果发病病例收集完全的话，我们可以得到某种疾病的发病率。在选择病例时，所选病例对目标人群应有较好的代表性，应包括轻重各型病例。

四、对照的选择

对照选择：①非胃癌患者；②根据社区胃癌患者或者医院胃癌患者来源选择对照，对照的选择需要与病例来源一致；③无论医院内胃癌患者或者社区胃癌患者，采用性别、年龄等因素配对作为对照更合理，对医院胃癌患者，由于存在人群选择，同时采用医院对照和人群对照有时更合理；④对照选择时，同样需要有入选标准和排除标准，特别需要强调的是，消化性溃疡患者幽门螺杆菌感染率非常高，因为幽门螺杆菌感染在消化性溃疡发病中起重要作用，选择胃癌研究的对照人群时应该排除此类患者。

对照选择 1：社区人群研究，对照来源全体人群，成组对照采用随机抽样更加合理。在社区人群研究中，更适合选择 1:1 配对或者 1:2 配对的对照。对照的入选标准包括：与病例组按性别、年龄、种族配对。排除标准包括：一般资料缺乏，不能获得足够的保留血清标本进行幽门螺杆菌抗体检测，胃切除后患者。

对照选择 2：在医院人群研究中，1:1 配对或者 1:2 配对的对照可以选择同时接受胃镜检查但没有胃癌患者，并以性别、年龄配对。也可以增加与胃癌来源相同的一般人群的配对对照，但非胃癌的确认及暴露因素的检测常常存在问题。对照入选标准包括：性别、年龄配对（如果不能找到合适的对照，年龄可以规定相差不超过 1 岁），胃镜检查在同一天（如果不能找到合适的对照，胃镜检查时间可以规定在前一天或者后一天）。排除标准包括：不能获得组织学标本，已行胃大部切除术后，胃镜诊断消化性溃疡患者。

知识点

对照组来源与选择

与病例组相比，对照组的限定、选择和招募更困难。理想的对照组可能并不存在，病例对照研究最普遍的问题就是对照组存在潜在偏倚。应该依照入选和排除标准规范，像选择病例组一样，从一个明确定义的群体中选择对照组，并保证这些对照组无疾病。对照组原则上应与病例组有同一来源，即来自同一地区、同一社区中未患所研究疾病的居民（人群对照），或同一医院中未患所研究疾病的其他患者或健康体检者（医院对照）。当病例来源于某个人群时，选取一般人群对照可以保证与病例组高度可比，使研究结果有较高的普遍性。但这种人群对照所花费人力、物力较大，所选中的个体常常不予合作或不易找到,应答情况比其他类型的对照差。选取医院患者作对照时,通常较为可靠,他们有充裕的空闲时间并且能够合作。选择医院患者作对照时,还可以使病例和对照组间决定住院的因素相似。医院对照的一个严重缺陷,就是对照可能因为某个与病因学特征有关的条件而有选择性地入院(如本案例中消化性溃疡病例入院,同样与幽门螺杆菌感染有关,应该排除此类对照),并且这种选择性倾向和病例是不同的,就会产生偏倚。医院对照还可能因病种不同,对照和病例回忆时的思维内容也不相同,例如肺癌患者可能更注重于回忆其吸烟史等,而胃癌患者可能更注重回忆其饮食方面的变化。对于某项具体的病例对照研究,是选择人群对照,还是选择医院对照,不能一概而论,要根据研究的具体情况,如病例的来源、性质、选择个体的方法等而定。

知识点

选择多对照

缺少完美对照组的解决方法之一就是使用多类型对照。比如在医院选取研究对象时,可以从同一医院选取一个对照组,再从一般人群(如邻居)中选择另一个对照组,这两个对照组对于同一病例是"相邻"关系。这一做法在方法学上是先进的,因为它可以通过其他对照组来最小化组内偏倚,反之亦然。它们之间关联度的估计可以在两组中分别进行,如果两组对照中发现相似的关联度则结论将进一步得到论证。

知识点

配对

如果已知年龄、性别或者特殊的危险因素(如吸烟)和研究疾病相关,可以在每个人中准确的测量,并且研究目的是探索潜在病因时,对照组可以用这些因素来配对。在某一因素上将病例组和对照组配对是为了消除这种因素的混杂。然而需认识到一旦将某一因素进行配对,就不能对其进行分析,因为对于这一因素病例组和对照组在设计时是相同的。此外,匹配对照组的难度也随着需要匹配的因子数量增加而加大。配对还可能使得分析更加复杂,因为分析方法必须将配对抽样过程考虑进去。一般来说,如果无法确定某一特定因素与疾病病因学的相关性,比较好的办法是不用它来配对,但在收集资料时详细记录这一因素,并在分析时考虑平衡。如果有多个对照组,其中一个可以配对,其他的可不配对。

配对的条件或变量应该是与疾病无直接关系的因素。如果配对变量中包括了疾病的危险因素或病因,就不能正确分析该因素与疾病的关系。常用的配对变量有年龄、性别、入院日期、血型、收入水平、文化教育水平等。具体某项研究的配对条件应视具体情况而定,但配对条件或变量不宜太多,否则将给对照的选择带来困难。病例与对照的配对比例一般可为1:1、1:2、1:3,最多不宜超过1:4。

五、样本量的计算

样本量计算有公式法、查表法和估计法。但估计样本含量之前,必须明确一些参数:①对照组的暴露率 P_0,本案例中为一般人群幽门螺杆菌感染率。P_0 可以通过查阅文献或小规模的预调查得到,如西方国家在20%~30%,我国约为50%。②相对危险度(relative risk,RR)指暴露于某因素的人群中某病的发病率或死亡率与无暴露人群中的某病发病率或死亡率之比,病例对照研究不能直接计算 RR 值,只能用比数比(OR)来近似估计,OR 值也可以通过查阅文献或预调查获得。另一种替代 OR 值的指标为病例组的暴露率。③α值,即所希望达到的检验显著性水平,也就是第一类错误(假阳性错误)的概率,一般取 0.05 或 0.01。④把握度

（$1-\beta$），β 为第二类错误（假阴性错误）的概率，$1-\beta$ 即发现这种关系有多大把握度，一般取 0.90，也就是 β 值取 0.10。

根据计算，本研究案例样本量的估计值为 200 对。

六、结果（暴露）的测量

本研究案例中的暴露为幽门螺杆菌感染。幽门螺杆菌感染有多种检测方法，可以同时反映现症感染或者既往感染。对本研究来说，这一点并不重要，一方面本研究的病因或者危险因素，幽门螺杆菌感染致胃癌需要很长时间，我们更希望了解以往感染资料；另一方面幽门螺杆菌感染后，除治疗外很少自愈，现症感染某种程度上能反映既往感染。病例组和对照组暴露测量可以采用相同的方法，案例 1 采用保留血清 ELISA 方法检测幽门螺杆菌抗体，案例 2 采用保留胃黏膜标本进行病理 Giemsa 染色。需要明确的是，在病例和对照选择时就需要考虑能否获得相应的血清或组织，尤其是对照组人群，如果配对病例与对照组的任何一个研究对象不能获得相应血清或组织，都将成为无效病例。

知识点

暴露因素测量

暴露因素的测量对于评价病例对照研究的优劣至关重要，最安全的方法是采用疾病发生前采集的完整、准确的信息记录。如药物相关研究的用药记录，外科手术并发症研究的手术记录，生物标志物研究储存的血清学标本。但有些重要的暴露因素测量却只能通过现场询问患病者和未患病者获得，这些因素包括运动量、饮食、生活方式、非处方药使用情况等。然而，通过患者回忆了解这些情况，则可能产生回忆偏倚。

在病例对照研究中，暴露因素可以单个，也可以多个，即多因素暴露，如同一种暴露因素的不同剂量，一种疾病的多种早期症状等。

和其他观察性研究设计一样，无论是病例组还是对照组，待测因素和观测结局都应当是特定一致的，且要使用相同的方法。在研究过程中，病例组和对照组测量技术的真实性和重复性都需要评估。

病例对照研究的一个重要标准是病例组和对照组的信息收集采取相同的手段。调查者或资料收集者必须接受一定的训练，询问问题时不要在意疾病状态，对阳性或阴性回答的反应都要一致。这一操作有点困难，比如，了解研究假设的调查者或资料收集者可能会有意识地从病例组中寻找暴露信息，被调查者往往可能产生回忆偏倚。病例组和对照组的医疗记录信息的水平可能会不同，比如，如果临床医生怀疑某个疾病可能存在，他们可能会更仔细地寻找相关因素。总的来说，为了评估可能的病因，必须选择用同样的方法收集来的病例组和对照组的信息。

知识点

暴露时间

从暴露到发病的时间也是评估暴露与结局之间联系的重要因素，在收集暴露信息时，应该同时考虑暴露的出现与持续时间，并保持病例组和对照组均衡可比。

七、预期结果

胃癌组幽门螺杆菌感染率高于非胃癌组幽门螺杆菌感染率，差异有统计学意义；对胃癌发生部位（非贲门区与贲门区）、不同病理类型（腺癌与非腺癌）等因素进一步分层分析，显示非贲门区胃癌、腺癌患者幽门螺杆菌感染率可能高于对照组。

在病例对照研究中，研究结果以"2×2"表格表示，其中行代表暴露情况，列代表病例和对照情况（表 2-8-1）。a 代表病例组的暴露例数，b 代表对照组的暴露例数，$a+b$ 代表所有暴露例数，列总和 $a+c$ 和

$b+d$ 分别代表所有病例组和对照组例数，比较病例组暴露比例 $a/(a+c)$，和对照组的暴露比例 $b/(b+d)$。可以用自由度为 1 的卡方检验比较这两个构成比。病例组和对照组的均数或连续变量可以通过 t 检验或非正态变量的非参数检验来比较。

表 2-8-1　病例对照研究结果 2×2 表

暴露	患病数	未患病数	合计
是	a	b	$a+b$
否	c	d	$c+d$
合计	$a+c$	$b+d$	N

知识点

比数比

比值（odds）与可能性有关，比值定义为发生某件事的次数和未发生某件事次数之比，如比值 $=P/(1-P)$。如一匹马赢一个比赛的可能性为 50%，那么它赢的比值为 1:1；可能性为 25%，则赢的比值为 1:3，不赢的比值为 3:1。

如果某人有某个特征或暴露因素的可能性为 $a/(a+c)$，根据表 2-8-1 得出暴露比值为 $[a/(a+c)]/[c/(a+c)]$，这个值等于 a/c。同样的，对于一个非患病的人暴露比值是 b/d。比较患病者和非患病者的暴露比值即比数比（odds ratio, OR），在表 2-8-1 中指的是 $(a/c)/(b/d)$ 或 ad/bc。比数比被广泛用于各种病因学研究，因为它在病例对照研究中是一个有效的相关度指标。同时评估多个暴露因素的比数比或者平衡其他因素影响时，可以用 logistic 回归方法分析。由于在病例对照研究中我们已经确定了病例组和对照组的数量，因此我们不能评估研究中某个疾病的绝对危险度。在病例对照研究中，我们经常会设定病例组和对照组样本量一致，即 1:1 配对，因此在我们的样本中病例组的比例（1/2）不可能代表研究总体中患该疾病的风险。

第三节　研究报告与问题分析

病例对照研究的报告包括研究背景与目的、方法、结果、讨论与结论四个方面。讨论对研究设计、可能存在的偏倚及对可能影响结论的因素进行恰当的分析。

研究案例 1

PARSONNET J, FRIEDMAN G D, VANDERSTEEN D P, et al. Helicobacter pylori infection and the risk of gastric carcinoma. NEJM, 1991, 325 (16): 1127-1131.

1. 目的　已有研究证实幽门螺杆菌感染与胃腺癌的癌前疾病——慢性萎缩性胃炎相关，本研究目的是采用病例对照研究来探索幽门螺杆菌感染是否增加胃癌的发生风险。

2. 方法　人群选择 19 世纪 60 年代中期开始的一个健康维护组织的随访队列，共 128 992 人。186 名胃腺癌患者被选为病例组，另外 186 名经过年龄、性别、种族等匹配的未患胃腺癌者作为对照组。采用 ELISA 方法检测初期储存血清学标本中的抗幽门螺杆菌 IgG 抗体。在人群招募时已进行了问卷调查，记录吸烟史、血型、胃溃疡史、胃部手术史等。

3. 结果　开始收集血清学标本至胃癌发生平均时间为 14.2 年。排除胃食管交界处肿瘤，病例组 109 例确诊为胃腺癌，其中 84% 既往有幽门螺杆菌感染，对照组仅 61% 既往有幽门螺杆菌感染（$OR=3.6$，95%CI 1.8～7.3）。而幽门螺杆菌感染与食管胃交界处肿瘤及胃贲门部肿瘤都无关。分层分析显示，女性和黑色人种人群的胃癌发生与幽门螺杆菌感染相关性更加密切，OR 值分别为 18 和 9。对其他暴露因素的进一步分析显示，胃部手术史与胃癌的发生独立相关（$OR=17$，$P=0.03$），而胃溃疡史与胃癌发生负相关（$OR=0.2$，$P=0.02$）。血型和吸烟史均未发现会增加胃癌的发生风险。

4. 结论　幽门螺杆菌感染与胃癌发生风险增加有关，可能是胃癌发生的共同致病因子。

5. 评价　研究案例1采用了巢式病例对照研究，病例和对照都选择了一个随访队列，幽门螺杆菌血清和患者信息资料都来源于人群招募时，即在胃癌发生前（平均14.2年），克服了暴露时间与结果发生间隔时间可能导致的问题。

知识点

巢式病例对照研究

巢式病例对照研究（nested case-control study）集中了病例对照研究和队列研究的优点。

首先，按照队列研究的方式进行。选择一个人群，收集基线资料，同时采集研究所需的生物学标志的组织或体液标本储存备用，然后开始随访，记录各种临床结果，或者研究者关注的临床结果。

其次，将这个队列中产生的病例作为病例组，按病例进入队列的时间、疾病出现的时间与性别、年龄等作为匹配条件，从该队列中选择1个或数个非病例作对照，同时抽取病例与对照的基线资料并检测收集的标本。

最后，资料的处理与分析按匹配病例对照研究进行。

研究案例2

陈世耀，王吉耀. 幽门螺杆菌感染与胃癌的一项病例对照研究. 胃肠病学和肝病学杂志，1998，7（3）：227-229.

1. 目的　幽门螺杆菌是慢性胃炎的主要致病因子，在消化性溃疡的发生中起重要作用。根据慢性胃炎-腺体萎缩-肠上皮化生-异型增生-胃癌发生学说，幽门螺杆菌在胃癌发生中的作用受到了人们重视。本研究目的是探讨幽门螺杆菌感染与胃癌发生的关系。

2. 方法　采用配对病例对照研究方法。自1994年1月至1995年12月中山医院共11 000例患者进行胃镜检查，其中136例确诊为胃癌，组成病例组。性别相同，年龄相差在5岁内，相同或相近检查日期的胃炎患者作为对照组。幽门螺杆菌检测采用快速尿素酶法和病理染色相结合，幽门螺杆菌感染的诊断标准是两种检测方法中任一阳性即定为阳性，两者均阴性定为阴性。统计方法采用Mantel-Haenszel卡方检验。

3. 结果　总的胃癌检出率为1.24%（136/11 000）。按照肿瘤生长部位来看，胃窦、胃体、贲门部所占比例分别为46.3%、34.6%、15.4%；按照肿瘤的病理类型来看，腺癌的比例最高（88例，64.7%）。病例组的幽门螺杆菌感染率（74.3%）明显高于对照组（57.4%，$OR=2.35$，95%CI 1.33～4.15）。考虑到肿瘤发生部位及类型的影响，非贲门部肿瘤患者幽门螺杆菌感染率（89/115，77.3%）明显高于对照组（$OR=3$，95%CI 1.56～5.77），而贲门部肿瘤的幽门螺杆菌感染率（12/21，57.1%）与对照组无明显差别（$OR=0.5$，95%CI 0.09～2.73）。腺癌患者的幽门螺杆菌感染率（66/88，75.0%）明显高于对照组（$OR=2.42$，95%CI 1.23～4.47），而非腺癌患者的幽门螺杆菌感染率（33/48，68.6%）与对照组无差别（$OR=2.67$，95%CI 0.71～10.05）。

4. 结论　胃癌中非贲门部腺癌的发生与幽门螺杆菌感染有关。

5. 评价　研究案例2来源于医院，可能存在的问题：①胃癌案例来源非常容易获取，尤其在中国，因此可能存在选择偏倚，案例不能代表一般人群来源的胃癌，如国内大多数是早期胃癌、晚期胃癌，或有手术指征的胃癌，取决于该医院收治胃癌的患者状况。解决的办法是尽可能纳入全部入院或者接诊的新发胃癌，联合多家医院选择不同来源的胃癌患者作为病例组。②对照来源于医院也可能存在偏倚，尤其对照选择了接受胃镜检查的患者，这些人群幽门螺杆菌感染率可能高于一般人群，从而低估了研究结果，可以采取医院和社区人群分别对照的方法。③暴露测量，无论通过呼气试验或者血清学检测，都只能反映患者住院当时幽门螺杆菌感染状况，尽管幽门螺杆菌感染在未行治疗的人群中是持续存在的，但我们仍然不清楚病例组或者对照组何时感染幽门螺杆菌，而两组感染时间到胃癌发生时间的不同可能影响结果。

知识点

偏倚及其控制

　　混杂偏倚(bias)是指在病例对照研究中,由于一个或多个潜在的混杂因素的影响,掩盖或夸大了研究因素与疾病(或事件)之间的联系,从而使两者之间的真正联系被错误地估计。控制方法有匹配法,分层分析方法,多因素分析方法。

　　患病率或发病率偏倚是一种特殊的偏倚。对于极早暴露的病例,研究者的近期观察往往观察不到短期的或致命性不良事件。从这一方面来说,估计病例的发病年龄、病情持续时间或严重程度对研究都是有用的。

　　成员偏倚是指该组成员的健康程度与总体水平有系统上的差别。这是就业或流动人口特有的问题,常被称为"健康就业工人"或"健康外来人员"效应。可以通过从相同的就业工人或流动人口人群中抽取对照组进行控制,但是研究结果要推广到整个人群中可能就会受限了。

　　在数据收集阶段可能发生其他的重要偏倚,包括诊断偏倚、暴露偏倚、回忆偏倚和家庭信息偏倚。

　　技巧:病例对照研究的三个重要标准可以最大限度地减少潜在偏倚。第一个标准是选取的病例要能代表患有该疾病的所有患者。当使用医院病例的时候,这一点可能较困难。这是由于三级医院的患者通常与在一、二医院治疗或不去医院治疗的患者差别较大。第二个标准是对照组要能代表没有发生该疾病的一般健康人群。一个相对简单但有潜在问题的途径是从人群中随机选择,然后剔除个别纳入的患病个体。另一个方法是用多组对照来避免一系列问题。第三个标准是病例组和对照组的信息收集采取相同的手段。

第四节　临床问题的回答

　　继病例对照研究显示幽门螺杆菌感染与胃癌相关之后,更多研究设计证明了幽门螺杆菌感染与胃癌之间的关系。

　　队列研究文献显示,幽门螺杆菌感染组5~10年后胃癌发生率明显高于无幽门螺杆菌感染组。

　　预防性随机对照临床研究文献显示,根除幽门螺杆菌感染,随访7.8年后,胃癌发生率与未根除幽门螺杆菌感染相比明显下降。

　　治疗性随机对照临床试验文献显示,早期胃癌,无论内镜下切除,或者手术切除后,根除幽门螺杆菌感染组胃癌复发率或异时性胃癌发生率明显低于未根除幽门螺杆菌感染的患者。

　　至此,幽门螺杆菌感染作为胃癌重要的致病因素得到了临床研究的确认。

第五节　病例对照研究的其他应用

　　病例对照研究可以同时研究多个暴露因素,分别评估其 *OR* 值,评估相互作用与影响。病例对照研究方法可以用来调查某些急性病暴发的原因,还可以用于评估疾病预后因素。

第六节　文献阅读与评价

研究案例1

SELBY JV1, FRIEDMAN GD, QUESENBERRY CP JR, et al. A case-control study of screening sigmoidoscopy and mortality from colorectal cancer. N Engl J Med, 1992, 326(10): 653-657.

　　1. 目的　乙状结肠镜筛查对于降低结直肠癌死亡率的效应尚不清楚。一项随机对照试验可能较好地解决这一问题,但实施较困难。病例对照研究也是估计这种效应的方法之一。

2. 方法 数据来自于凯撒医疗机构 1971—1988 年间死于直肠癌或远端结肠癌的 261 名患者。分别分析病例组和以往年龄、性别匹配的 868 名对照组,病例组数据来自于在癌症诊断前 10 年乙状结肠镜筛查情况。

3. 结果 病例组仅 8.8% 接受了乙状结肠镜筛查,而对照组为 24.2%($OR=0.3$,$95\%CI$ 0.19~0.48)。校正潜在混杂因素后 OR 值为 0.41($95\%CI$ 0.25~0.69)。最近一次结肠镜检查间隔 9~10 年或更近,与这种负相关一致。同样,在乙状结肠镜筛选到达以上部位的 268 名结肠癌患者与 268 名对照相比,校正 OR 值为 0.96($95\%CI$ 0.61~1.50)。即使有测量混杂因素存在,乙状结肠镜检查范围内的结肠癌风险与乙状结肠镜筛查呈特异负相关。

4. 结论 乙状结肠镜筛选可以降低直肠至末端结肠癌症的风险。10 年一次或间隔时间更短的筛选效应可能一致。

5. 评价 这个研究的临床问题是,乙状结肠镜在无症状人群中的筛查对于癌症和息肉检出有较高的灵敏度,但是它是否能降低死亡率,却无相关的对照数据。因此本研究旨在探讨乙状结肠筛查是否能降低结直肠癌死亡率。考虑到随机对照研究的复杂、耗时等,本研究采用了病例对照研究的方法。病例组选择了 261 名结直肠癌患者,且死亡原因为结直肠癌,这些患者癌症部位位于直肠或乙状结肠(或距肛缘 20cm 以下),可以被乙状结肠镜诊断。对照人群来自参加同一个医疗健康计划的人群,匹配因素包括年龄、性别、进入健康计划时间等,配对比例约 1:4。信息主要来自既往的医疗记录。除了查阅乙状结肠镜筛查情况外,另外收集了可能影响乙状结肠镜检查次数的其他混杂因素,包括息肉史、家族性肿瘤史、溃疡性结肠炎病史等。

研究案例 2

ROBERTSON D J, LARSSON H, FRIIS S, et al. Proton pump inhibitor use and risk of colorectal cancer: a population-based, case-control study. Gastroenterology, 2007, 133(3): 755-760.

1. 背景和目的 质子泵抑制剂(PPI)与血清中促胃液素水平升高有关,而高促胃液素血症可能会引起结直肠黏膜增生,与结直肠癌风险有关,所以进行了一项以大型人群为基础(丹麦)的病例对照研究来探讨 PPI 是否与结直肠癌的发生有关。

2. 方法 病例组来源于 1989—2005 年丹麦国家医院出院登记系统中的结直肠癌患者,对照来自丹麦公民登记系统,比例为 1:10,经年龄和性别匹配。根据处方来确定 PPI 使用情况。

3. 结果 最终确定了病例组 5 589 例,对照组 55 890 例。对于从不或极少使用 PPI 药物的患者(观察时间内一共 <30 片),结直肠癌风险不增加(校正 $OR=1.11$,$95\%CI$ 0.97~1.27)。对于频繁使用 PPI 患者(多于隔天使用),不管是短期使用($OR=1.07$,$95\%CI$ 0.86~1.34)还是长期使用(>7 年,$OR=1.09$,$95\%CI$ 0.58~2.06),结直肠癌风险均未增加。

4. 结论 PPI 药物使用不增加结直肠癌风险。

5. 评价 这是一项大型病例对照研究。临床问题是 PPI 药物是否增加结直肠癌发生风险。病例组选取的是 1989—2005 年出院登记系统中登记的首次确诊结直肠癌患者。对照组选择人群对照。

研究案例 3

LEDINGHEN D V, HERESBACH D, FOURDAN O, et al. Anti-inflammatory drugs and variceal bleeding: A case-control study. Gut, 1999, 44(2): 270-273.

1. 目的 非甾体类消炎药(NSAID)有严重的消化道副作用,可能引起消化性溃疡出血。急性食管静脉曲张破裂出血是肝硬化的一个主要并发症。采用病例对照研究的方法研究 NSAID 是否对肝硬化食管胃静脉破裂曲张首次出血存在影响。

2. 方法 预先设计调查表调查 125 名肝硬化食管 - 胃底静脉曲张破裂出血患者及 75 名肝硬化食管 - 胃底静脉曲张但未出血的患者。

3．结果　因门静脉高压出血住院的肝硬化患者与未出血者相比，1周前使用 NSAID 的比例分别为 31/125（25%）和 8/75（11%），*OR* 为 2.8，*P* = 0.016。病例组（21/125，17%）单独使用阿司匹林或联合使用其他 NSAID 的比例也高于对照组（3/75，4%，*OR* = 4.9，*P* = 0.007）。logistic 回归分析显示，NSAID 使用（*P* = 0.022，*OR* = 2.9，95%*CI* 1.8～4.7）和曲张静脉的直径（*P* < 0.001，*OR* = 4.0，95%*CI* 1.4～11.5）是静脉曲张破裂出血的独立危险因素。

4．结论　阿司匹林单独或联合其他 NSAID 使用，与肝硬化静脉曲张破裂首次出血相关。考虑到出血并发症的凶险，使用 NSAID 时需权衡这种出血风险。没有证据表明单独使用非阿司匹林的 NSAID 与静脉曲张破裂出血的相关性。

5．评价　本研究的临床问题是 NSAID 药物是否与肝硬化食管 - 胃底静脉曲张破裂首次出血相关，采用了病例对照研究。病例组选取因肝硬化门静脉高压首次出血的患者，所有患者在入院 12 小时内接受急诊内镜检查。对照组为医院对照，选择同期入院的，经年龄、性别匹配的肝硬化患者，且内镜检查发现存在食管 - 胃底静脉曲张，但排除有出血史。信息采集采用问卷调查的方式，由一位经专业训练的医师完成。病例组和对照组基线匹配一致。

（陈世耀）

第九章　诊断性试验评价研究

临床案例

患者男性，42 岁，因"口干、多饮和多尿"就诊，无多食、体重明显下降。查体：BMI 37.4kg/m², 腹型肥胖体型，血压 140/94mmHg。血生化检查发现空腹血糖 6.9mmol/L, 糖化血红蛋白 6.6%。

第一节　如何获得临床研究问题

随着全球经济的飞速发展和人类老龄化问题的日益加重，糖尿病逐渐成为危害人类生活质量和寿命的重要健康问题。糖尿病诊断依据血浆葡萄糖水平的测定确定。糖尿病诊断标准的设定基于对糖尿病并发症的估计。评价血糖水平和糖尿病并发症的重点是糖尿病视网膜病变。大量的循证医学证据为制定糖尿病诊断标准提供了依据。虽然当空腹血糖≥7.0mmol/L、随机或餐后 2 小时血糖≥11.1mmol/L 的患者经过重复血糖验证可以被诊断，但是对于血糖偏高未达到诊断标准，而临床上伴有或不伴有相关临床表现的患者，需要通过 2 小时口服葡萄糖耐量试验（OGTT）来诊断是否患有糖尿病。2 小时 OGTT 是诊断糖尿病的金标准，具有重要的临床价值。但是 OGTT 操作的复杂性限制了其在临床上的应用，特别不适合用于糖尿病患者的筛查。

糖化血红蛋白是机体循环中红细胞内的血红蛋白与葡萄糖结合的产物，葡萄糖和血红蛋白结合生成糖化血红蛋白是不可逆反应，并与血糖浓度成正比。糖化血红蛋白通常可以反映患者近 8～12 周的血糖控制情况。糖化血红蛋白不受抽血时间、是否空腹、是否使用胰岛素等因素影响，因此糖化血红蛋白是国际公认的糖尿病监控"金标准"。糖化血红蛋白水平稳定，测定简单易行，该指标是否能够替代 OGTT 作为诊断糖尿病的指标呢？

该患者中年男性，因出现轻度多饮、多尿的症状就诊，查体发现有腹型肥胖和血压升高，实验室检查空腹血糖超过正常 6.1mmol/L，但未达到糖尿病 7mmol/L 的诊断标准，而且未测定餐后 2 小时血糖，未行 75g OGTT 这一诊断糖尿病的金标准。患者糖化血红蛋白超过正常，是否能诊断糖尿病？由于 OGTT 试验需要口服葡萄糖溶液，并且需要 2 小时试验过程，多次抽血，临床上对于是否能够用糖化血红蛋白这一较为稳定的指标间接反映血糖水平的指标作为诊断标准还有争议。针对这一发病率接近 10% 的最常见的内分泌代谢疾病，我们可以进行相关的临床研究，形成科学问题：中国人群中，糖化血红蛋白水平是否能够作为糖尿病诊断标准？糖化血红蛋白作为诊断指标的正常界值是多少？

> 知识点
>
> 1. 诊断性试验　诊断性试验（diagnostic test）是对疾病进行诊断的试验方法，广义的诊断试验既包括病史、查体等临床资料，也包括各种实验室检查、影像学检查和特殊器械检查结果。
>
> 2. 金标准　金标准（gold standard）即标准诊断（standard diagnostic test），是指当前临床医生公认的诊断该疾病最可靠、准确的方法。拟评价或研究的诊断性试验在诊断疾病中的价值必须以金标准为根据进行"患病"或"无病"的判断。金标准不仅包括病理诊断，还有手术发现、影像学检查和公认的临床诊断标准等。
>
> 3. 受试者工作特征曲线　受试者工作特征曲线（receiver operator characteristic curve, ROC）是诊

断性试验中常用于诊断界值判断的方法，同时也能够比较两种诊断性试验的诊断价值。制图时以诊断试验的灵敏度（真阳性率）作为纵坐标，1－特异度（假阳性率）为横坐标，根据分层或分组测定的数据计算灵敏度和1－特异度，分别在坐标上标出相应的点，最后描绘曲线。曲线上距离坐标图左上角最近的一点即为正常值的最佳界值。比较不同诊断试验的ROC下面积可以用于判断不同诊断试验的价值。

4. Kappa值　分析计数资料时判断不同观察者间校正机遇一致率后观察一致率指标，即实际符合率和最大可能符合率之比。

5. 约登指数　约登指数（Youden index，YI）也称正确诊断指数，该指数常用来比较不同的诊断试验。YI＝（灵敏度＋特异度）－1，用以判断某项诊断试验正确诊断患病或无病的能力。

第二节　诊断试验研究的设计

诊断试验研究主要用于评价某种诊断方法（包括生化指标的测定、影像学检查、临床诊断标准等）的真实性、可靠性和临床应用价值，尤其是与疾病诊断的金标准相比。为保证研究科学性，研究设计更需要强调下面三个关键问题。

首先，诊断试验的研究需要确定金标准，被研究或评价的诊断试验必须和目前疾病诊断的金标准进行比较，才能应用相关指标来评价被研究的诊断试验的诊断价值。金标准，又称标准诊断，是当前临床医学界公认的诊断该病最可靠的诊断方法。常用的金标准：病理学标准、外科手术发现、特殊的影像诊断、长期临床随访结果、公认的综合临床诊断标准等。金标准是相对的，金标准的选择应结合临床具体情况决定，否则研究实施困难或者存在伦理问题。

其次，根据该诊断方法所针对的疾病及容易混淆的其他疾病，选择具有代表性的研究对象。研究对象要包括"无病"者和"患病"者，"无病"的对照组可以是无病的正常人，也可以选择在临床上和该病患者具有类似的症状、体征等需要鉴别诊断疾病的患者，而"患病组"除了选择典型的患者，还应当选择不同病情程度（轻、中和重）的患者，这样的诊断试验的结果更符合临床实际情况，具有更高的真实性和临床实用价值。

最后，所有受试者同时接受金标准检查和诊断试验检查，并实施盲法评估和比较诊断结果。所研究的诊断性试验应与金标准进行独立的盲法比较。所研究的诊断试验判断某人"患病"还是"无病"时，不能受金标准检查结果的影响；同理，在金标准检查及判断结果时，亦不可受该诊断试验结果的影响。因为在某些情况下了解金标准试验的结果往往会影响对被考核试验结果的解释。有时，当金标准检查结果模棱两可时，如果检查评定者知道新诊断试验的结果，则可能会导致倾向性偏倚。

结合本例临床科研问题，"糖化血红蛋白是否能够作为糖尿病的诊断标准"首先应该确定本案例研究中要采用的糖尿病诊断金标准。目前国际上公认美国糖尿病学会（ADA）的诊断标准，即空腹血糖、75g OGTT后2小时血糖。因此如果要评价糖化血红蛋白作为诊断试验诊断糖尿病的价值，需要用75g OGTT作为金标准。入选的研究对象应该包括不同病情程度的糖尿病患者和无糖尿病者，可以是正常人，也可以是临床上存在多饮、多尿、消瘦症状需要和糖尿病鉴别诊断的患者，如甲状腺功能亢进的患者、尿崩症患者等。由于糖尿病是发病率较高的慢性代谢性疾病，因此本案例研究的患者入组可以是在某医院的内分泌科门诊就诊的患者。也可以在某个社区进行该项研究，选择所有非已知糖尿病患者进行75g OGTT的检查和糖化血红蛋白的测定。75g OGTT的结果可以将受检对象分为糖尿病组、糖调节受损组（也称糖尿病前期，包括空腹血糖受损和糖耐量减低）、正常糖耐量组（非糖尿病组）。

有关糖化血红蛋白作为糖尿病诊断试验的研究已有发表。2011年美国印第安纳州的研究者Pinelli NR等开展了相关的临床研究。该研究的主要目的是评价阿拉伯裔美国人使用糖化血红蛋白这一指标诊断糖尿病的价值。因此研究者在美国阿拉伯裔居住的聚集区底特律随机抽取20～75岁的非妊娠期阿拉伯裔成人（对阿拉伯裔有明确的定义），并且排除了53例已患糖尿病和贫血（贫血状态可能对糖化血红蛋白的测定准确性产生影响）的研究对象。所有的研究对象均接受空腹取血，测定空腹血糖和糖化血红蛋白，然后进行标准75g OGTT试验。葡萄糖和糖化血红蛋白的测定均采用获得公认的标准测定方法。

在诊断试验评价的研究中，样本量的计算通常需要请医学统计专业人员帮助。按照估计总体率的样本含量估算方法,分别计算"患病"组样本量 n_1 和"未患病"组样本量 n_2。即根据被评价诊断试验的灵敏度和特异度,使用公式分别计算研究所需要的患者数和无病者数量。样本量的大小与特异度、灵敏度和显著性水平 α 及允许误差 δ 相关。通常取 $\alpha = 0.05$, $\delta = 0.05$ 或 0.1, $\mu_a = 1.96$。

$$n = \mu_a^2 p(1-p)/\delta^2$$

n 为样本量; p 为预期灵敏度或特异度。

例如:血清甲胎蛋白诊断肝癌的灵敏度约 50%,特异度约 75%,患者组和对照组各需要多少样本量?

$$n_1 = 1.96^2 \times 0.5 \times (1-0.5)/0.05^2 \approx 385$$
$$n_2 = 1.96^2 \times 0.75 \times (1-0.75)/0.05^2 \approx 289$$

即该诊断试验需肝癌患者 385 例,非肝癌患者 289 例。

第三节　诊断试验研究中正常参考界值的选择方法

临床医生可以通过诊断试验来判断患者的患病情况,因此需要设定试验结果的正常与异常界值,也称为参考值。由于诊断试验的结果通常在患者与无病者之间存在重叠和交叉,因此界值的确定会影响诊断试验的特异度和灵敏度等。

连续变量确定界值的方法有以下四种。①ROC:即受试者工作特征曲线,根据不同诊断试验的界值计算出一系列的灵敏度和特异度,以"1- 特异度"为横坐标,灵敏度为纵坐标,绘制出连续的曲线。ROC 下面积体现了诊断试验的准确性,曲线下面积越大,反映诊断试验的诊断效率越高。而 ROC 左上角的拐点是特异度和灵敏度最优点,通常被选定为诊断试验的界值点。②测量值正态分布:以 95% 的正常人测量值为正常区间,双侧常用"均数 ±1.96 标准差"表示。③百分位数法:诊断试验的测定值为偏态分布时,可采用百分位数界定正常与异常,双侧用 $P_{2.5} \sim P_{97.5}$;④临床判断:根据大规模人群调查,以确定试验的测定值达到何仲水平需要干预。

本例临床研究糖化血红蛋白作为糖尿病的诊断试验的价值。糖化血红蛋白作为诊断指标,其界值测定可使用 ROC 法,所有受试者先以金标准为依据,判断糖尿病、糖耐量异常或正常糖耐量,然后根据不同糖化血红蛋白的诊断界值绘制此人群的 ROC,将曲线的左上角拐点作为糖化血红蛋白的诊断界值,这时该诊断试验的诊断效率最高。研究结果显示,糖尿病的诊断界值为 6.2%,糖尿病前期的诊断界值 5.1%。

第四节　诊断试验研究的方法和评价指标

诊断试验研究的方法主要通过和金标准盲法比较,获得诊断试验的真实性、可靠性及临床应用价值的评价结果。绘制四格表是诊断试验研究结果表达的核心,是各种评价指标计算的基础(以糖化血红蛋白作为诊断糖尿病的研究作为实例)(表 2-9-1)。

表 2-9-1　诊断试验四格表

		金标准(OGTT)		
		患病	无病	合计
诊断试验(糖化血红蛋白)	阳性	真阳性 a(10)	假阳性 b(2)	$a+b$(12)
	阴性	假阴性 c(42)	真阴性 d(428)	$c+d$(470)
	合计	$a+c$(52)	$b+d$(430)	N(482)

注:括号内数字为该临床诊断性试验研究中的患者例数。

1. 灵敏度(Sen)　实际患病且诊断试验结果阳性在患病人群中的比例,灵敏度越高代表漏诊率越低。

$$Sen = a/(a+c) = 10/(10+42) = 19\%$$

2. 特异度(Spe)　金标准诊断无病的病例中,诊断试验结果为阴性的比例,特异度越高代表误诊率越低。

$$Spe = d/(b+d) = 428/(2+428) = 99.5\%$$

3. 准确度（Acc）　诊断试验中的真阳性和真阴性占总例数的比例。

$$Acc=(a+d)/N=(10+428)/482=91\%$$

4. 阳性预测值（$+PV$）　诊断试验结果阳性例数中，真正"患者"所占的比例，即诊断试验结果阳性时真正是"患者"的可能性。

$$+PV=a/(a+b)=10/(10+2)=83\%$$

5. 阴性预测值（$-PV$）　诊断试验结果阴性的例数中，真正"无病"所占的比例，即诊断试验结果阴性时真正"无病"的可能性。

$$-PV=d/(c+d)=428/(428+42)=91\%$$

6. 阳性似然比（$+LR$）　诊断试验的真阳性率与假阳性率的比值。诊断性试验结果阳性时患者患病和无病的概率比值，该比值越大说明患病的概率越大。

$$+LR=Sen/(1-Spe)=19\%/(1-99.5\%)=38$$

7. 阴性似然比（$-LR$）　诊断试验假阴性率和真阴性率的比值。诊断试验结果阴性时患者患病与无病的概率比值。

$$-LR=(1-Sen)/Spe=(1-19\%)/99.5\%=0.8$$

本例临床研究显示，在阿拉伯裔人群用糖化血红蛋白作为诊断糖尿病和糖尿病前期诊断标准时存在大量假阴性。

第五节　诊断试验的可靠性评价

可靠性即可重复性，指诊断试验在相同条件下，重复试验获得结果的稳定性，也是诊断试验评价的重要指标。计量资料的稳定性用标准差和变异系数（CV）表示，$CV=$标准差/平均值$\times100\%$。标准差和CV值越小，说明该诊断试验的稳定性越好。而计数资料通常使用观察符合率与Kappa值表示，即两名观察者对同一事物的观察（观察者间）或同一观察者对同一事物的两次观察（观察者内）结果一致的百分率。Kappa值是实际符合率与最大可能符合率的比值（以两名医生对同一组患者甲状腺进行超声检查诊断本甲状腺炎为例）（表2-9-2）。

表2-9-2　两名医生对同一组患者甲状腺进行超声检查诊断桥本甲状腺炎的四格表

甲医生诊断结果	乙医生诊断结果		
	患病	无病	合计
患病	A	B	R_1
无病	C	D	R_2
合计	C_1	C_2	N

观察符合率（P_O）$=(A+D)/N\times100\%$
机遇符合率（P_C）$=(R_1C_1/N+R_2C_2/N)/N\times100\%$
实际符合率$=$观察符合率$-$机遇符合率
最大可能符合率$=1-$机遇符合率
Kappa值$=$实际符合率/最大可能符合率$=(P_O-P_C)/(1-P_C)$

第六节　诊断试验的评价原则

目前新的诊断试验层出不穷，无论是自己开展的诊断试验研究还是参考其他研究中心的诊断试验研究，都要对其结果进行科学的评价，才能客观地了解该诊断试验的诊断效率、诊断准确性及临床实用价值等。通常遵循下述原则进行评价。

1. 诊断试验需采用盲法与金标准作比较　诊断试验必须和金标准进行比较，而且为了消除偏倚，应当采用盲法比较，得到客观科学的结论。

2. 纳入研究病例的分析和评价　诊断试验研究纳入的病例应包括轻、中、重各型患者,对照组要包括容易混淆的临床上需要鉴别诊断的病例。

3. 病例的来源和研究工作的安排　不同的病例来源对评价诊断试验的临床应用价值等有影响。

4. 诊断试验的重复性及其临床意义　临床诊断试验必须具有良好的可重复性即测定稳定性,而且应当明确叙述和评价诊断试验的临床诊断价值。

5. 诊断试验中使用的正常值是否合理、可靠　正常参考值的确定能够影响诊断试验的特异度和灵敏度,应当采用科学合理的方法界定参考值,例如 ROC 法使误诊率和漏诊率最低。

6. 在一系列试验中该诊断试验是否最正确　比较不同诊断试验的特异度、灵敏度和准确度,选择最佳试验进行疾病诊断。

7. 诊断试验的操作步骤、注意事项和结果判断方法是否详尽,能否被重复有价值的诊断试验研究应当就操作步骤和注意事项进行详细的描述,能够让同行重复类似诊断试验研究。

8. 诊断试验的实用性如何　针对诊断试验的临床意义、真实性、稳定性等综合判断其临床实用价值。

（刘晓清）

第十章 队列研究

临床案例

68 岁女性，一年来胸痛、体瘦、没精神，偶尔胃疼，经常失眠、咳嗽，以为是更年期综合征。胃镜活检发现（食管）黏膜溃疡，幽门螺杆菌阴性，送检组织大部分区域被覆上皮脱落，局部被覆柱状上皮，考虑为 Barrett 食管（长节段）。现提倡对 Barrett 食管患者定期作内镜和活检监测，以早期发现癌变，于是每年做内镜和活检监测，4 年后内镜复查发现食管腺癌，患者拒绝进一步治疗。

第一节　如何获得临床研究问题

临床医生往往仅关注患病个体的发病情况和治疗方法，将此类问题当作临床问题来解决，从而忽略了从群体的角度去思考问题，即将其转化为科学问题去思考。例如该患者为什么会发生食管腺癌？是否与 Barrett 食管有关？Barrett 食管患者有多大的概率发展成食管腺癌？该类人群发生食管腺癌的概率是否高于正常人群？定期对 Barrett 食管进行内镜和活检监测是否值得？流行病学就提供了解决这些问题的研究方法。

思路 1：与非食管腺癌患者相比，食管腺癌患者中 Barrett 食管的比例是否高于非食管腺癌患者？这就需要采用病例对照研究设计。在同一来源的人群中选择两组人群，患有食管腺癌的人群作为病例组，未患该病的人群作为对照组。追溯病例组 5 年或者 10 年前是否患有 Barrett 食管，比例是多少，用同样的方法在对照组中追溯 5 年或者 10 年前是否患有 Barrett 食管，比较病例组与对照组之间患 Barrett 食管比例的差别。

这样的研究设计虽然花费少、耗时短，但研究在食管腺癌发生后开始，结果已经发生，由果推因，暴露与疾病的时间先后，有时难以判断，论证强度不够，并且无法获得暴露组（Barrett 食管）与非暴露组（无 Barrett 食管）的食管腺癌发生率。

思路 2：患 Barrett 食管的人群，在经过若干年之后，发生食管腺癌的概率是否高于无 Barrett 食管的人群？概率增高多少倍？对于这个问题，我们可以采用前瞻性队列研究设计，通过病理检测，将人群分为暴露组（Barrett 食管患者）和对照组（无 Barrett 食管人群），观察若干年之后，分别检查两组人群食管腺癌的发生率，并比较其高低。

这样的研究设计尽管耗时较长，但资料可靠，一般不存在回忆偏倚；可直接获得 Barrett 食管患者和无 Barrett 食管人群的食管腺癌发病率。由于是由因到果的研究，因此检验假设的能力较强，一般可证实病因联系。

知识点

队列研究的定义及原理

1. 队列研究的定义　队列研究（cohort study）是将人群按是否暴露于某可疑因素及其暴露程度分为不同的亚组，追踪其各自的结局，比较不同亚组之间结局频率的差异，从而判定暴露因子与结局之间有无因果关联及关联大小的一种观察性研究方法。观察的结局主要是与暴露因子可能有关的结局。

流行病学中的队列表示一个特定的研究人群组。根据特定条件的不同，队列可分为两种情况：一是指特定时期内出生的一组人群,叫出生队列(birth cohort);另一种是泛指具有某种共同暴露或特征的一组人群,一般即称之为"队列或暴露队列",如某时期进入某工厂工作的一组人群。根据人群进出队列的时间不同,队列又可分为两种:一种叫固定队列(fixed cohort),是指人群都在某一固定时间或一个短时期内进入队列,之后对他们进行随访观察,直至调查终止,成员没有无故退出,也不再加入新的成员,即在观察期内保持队列的相对固定;另一种叫动态队列(dynamic cohort),是相对固定队列而言的,即在某队列确定后,原有的队列成员可以不断退出,新的观察对象可以随时加入。

队列研究的结构模式如图 2-10-1。

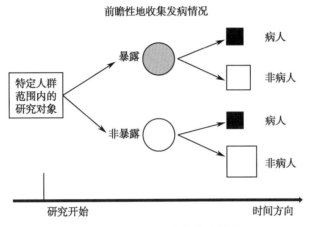

图 2-10-1 队列研究的结构模式

2. 基本原理 队列研究的基本原理是在一个特定人群中选择所需的研究对象,根据目前或过去某个时期是否暴露于某个待研究的因素(危险因素或保护因素),或其不同的暴露水平而将研究对象分成不同的组,观察随访一段时间,检查并登记各组人群待研究的预期结局发生情况(如疾病、死亡,或其他健康状况),比较各组结局的发生率,从而评价和检验待研究因素与结局的关系。如果暴露组(或高剂量暴露组)某结局的发生率明显高于或低于非暴露组(低剂量暴露组),则可推测暴露与结局之间可能存在因果关系。在队列研究中,所选研究对象必须是在开始时没有出现研究结局,但有可能出现该结局(如疾病)的人群。暴露组与非暴露组必须有可比性,非暴露组应该是除了未暴露于某因素之外,其余各方面都尽可能与暴露组相同的一组人群。

知识点

队列研究的优点及局限性

1. 优点 ①研究人群定义明确,选择偏倚较小;②由于是前瞻性的,有可能使测量暴露的方法标准化,以减少观察者、对象和技术变异而引起的误差,又由于事先不知道谁将发病,信息偏倚较小;③可以直接计算暴露组和非暴露组的比率,从而计算出 *RR* 和 *AR* 等反映疾病危险关联的指标,充分而直接地分析病因的作用;④有可能观察到暴露和疾病在时间上的先后;⑤有助于了解人群疾病的自然史,有时还可能获得多种预计以外的疾病的结局资料;⑥可按暴露水平分级,从而有可能观察到剂量反应关系。

2. 局限性 ①不适于发病率很低的疾病的病因研究,因所需对象数量很大,难以达到,即使是研究常见病,仍需大量对象,才能获得暴露组与对照组之间有意义的差异;②需要长期随访,对象不易保持依从性,容易产生各种失访偏倚;③研究费时间、费人力、物力,其组织与后勤工作相当艰巨;④研究者虽然可预先根据暴露与否进行分组,但有时难以控制暴露以外的其他特征在两组中的分布,而造成混杂偏倚。

第二节　队列研究设计

一、研究目的

通过队列研究探索 Barrett 食管与食管腺癌的发生关系。

二、研究假设

患 Barrett 食管的人群发生食管腺癌的概率较非 Barrett 食管的人群要高。

三、暴露人群的选择

暴露人群的选择：①Barrett 食管患者可以选择社区患者，但获得全部患者有一定难度，如由于选择条件受限或选择方法有问题，在研究开始时未能发现一些早期患者，从而误认成对照人群，会造成偏倚；②确定来源之后，需要规定统一的诊断标准来选择 Barrett 食管患者，即选择诊断手段与依据，如内镜检查及活检等。

案例暴露选择：假设在社区人群中开展一项 Barrett 食管与食管腺癌的发生关系的前瞻性队列研究，我们需要有一个完整的病历登记系统，并记录完整患者资料。现某国家有一套完整的病历登记系统和癌症登记系统，能收集到规定的某一时间段内全国所有的 Barrett 食管患者。

知识点

暴露人群的选择

通常将暴露人群分为四类：一般人群、职业人群、特殊暴露人群和有组织的人群团体。

1. 一般人群　即一个范围明确的地区的全体人群或其样本，由具有不同暴露因素的个体组成；适用于同时观察多种暴露和多种疾病间的关系，若着眼于研究一般人群的发病情况，或暴露因素和疾病在人群中常见，不需要或没有特殊暴露人群，就可以选择一般人群作为暴露人群。如某一项心脏病研究的主要目的，是在一般人群中前瞻性的观察人群的年龄、性别、家族史、职业、文化水平、国籍、血压、血脂、体力活动、吸烟、饮酒等因素在冠心病发生发展中的作用。实际工作中，常选择有组织的人群团体，如机关、团体、学校或详细可靠的人群资料作为一般人群的特殊形式，提高收集随访资料的效率。

2. 职业人群　某些职业中常存在特殊暴露因子，使职业人群的发病率或死亡率远远高于一般人群，选择职业人群进行研究，便于证实暴露与疾病的联系。如研究联苯胺的致癌作用，选择染料厂工人；研究石棉致肺癌的作用，选择石棉作业工人等。

3. 特殊暴露人群　指具有特殊暴露经历的人群。如研究电离辐射的危险性可选择原子弹爆炸后的存活者，或铀矿工人或医疗过程中的暴露者（放疗后的人）。由于人们对某些职业暴露和某些特殊暴露的危险性多半不是一开始就认识到的，一旦认识到了，大多都会采取防护措施以减少暴露。所以一般不易进行前瞻性队列研究，而常使用历史性队列研究。

4. 有组织的人群团体　该类人群可看作一般人群的特殊形式，如医学会会员、工会会员、机关、社会团体、学校或部队成员等。选择这类人群的主要目的是便于有效地收集随访资料。

四、对照人群的选择

选择一组研究人群建立队列，其中 Barrett 食管的患者组成暴露组，其余非暴露组者即为对照组。队列研究结果的真实性依赖于是否正确选择了对照人群。选择对照组的基本要求是尽可能高的可比性，即对照人群除未暴露于所研究的因素外，其余各因素的影响或人群特征（年龄、性别、职业、民族、文化程度等）都应尽可能与暴露组相同，称为齐同。

案例对照选择：选择全人群作为研究对象，其中符合规定的 Barrett 食管患者组成暴露组，其余非 Barrett 食管人群组成对照组，对照组的食管腺癌发病率资料来源于国家统计数据。

对照人群的选择

对照人群大致可分为四种。

1. 内对照 即先选择一组研究人群,将其中暴露于研究因素的对象作为暴露组,其余非暴露者即为非暴露组。也就是说在选定的一群研究对象内部既包含了暴露组,又包含了对照组,不需到另外的人群中去找。这样做的好处是,除暴露因素本身外,其他因素可比性较强,研究偏倚较小;选取对照比较省事,可以从总体了解研究对象的发病情况。

2. 外对照 选择人口学特征与暴露组相似的另一个非暴露人群作对照,称为外对照。在以职业人群或特殊暴露人群作为暴露组时,常需选择外对照。如以放射科医生作为研究射线致病作用的暴露对象时,可以不接触或极少接触射线的五官科医生为外对照。

3. 总人口对照 用暴露人群所在地区的一般人群的发病率、死亡率或其他结局与暴露组相比较。这种对照统计资料容易得到,但比较粗糙,有时暴露与疾病的联系会被低估。实际应用时,常采用间接标化比(即用暴露组发病数或死亡数与用总人口率算出的期望发病数或死亡数求标化比)来代替两组率的直接比较。

4. 多重对照 即用上述两种或两种以上的形式同时作为对照,以减少只用一种对照所带来的偏倚,增强结果的可靠性。

五、样本量计算

样本量的大小主要取决于四个因素:①非暴露人群的发病率(P_0),P_0 越接近 0.50,所需样本越小;②暴露人群的发病率(P_1),暴露人群与对照人群发病率之差越大,所需样本量越小。若暴露人群发病率 P_1 不易获得,可设法得到相对危险度(RR)的数值,由 $P_1 = RR \times P_0$ 求得 P_1;③显著性水平 α,即假设检验时的第一类错误。要求假阳性错误出现的概率越小(即 α 越小),所需样本量越大,通常 α 取 0.05 或 0.01;④检验效能 $1-\beta$,即检验假设时能够避免假阴性出现的能力,β 为检验假设时出现第二类错误的概率。若要求 $1-\beta$ 越大,即 β 越小,所需样本量也越大。通常 β 取 0.10。

可用下列公式计算样本量(N)。

$$N = \frac{(Z_\alpha\sqrt{2\overline{P}\,\overline{Q}} + Z_\beta\sqrt{P_0Q_0 + P_1Q_1})^2}{P_1 - P_0} \qquad 式2\text{-}10\text{-}1$$

式中 Z_α、Z_β 分别为 α、β 所对应的标准正态分布下的面积。$Q = 1 - P$,P 为 P_0 和 P_1 均值。

通过查阅文献,本案例中 P_0 取 0.000 1,P_1 取 0.001,设 $\alpha = 0.05$(双侧),$\beta = 0.10$(单侧),根据计算,本研究案例估计暴露组和非暴露组各需观察 14 247 人。

六、暴露测量

本研究案例中的暴露因素为 Barrett 食管。Barrett 食管是指在食管黏膜修复的过程中,食管、贲门交界处的齿状线 2cm 以上的食管鳞状上皮被化生的柱状上皮替代或伴有肠化。Barrett 食管诊断主要靠内镜及活检。

暴露问题

1. 暴露的定义 队列研究是根据是否暴露于待研究因素而对研究对象进行分组的,因此弄清楚暴露的含义才能准确把握队列研究。在流行病学研究中,暴露(exposure)是指研究对象接触过某种待研究的物质(如重金属)、具备某种待研究的特征(如年龄、性别及遗传等)或行为(如吸烟)。暴露在不同的研究中有不同的含义,暴露可以是有害的,也可以是有益的,但都是需要研究的。

2. 暴露因素的规定 暴露因素泛指各种会影响人体健康的具体的物理、化学和生物因素。通常把导致疾病事件增加的暴露因素称为危险因素(或致病因素),把导致疾病事件降低的暴露因素称为保护因素。暴露因素的含义是相对的,它既可以是某种疾病的致病因素或保护因素,也可以是另一暴露因素的后果,即疾病。例如,高血压是脑血管病的暴露因素,但它也可能是遗传或营养等其他暴露因素所产生的疾病事件。这种暴露因素的相对性取决于研究目的和研究者对暴露因素的认识水平。因此,在研究开始前应详细了解所要研究的暴露因素,并给予明确定义,定义越具体越好。例如,成年人高血压的标准是年龄≥18 岁,舒张压 >95mmHg(12.7kPa)或收缩压≥150mmHg(20kPa)连续半年。总之,暴露因素须有明确的规定,包括暴露因素的性质、暴露的时间、频率、强度等。若将暴露因素定量,则应明确其单位。如不易获得准确的定量资料,可将暴露水平粗略地分级。

七、随访

对两组人群随访观察 6 年,并记录该期间内两组人群食管腺癌发病人数。

队列研究资料的收集包括两个主要方面,即基线资料的收集和随访。随访期间由于种种原因某些研究对象脱离了观察,研究者无法继续随访他们,这种现象叫失访。失访会对研究结果产生影响。当失访率大于 10% 时,应采取措施对其可能产生的影响做进一步估计。若失访过多,如失访率达 20% 以上,则研究的真实性会受到严重怀疑。因此保证随访成功是队列研究成功的关键之一。一般来说,随访有三个目的:①确定研究对象是否仍处于观察之中;②确定研究人群中的各种疾病事件;③进一步收集有关暴露和混杂因素的资料。由此可以看出,随访的对象是所有研究对象;随访内容一般与基线资料内容一致,其具体项目可视研究目的与设计而不同。

由于涉及人时数和发病密度的计算,每个研究对象开始随访和终止随访的日期都应明确规定。随访期的确定应以暴露因素作用于人体至产生疾病结局的一般潜隐期为依据。在随访中会碰到两种情况:即某研究对象出现了预期的结果(称为观察终点),此时就不再对该对象继续随访;而有的研究对象没有出现结局疾病,则对其坚持随访,直到规定的观察期结束(观察终止时间)。此外还应该确定的指标是随访间隔。如果观察时间较短,在观察终止时一次收集资料即可。反之需多次随访,其间隔与次数视具体情况而定。如英国以医生为对象进行的吸烟与肺癌的队列研究,历时 20 余年,分别于 1957 年、1966 年和 1972 年进行三次随访。

随访的方法:①利用常规登记的人群和疾病资料随访。在某些发达国家,每个公民都有一个全国计算机联网的个人识别号,可查到有关就业、医疗、死亡等情况。我国可利用职工人事登记资料、肿瘤及传染病报告卡、死亡证明等帮助随访。②进行特殊安排的随访,如定期家庭访视、电话访问或信访等。必要时也可以进行健康检查、采样检测。随访人员应经过严格培训和考核。

八、预期结果

Barrett 食管的患者,在经过若干年之后,发生食管腺癌的概率高于未患 Barrett 食管的人群,差异有统计学意义。

原发性食管腺癌的最后诊断主要依靠病理组织学检查,其诊断标准:①腺癌位于食管;②对于食管下端发生的原发性食管腺癌,除手术记载肯定无贲门癌外,还需经病理证实癌灶上下缘有鳞状上皮存在,且不伴有胃癌或贲门癌;③HE 染色切片镜下见癌组织是有一定分化程度的腺样结构;④黏膜组织化学染色阳性。

知识点

结局

研究结局变量(outcome variable)也叫结果变量,简称为结局,是指随访观察中将出现的预期结果,即研究者追踪观察的事件。结局就是队列研究观察的自然终点,与观察期的终点是不同的概念。结局不仅限于发病,还有死亡或者各种生理生化指标、生命质量的变化;结局变量既可是定性的,也可是定量的,如血清抗体的滴度、血糖、尿糖及血脂等。

结局判定,应给出明确统一的标准,并在研究的全过程中严格遵守。考虑疾病的诊断标准时要注意一种疾病往往有轻型和重型、不典型和典型、急性和慢性等多种表现。因此,应尽量按国际或国内统一的标准判断结局,还要记录下其他可疑症状或现象供以后分析。

队列研究的优点之一是一次可以同时收集到多种结局资料,研究一因多果的关系,故在队列研究中除确定主要研究结局外,可考虑同时收集多种可能与暴露有关的结局。

(一)资料整理

在队列研究中研究结果以"2×2"表格表示,其中行代表暴露情况,列代表发病情况(表2-10-1)。

表 2-10-1 累积发病率资料整理表

	发病	未发病	合计	发病率
暴露组	a	b	$a+b=n_1$	a/n_1
非暴露组	c	d	$c+d=n_0$	c/n_0
合计	$a+c=m_1$	$b+d=m_0$	$a+b+c+d=t$	m_1/t

但由于观察时间较长,难以做到人口稳定,如观察对象进入队列的时间不一致,由于迁移、死亡或其他原因造成失访等,则应以人时为单位来计算发病率。以人时为单位计算出来的率带有瞬时频率的性质,因此为区别于累积发病率而称之为发病密度(incidence density)。对于应计算发病密度的队列研究资料,其资料整理和率的计算,除了将每个观察对象折算成"人年"以代替"人",其余均与累积发病率相同。其资料整理模式如表2-10-2所示。

表 2-10-2 发病密度资料整理表

	发病数	人时数 /(人年·月$^{-1}$)	发病密度
暴露组	a	N_1	a/N_1
非暴露组	b	N_0	b/N_0
合计	$a+b=M$	$N_1+N_0=T$	M/T

检验暴露组与对照组的发病(死亡)率是否有显著性差异,可采用多种方法。

(1)若观察样本量较大,样本率的频数分布近似正态分布,可用 u 检验。

(2)如果率比较低,样本率的频数分布不符合正态分布,可改用二项分布、泊松分布检验或卡方检验。此外,还可以用卡方检验分析两组的率是否有显著性差异。

(二)人时的计算

"人时"是观察人数与时间的综合指标。它是研究人群中所有个体暴露于所研究因素的时间总和,即人数×每人暴露时间=人时数。时间可以是日、月、年中的任何一种单位,通常多用人年。计算人时的方法很多,步骤也比较复杂,这里只介绍以个人为单位计算人年的方法。该方法较精确,但费时间,如样本不太大可用此法计算(表2-10-3,表2-10-4)。现在已有专用于人年计算的计算机软件,如 PYRS、OCMAP 等。

表 2-10-3 3 个研究对象的出生日期与进出研究时间资料

对象编号	出生日期	进入研究时间	退出研究时间
1	1927-03-21	1966-07-19	1977-09-14(迁居外地)
2	1935-04-09	1961-11-11	1973-12-01(死亡)
3	1942-11-12	1970-02-01	1981-01-01(观察结束时健在)

表 2-10-4 3例人年的计算

年龄组	对象1 1927-03-21 出生	对象2 1935-04-09 出生	对象3 1942-11-12 出生	暴露人年
25~		1961-11-11～1965-04-08 共3年4个月27天即3.41人年	1970-02-01～1972-11-11 共2年9个月10天即2.78人年	6.19
30~		1965-04-09～1970-04-08 共5.00人年	1972-11-12～1977-11-11 共5.00人年	10.00
35~	1966-07-19～1967-03-20 共8个月即0.67人年	1970-04-09～1973-12-01 共3年7个月22天即3.65人年	1977-11-12～1981-01-01 共3年1个月20天即3.14人年	7.46
40~	1967-03-21～1972-03-20 共5.00人年			5.00
45~	1972-03-21～1977-03-20 共5.00人年			5.00

(三)暴露与疾病关联强度的测量

队列研究的最大特点在于可确证暴露与疾病的因果联系。通常用以下几个指标来表示这种联系的强度。首先,将资料整理成上文表 2-10-1 的模式,然后计算下列指标。

1. 相对危险度(relative risk,RR) 也叫危险度比(risk ratio)或率比(rate ratio),均以 RR 表示,它是说明暴露与疾病关联的强度及其在病因学上意义大小的指标。

$$RR = \frac{I_e}{I_0} = \frac{a/n_1}{c/n_0}$$ 式 2-10-2

设 $I_e = a/n_1$ 为暴露组的率,$I_0 = c/n_0$ 为对照组的率,则 RR 表明暴露组发病或死亡的危险是非暴露组的多少倍。RR 值大小反映关联强度的标准可参考表 2-10-5,工作中仍需根据实际情况 RR 值的可信区间来判断其意义。

表 2-10-5 相对危险度与关联的强度

相对危险度		关联的强度
0.9~1.0	1.0~1.1	无
0.7~0.8	1.2~1.4	弱
0.4~0.6	1.5~2.9	中等
0.1~0.3	3.0~9.9	强
<0.1	10~	很强

RR 是估计暴露与疾病关联的一个点估计值,用它直接估计关联强度大小误差较大。考虑到抽样误差的存在,常按照一定的概率(一般为95%)以区间来估计 RR 总体所在的范围。RR 可信区间上下限的数值即为可信限。其计算见公式 2-10-3,常取95%的 Z 值 1.96 计算 RR 的95%可信限。

$$RR_U RR_L = RR^{(1 \pm Z/\sqrt{X^2})}$$ 式 2-10-3

上式中 RR_U 为上限;RR_L 为下限。

2. 归因危险度(attributable risk,AR) 又叫特异危险度,或叫率差(rate difference,RD),表明暴露组与对照组发病率相差的绝对值,即暴露者单纯由于暴露而增加的发病概率。

RR 与 AR 同为估计危险度的指标,但其公共卫生意义不同。RR 说明暴露个体比未暴露个体增加相应疾病的危险程度,是比值;AR 则是暴露人群比未暴露人群增加超额疾病的数量。如果暴露因素消除,就可以减少这个数量的疾病。下面以表 2-10-6 为例说明二者的区别。

$$AR = I_e - I_0 = \frac{a}{n_1} - \frac{c}{n_0}$$ 式 2-10-4

$$或 AR = I_0(RR - 1)$$ 式 2-10-5

表 2-10-6 吸烟者与非吸烟者死于不同疾病的相对危险度(RR)与归因危险度(AR)

疾病	吸烟者(1/10万人年)	非吸烟者(1/10万人年)	RR	AR(1/10万人年)
肺癌	48.33	4.49	10.8	43.84
心血管疾病	294.67	169.54	1.7	125.13

该表说明吸烟对每个暴露者来说,患肺癌的危险性比患心血管病的危险大得多。但就整个人群来看,吸烟引起心血管病的死亡率却比肺癌高。前者具有病因学意义,后者更有疾病预防和公共卫生上的意义。

3. 归因危险度百分比($AR\%$) Lilienfeld 等称它为病因分值(etiologic fraction,EF),是指暴露人群中发病归因于暴露的成分占全部病因的百分比。

$$AR\% = \frac{I_e - I_0}{I_e} \times 100\% \qquad\qquad 式 2\text{-}10\text{-}6$$

$$或\ AR\% = \frac{RR-1}{RR} \times 100\% \qquad\qquad 式 2\text{-}10\text{-}7$$

4. 人群归因危险度 人群归因危险度(population attributable risk,PAR)指总人群发病率中归因于暴露的部分。PAR 与 AR 不同,因为 AR 仅仅是从抽取的人群资料中计算出来的,而研究对象暴露与非暴露的比例不会与目标人群中两者的比例一致,若目标人群中暴露的比例低,尽管 AR 较高,人群中的实际发病者也不会很高,即人群中的归因危险度受人群暴露比例的影响。设 I_t 为全人群的率,P_e 为全人群的暴露比例。

$$PAR = I_t - I_0 = AR \times P_e \qquad\qquad 式 2\text{-}10\text{-}8$$

5. 人群归因危险度百分比(PAR%) 类似地可以得到:

$$PAR\% = \frac{I_e - I_0}{I_e} \times 100\% = \frac{P_e(RR-1)}{P_e(RR-1)+1} \times 100\% \qquad\qquad 式 2\text{-}10\text{-}9$$

可见 PAR 和 PAR% 取决于暴露比例和相对危险度两个因素,可用于估计某暴露因素对全人类疾病发生的作用,提示整个社会的卫生问题中比较重要的方面。因此,这两个指标在卫生保健工作及卫生管理上意义较大。

第三节 研究报告与问题分析

研究结果的报告包括研究背景与目的、方法、结果、讨论与结论四个方面。讨论对研究设计、可能存在的偏倚及可能影响结论的因素进行恰当的分析。

研究案例 1

Van A H, Dees J, Blankenstei J D, et al. Adenocarcinoma in Barrett's oesophagus: an overrated risk. Gut, 1989, 30(1): 14-18.

1. 背景与目的 Barrett 食管是食管癌的危险因素,因此人们提出每年对 Barrett 食管患者作内镜和活检监测以早期发现癌变。本研究的目的是探讨 Barrett 食管患者中食管腺癌的发病率,以期获得危险性稍高的亚组。

2. 方法 采用历史性队列研究方法。自 1973 年 11 月~1986 年 5 月间确诊的全部 Barrett 食管患者组成暴露组,然后回顾性调查食管腺癌的发生情况,并计算腺癌发病率。对照人群为荷兰同年龄组的健康人群,其发病率数据来自中央统计局 1985 年的死亡统计报告。

3. 结果 166 名 Barrett 食管病例符合入选条件,平均年龄 62 岁,最终有 155 人进入分析,应答率为 93%。12 年随访结束后共 4 人发生食管腺癌,发生率为 1/170 人年,比正常对照人群增加 30 倍。但与年龄和性别匹配的对照人群相比,Barrett 食管患者的生存率并无差异。

4. 结论 我们不提倡对 Barrett 食管患者进行系统的内镜监测,但可以筛选出具备较高风险的亚组进行系统监测。

5. 评价 研究案例 1 采用了历史性队列研究,研究开始时暴露和疾病均已发生,研究对象的确定与分组是根据研究开始已掌握的历史资料,这种研究可在短时间内完成,不仅节约了时间,而且仍属于前瞻性的研究。

HVID-JENSEN F, PEDERSEN L, DREWES A M, et al. Incidence of adenocarcinoma among patients with Barrett's esophagus. NEJM, 2011, 365(15): 1375-1383.

1. 目的　采用以人群为基础的队列研究获得 Barrett 食管患者中食管腺癌发病率的准确数据。

2. 方法　在丹麦开展一项全国性的、以人群为基础的前瞻性队列研究。1992—2009 年丹麦全部 Barrett 食管患者(经内镜组织学检测,诊断标准依据 SNOMED 标准)被选为暴露组,数据来源于丹麦病理登记中心和癌症登记中心。计算腺癌的发病率(每 1 000 人年中发病数)和相对危险度 RR。

3. 结果　暴露组共有 Barrett 食管患者 11 028 人,平均随访 5.2 年。在初次内镜检查后的第一年时间里,131 例新发食管腺癌,在随后的几年中有 66 个新发病例,食管腺癌发病率为 1.2/1 000 人年(95%CI 0.9～1.5)。与正常人群相比,在 Barrett 食管患者组中,食管腺癌的 RR 为 11.3(95%CI 8.8～14.4)。每年患食管腺癌的风险为 0.12%(95%CI 0.09～0.15)。

4. 结论　Barrett 食管为食管腺癌的危险因素,但本研究获得的绝对年度风险 0.12%,远低于现在监测指南的基线风险值 0.5%。本研究对现提倡的对未合并发育不良的 Barrett 食管患者定期作内镜和活检监测以早期发现癌变的做法提出质疑。

知识点

历史性队列研究

历史性队列研究(retrospective cohort study)在研究开始时暴露和疾病均已发生,即研究的结局在研究开始时已从历史资料中获得,研究对象的确定与分组是根据研究开始已掌握的历史资料,这种设计模式即为历史性队列研究,也称为非同时性或非即时性(nonconcurrent)队列研究。这种研究方法无需等待疾病的发生,暴露和结局资料可在短时间内搜集完,并且可以同时进行,但应注意其观察性质仍属前瞻观察。

历史性队列研究在研究开始时暴露和疾病均已发生,可迅速得到研究结果,大大节省了时间、人力和物力。因此这种研究适宜于诱导期长和潜伏期长的疾病,并且也常用于具有特殊暴露的职业人群的研究。但因资料积累时未受到研究者的控制,内容未必符合要求,所以历史性队列研究仅在具备详细、准确而可靠的文字资料的条件下才适用。譬如具备医院的病历、出生记录、工厂的档案和车间的工作记录等资料。

另外,队列研究还包括双向性队列研究(ambispective cohort study),也称混合性队列研究,即在历史性队列研究之后,继续进行一段时间的前瞻性队列研究。这种研究方法兼有上述两种方法的优点,在一定程度上弥补了二者的不足,在实际工作中常常用到,适用范围较广。

历史性与前瞻性队列研究的原理见图 2-10-2。

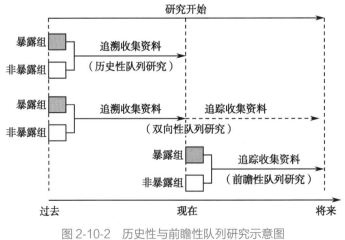

图 2-10-2　历史性与前瞻性队列研究示意图

5. 评价 研究案例 2 暴露组中大部分新发食管腺癌病例都出现在研究开始的第一年中,这就可能存在选择偏倚,原因是在研究开始时未能发现早期腺癌患者。本研究解决的办法是计算暴露组发病率时删除第一年的病例,只用了随后几年的 66 例腺癌病例,从而避免了高估暴露组的发病风险。

知识点

队列研究中的偏倚及控制

1. 偏倚的类型

(1) 选择偏倚:由于选择研究对象的条件受限制或选择对象的方法有问题,而使研究人群中某个或某些非研究因素的分布与目标人群中该因素的分布不一致,造成研究结果偏离真实情况。选择偏倚发生的原因如下:①最初选定参加研究的对象中有人拒绝参加;②进行历史性队列研究时,有些人的档案丢失了或记录不全;③研究对象由志愿者组成,他们往往是较健康或具有某种特殊倾向或习惯的;④早期患者在研究开始时未能发现,如肿瘤早期;⑤暴露与疾病的规定不明确,有时是执行不严格等,如在进行职业流行病学研究时,由于被选择作为暴露组的工人健康状况优于一般人群,导致暴露组的发病率或死亡率低于一般人群,即发生了所谓的健康工人效应(health worker effect),发生这种选择偏倚的研究常会低估暴露与疾病的联系。

(2) 失访偏倚:队列研究的研究方法决定了它不可避免地要发生失访偏倚,因为在一个较长的随访观察期内,总会有对象迁移、外出、死于非终点疾病或拒绝继续参加观察而退出队列。这种偏倚实质上与选择偏倚相同,即使研究人群与目标人群的特征发生了偏差,但它是在追踪随访过程中出现的。一般而言,一项研究的失访率最好不超过 10%,否则其结论的真实性值得怀疑。

(3) 信息偏倚:在收集和整理有关暴露和疾病的资料时所出现的系统误差称为信息偏倚。它主要取决于调查的内容、受调查者的素质和合作程度、资料收集过程中的质量控制好坏。引起信息偏倚最常见的情况如下:①测量仪器不精确,检验技术不熟练;②被调查者故意谎答或不应答;③医生诊断偏严或偏松;④调查者询问技术不当而诱使被调查者做某一倾向性的回答;⑤长期随访时,使用的调查方法或诊断标准不一致,从而导致错误分类偏倚。

(4) 混杂偏倚:在某病的病因学研究中,当对所关心的某种暴露因素与这种疾病之间的联系定量估计时,由于其他外部因素的影响,致使暴露与疾病之间联系的真实性被歪曲,联系强度被放大或缩小,这种歪曲联系强度的作用被称为混杂作用(confounding effect),产生混杂作用的外部因素称为混杂因子(confounder 或 confounding factor)。

混杂作用是在研究的设计阶段未对混杂因子加以控制或分析资料时未能进行正确校正所致,混杂偏倚在研究中可以避免和控制。混杂因子既是疾病的危险因素,又与所研究的暴露因素之间存在统计学联系,且它不是暴露因素与疾病因果关系链上的中间变量。正是由于混杂因子、暴露因素和疾病三者之间的内在关系,造成了当混杂因子在暴露组与对照组中的分布不均衡时就会产生混杂偏倚。在流行病学研究中,性别和年龄是最常见的混杂因子。

2. 偏倚的控制

(1) 选择偏倚的控制:严格按规定的标准选择对象,尽量使暴露组与对照组的人群特征相近,尽量使用敏感的疾病早期检查技术。

(2) 失访偏倚的控制:主要提高研究对象的依从性。在尽量减少失访的基础上,对失访者和已随访者的特征做比较分析,从各种途径了解失访者最后的结局,并与已随访者的最后观察结果做比较,有助于正确估计研究结果的正确性。

(3) 信息偏倚的控制:依靠精确的测量,同等对待每个研究对象,提高调查诊断技术,明确各项标准,严格按规定执行,可有效地减少信息偏倚的发生。

(4) 混杂偏倚的控制:在研究者有能力识别混杂因子的前提下,研究设计阶段可采用限制研究对象的选择条件和匹配来控制;分析资料阶段利用分层分析、标准化和多因素分析对混杂偏倚加以控制。

第四节　临床问题的回答

队列研究及大型综述研究结果显示，Barrett 食管患者组若干年后食管腺癌的发生率明显高于无 Barrett 食管的人群，但是对 Barrett 食管患者每年行内镜及活检监测的有效性及价值提出质疑。

第五节　文献阅读与评价

研究案例1

LENNART W, KURT S, LARS W, et al. Analysis of risk factors for stroke in a cohort of men born in 1913. N Engl J Med, 1987, 317(9): 521-526.

1. 目的　探索父母死于脑卒中及其他潜在危险因素与子代脑卒中发病风险的关系。

2. 方法　采用出生队列研究。首先选择一组 1913 年出生的男性组成出生队列，然后通过调查获得基本信息，进行随访并记录他们脑卒中的发病情况。利用单因素和多因素方法进行分析。

3. 结果　出生队列共有 789 人，基线调查时他们都是 54 岁，随访 18.5 年后，57 人（7.2%）发生了脑卒中。单因素分析结果显示，高收缩压（$P=0.004$）、高舒张压（$P=0.000\ 1$）、较大的腰围（$P=0.007$）、较大的腰臀比（$P=0.000\ 4$）、增高的血浆纤维蛋白原（$P=0.01$）及较低的肺活量（$P=0.03$）都与脑卒中有关。若母亲死于脑卒中，其儿子患脑卒中的概率比常人高 3 倍（$P=0.000\ 5$）。其他潜在的危险因素还包括：体重指数、血清胆固醇水平、血糖水平、吸烟、冠心病、心电图描记的左心室肥大迹象和父亲因脑卒中死亡的家族史。多因素分析结果显示，血压升高、腹部肥胖、增加血浆纤维蛋白原水平和母亲因脑卒中死亡的家族史仍会增加子代脑卒中的风险。

4. 结论　中年男性脑卒中的危险因素包括母亲死于脑卒中的家族史。

5. 评价　本研究的临床问题是，母亲死于脑卒中的家族史是否会增加子代患脑卒中的风险。研究者采用了出生队列进行研究，分析同一年代出生的一批人在不同年代的发病或死亡水平随年龄的变化趋势。可以将年龄、所处时代及队列暴露经历三者对疾病分布的影响区分开来，从而确定疾病或死亡与年龄的真实联系。

研究案例2

SILVERSTEIN M D, REED C E, O'CONNELL E J, et al. Long-term survival of a cohort of community residents with asthma. N Engl J Med, 1994, 331(23): 1537-1541.

1. 背景和目的　哮喘已被列为美国人口的潜在死因之一，报道也称与哮喘有关的死亡率不断增加。本研究通过对一组以人群为基础的哮喘患者队列进行长期生存研究，从另一角度探讨了这一问题。

2. 方法　选定位于明尼苏达州的罗切斯特的所有居民建立队列，于 1964 年 1 月 1 日～1964 年 12 月 31 日回顾所有哮喘患者的医疗记录和相关诊断，利用预先定义的哮喘标准对他们进行确诊。在最后一次随访时确认患者最后的生存状况，通过查阅医疗记录、死亡证明和尸检报告确定死亡原因。

3. 结果　根据诊断标准，2 499 人确诊或可能患有哮喘。平均随访时间为 14 年（范围 0～29）。在 32 605 人年的随访中，有 140 人死亡。总体存活率与罗切斯特居民的预期生存没有明显不同，但 35 岁以上合并另一肺部疾病（主要是慢性阻塞性肺疾病）的哮喘患者生存小于预期。研究对象中 4% 的患者死亡原因是哮喘，而且全部是成年人，生存率与哮喘发作的年龄无关。

4. 结论　没有合并其他肺部疾病的哮喘患者的生存与预期生存没有明显不同，但 35 岁以上合并慢性阻塞性肺疾病的哮喘患者生存比预期糟糕。本研究中，哮喘只引起 4% 的患者死亡，也无证据表明最近诊断为哮喘的患者死亡风险增加，说明以社区为基础的哮喘患者通常有较为良好的预后。

5. 评价　本研究是以社区为基础的队列研究。临床问题是哮喘患者的生存是否比预期生存低。所有罗切斯特的居民组成研究队列,并且有长达 14 年的随访。这种研究的因果论证强度较大。可见,队列研究不仅可以检验病因假设,还可研究某种疾病的长期变动趋势。

研究案例 3

SERAG H B,JOHNSON M L,HACHEM C,et al. Statins are associated with a reduced risk of hepatocellular carcinoma in a large cohort of patients with diabetes. Gastroenterology,2009,136(5):1601-1608.

1. 背景 已有研究表明,他汀类药物具有潜在预防癌症的效果。鉴于目前他汀类药物使用的日益普及与发病率不断上升的肝细胞癌(HCC),他汀类药物和肝细胞癌之间的潜在关联是一个重要问题。

2. 方法 我们在一组糖尿病患者队列中进行了匹配的病例对照研究。进入队列 6 个月后发生的 HCC 患者组成病例组,利用发病密度抽取年龄和性别匹配的未患 HCC 患者作为对照组。采用 logistic 回归计算 OR 值及其 95% 可信区间(95%CI)。

3. 结果 最终确定了病例组 1 303 人,对照组 5 212 人,平均年龄 72 岁,99% 为男性。病例组中(34.3%)至少有一个替代他汀类药物处方的比例显著小于对照组(53.1%)。HCC 的发生和降低胆固醇或甘油三酯的非他汀类药物间没有关系。任何他汀类药物处方的未调整 OR 值为 0.46(95%CI 0.40~0.52),调整的 OR 值为 0.74(95%CI 0.64~0.87)。为了减少潜在的混杂效应,我们对没有肝病记录的患者进行了亚组分析,OR 值有轻微改变,但仍有显著的统计学意义($P=0.63$,95%CI 0.50~0.78)。

4. 结论 糖尿病患者使用他汀类能显著降低肝细胞癌的风险。

5. 评价 本研究的临床问题是他汀类药物能否降低肝癌发生率。研究采用了巢式病例对照研究,在原有的糖尿病队列中插入一个病例对照研究,是 Mantel 于 1973 年提出的一种将队列研究和病例对照研究结合起来的方法,特别适用于研究因素包括有复杂生化分析的队列研究。其基本方法是首先进行队列研究,收集所有观察对象的暴露信息及有关的混杂资料,随访结束后以队列中的病例为病例组,并按一定条件在同一队列中选择对照,进行病例对照研究。巢式病例对照研究集中了队列研究和病例对照研究的优点。

(吕　明)

第十一章 随机对照试验

临床案例

患者男性,67岁,因"阵发性左侧肢体无力2天来院"就诊。2天前无明显诱因活动中突然出现左侧肢体无力,表现为上肢可持物,下肢尚可独立行走,持续30分钟左右后缓解,2天来上述症状反复发作。患者既往高血压病史10年。否认冠心病、糖尿病、脑梗死病史。吸烟30余年,每天10支,无饮酒嗜好。

入院查体:血压160/100mmHg,四肢肌力、肌张力正常,余神经系统查体未见明显阳性体征。头颅CT未见出血灶,MRI未发现明显病灶。

第一节 如何获得临床研究问题

短暂性脑缺血发作(TIA)和轻型卒中是神经内科常见的疾病,约占全部脑血管病的60%。对于轻型卒中和TIA患者的早期治疗一直是国内外医学界忽视的问题,并且仍然存在很多争议问题,需要开展相关的医学研究来解决。如对于类似的患者,应该使用阿司匹林还是氯吡咯雷,或是联合应用阿司匹林与氯吡咯雷?如果采用强化抗血小板治疗,应持续多长时间较为合适,会不会增加出血的风险?针对这一常见病和多发病,我们可以开展很多的临床治疗相关研究。如何从临床问题中获得有意义且具有探索性的研究课题,即将临床问题转化为科学研究问题?

一、明确临床问题

(一)阅读文献查阅相关背景资料

查阅脑血管病治疗相关指南,发现目前国内外最新指南均只笼统针对缺血性脑卒中或TIA推荐使用阿司匹林作为急性期治疗和二级预防用药,使用脑动脉支架或其他血管成形术的极高危患者推荐联用氯吡格雷/阿司匹林治疗,并未专门针对轻型卒中和TIA作相关的指南推荐。轻型卒中和TIA患者早期发生卒中的风险很高,患者90天卒中风险为10%~20%,其中一半的病例发生在2天内。对于轻型卒中和TIA患者该如何有效地开展治疗,是目前医学界关注的一个重要问题。

(二)其他研究证据提示的临床问题思路

脑血管被认为是心血管在脑部的延续,很多脑血管病的治疗手段与药物均先在心血管病领域开展研究并得以应用,而后扩展到脑血管病领域。特别是轻型卒中和TIA被认为是更接近于冠心病的一种病理生理状态。

CURE试验表明,在急性冠脉综合征人群中,服用阿司匹林同时使用氯吡格雷的患者,3个月随访结束时联用氯吡格雷/阿司匹林组可降低卒中、心肌梗死、血管性死亡的风险达20%。联用氯吡格雷/阿司匹林组患者主要出血事件的风险略有增加,但致命性出血事件的风险与对照组并无差异。在急性冠脉综合征人群中实施的试验结果提示在轻型卒中和TIA人群中联用氯吡格雷/阿司匹林可能会有类似的效果。

(三)基础研究证据

查阅文献,未发现基于联用氯吡格雷/阿司匹林治疗卒中或TIA的动物实验研究证据报道。

(四)已有的临床研究证据

MATCH试验亚组分析提示,那些在确诊卒中或TIA后立即接受联用氯吡格雷/阿司匹林治疗的患者有获益增加的趋势。FASTER 试验结果提示在 TIA 或轻型卒中发生后 24 小时内联用氯吡格雷 / 阿司匹林较单独使用阿司匹林患者 90 天卒中风险有下降的趋势。这些已有的研究提示，TIA 和轻型卒中患者具有较高的卒中风险，并且联用氯吡格雷 / 阿司匹林可能存在更大收益。

二、临床问题转换成科学问题

针对上述临床问题，我们可以通过设计不同的临床研究来回答，这就需要将临床问题转换为科学问题。

转换思路 1：抗血小板药物与轻型卒中或 TIA 患者预后的关系，我们可以转换为这样的科学问题。原先为轻型卒中或 TIA 而一定时间后（如 3 个月）发生卒中（包括缺血性或出血性卒中）复发的人群中联用氯吡格雷 / 阿司匹林治疗的比例，是否低于原先为轻型卒中或 TIA 而一定时间后（如 3 个月）未发生卒中复发的人群？这就需要设计一个病例对照研究，通过追溯原先为轻型卒中或 TIA 而一定时间后（如 3 个月）发生卒中复发的人群，和原先为轻型卒中或 TIA 而一定时间后（如 3 个月）未发生卒中复发的人群，在发生轻型卒中或 TIA 后的抗血小板药物情况，比较两组人群联用氯吡格雷 / 阿司匹林治疗的比例。

这样的研究花费少、耗时短，属于观察性研究，但我们的临床问题针对的疾病状况是轻型卒中或 TIA，这就要求我们选择的研究人群应为一定时间前（如 3 个月）为轻型卒中或 TIA 的患者。由于轻型卒中或 TIA 患者经常因为病情较轻而未就诊，或 3 个月内已发生多次复发，使得研究人群的划分与界定会有一定的困难。患者患有轻型卒中或 TIA 后应用抗血小板药物治疗的时间、类型和剂量都可能是多式多样的，而且，在患轻型卒中或 TIA 后可能变换抗血小板药物治疗的类型或剂量，如前几天单独应用阿司匹林治疗，因病情加重而改用联用氯吡格雷 / 阿司匹林治疗方案，造成暴露因素分组困难。病例对照研究较多地应用于病因与危险因素的研究。

知识点

将临床问题转化为科学问题：PICO

1. 患者和 / 或疾病状况（P），轻型卒中或 TIA。

2. 治疗干预（I），联用氯吡格雷 / 阿司匹林治疗。

3. 比较（C），单用阿司匹林治疗组。

4. 临床结局（O），有时候（如病因、生存分析等）时间因素也应考虑在内，如卒中（包括缺血性或出血性卒中）复发时间 3 个月。

转换思路 2：抗血小板药物与轻型卒中或 TIA 患者预后的关系，我们可以转换为这样的科学问题。联用氯吡格雷 / 阿司匹林治疗的轻型卒中或 TIA 的人群，在经过几个月或若干年之后，卒中（包括缺血性或出血性卒中）复发率是否低于单独应用阿司匹林治疗的人群，复发率降低多少倍？这就需要前瞻性登记队列研究设计，通过记录患者的抗血小板药物情况，将人群分为联用氯吡格雷 / 阿司匹林治疗组和单用阿司匹林治疗组，观察几个月或若干年，分别检查两组人群的卒中复发率，比较两组人群卒中复发率的高低。

这样的研究尽管属于前瞻性研究，结论非常有利于回答临床问题，但真实世界中往往病情较重的患者会联用氯吡格雷 / 阿司匹林治疗，而病情较轻的患者单用阿司匹林治疗，造成偏倚。由于这样的研究属于观察性研究，研究者无法对患者应用抗血小板药物治疗的时间、类型和剂量进行规定和干预。同样，在项目实施过程中患者可能变换抗血小板药物治疗的类型或剂量，如前几天单独应用阿司匹林治疗，因病情加重而改用联用氯吡格雷 / 阿司匹林治疗方案，造成研究人群分组分析的困难，较难分析联用氯吡格雷 / 阿司匹林治疗的净效益。

转换思路 3：我们也可以转换为这样的问题，轻型卒中或 TIA 人群，假如在发病早期（24 小时之内）联用氯吡格雷 / 阿司匹林治疗一定时间（如 3 个月）之后，发生卒中（包括缺血性或出血性卒中）复发的概率，与单用阿司匹林治疗相比，是否下降，下降多少倍？这就需要随机对照临床试验设计，对于轻型卒中或 TIA 的人群，随机化分为两组，一组接受联用氯吡格雷 / 阿司匹林治疗，一组单用阿司匹林治疗，经过一定时间（如 3 个月）的随访，评估两组的卒中（包括缺血性或出血性卒中）复发率，并进行比较。

随机对照试验（randomized controlled trial，RCT）的基本原理是将诊断为所研究疾病的同类患者随机分为两组：一组为试验组，给予待评价的新药或新疗法；另一组为对照组，给予常规治疗措施或安慰剂对照治疗。通过一定时间的随访，观察两组的结局（治愈率、有效率、复发率、病死率和存活率等）。经统计学检验，如果试验组结局优于对照组，则可认为待评价的新药或新疗法优于常规治疗措施或安慰剂治疗；如果两组结局没有差别，则可认为新药或新疗法与常规治疗措施或安慰剂治疗的疗效相同；如果对照组结局优于试验组，则可认为待评价的新药或新疗法差于常规治疗措施或安慰剂治疗。

> 知识点
>
> ### RCT 的基本概念
>
> 　　RCT 系试验性研究的一种，是以患者（包括住院患者和未住院患者）为研究对象，以个体为单位进行随机化分组，评价某种新药或新疗法对某种疾病的疗效。评价指标包括治愈率、有效率、复发率、病死率和存活率等。RCT 常用于评价药物、治疗技术、疗法或其他医疗服务的效果和安全性评价。
>
> ### RCT 与队列研究比较
>
> 　　与队列研究相比（图 2-11-1），RCT 的特点在于：研究的干预措施由研究者人为控制，研究对象的分组是随机的，能较好地排除混杂因素的干扰作用，检验能力较强。
>
>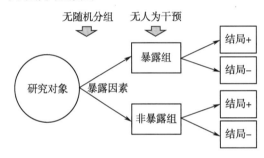
>
>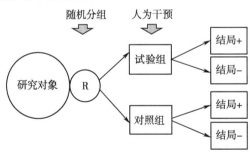
>
> 图 2-11-1　RCT 与队列研究设计比较

第二节　随机对照试验设计

一、研究目的

通过随机对照试验评估联用氯吡格雷/阿司匹林治疗轻型卒中或 TIA 的疗效。

二、研究假设

　　与单用阿司匹林治疗比较，轻型卒中或 TIA 的人群在发病早期（24 小时之内）联用氯吡格雷/阿司匹林治疗 3 个月，卒中（包括缺血性或出血性卒中）复发率较低。

三、病例的选择

①病例来源：因本研究需采集住院治疗相关信息，拟采用住院病例作为研究对象。研究拟在114家医院开展，为多中心研究，需制定相关标准操作规范（SOP），加强培训，确保各中心在数据收集方式等方面规范、标准、一致，保证研究的质量。②诊断明确的轻型卒中或TIA患者：通过前面的科学问题提炼，将研究对象锁定在轻型卒中和TIA。首先应严格按照国内外学术界统一、公认的诊断标准，对纳入研究的患者明确诊断轻型卒中或TIA。③具体入选标准和排除标准确定：在明确研究对象的诊断之后，还应对适合本研究的入选标准和排除标准做出具体规定，如只包含中高危卒中风险（随机化时TIA预后评分量表ABCD^{2}评分≥4分）的TIA患者，排除具有明确的抗凝治疗指征（怀疑存在心源性栓塞，如房颤、已知的人工心脏瓣膜、可疑的心内膜炎等）及严重的肝功能不全或肾功能不全的患者等。

四、对照的选择

对照（control）选择：设置对照组的目的是比较。我们想要了解联用氯吡格雷/阿司匹林治疗效果，就应选取另一组患者不采用联合氯吡格雷/阿司匹林治疗。对照组与试验组在其他方面应该是均衡一致的，唯一的不同是采取了与试验组不同的干预措施。对照组所采取的治疗措施可以是安慰剂治疗，也可以是单用阿司匹林治疗，还可以是单用氯吡格雷治疗。对照组选择不同的治疗措施，研究得到的结果也不同，研究结果所能说明的临床问题也不一样。因此，合理选择对照组是影响试验成败的一个重要因素。

对照选择1：假设我们采用安慰剂治疗作为对照，需选取一组患者给予以淀粉等无药效成分，但外形、颜色和味道与试验药物极为相近的安慰剂，观察并比较两组的疗效差异。但是，由于目前临床已有被证明用于缺血性脑卒中和TIA的有效抗血小板药，如仍用没有药效成分的安慰剂作对照就会涉及伦理问题，是违反伦理原则的，不可取。

对照选择2：假设我们单用氯吡格雷治疗作为对照，需选取一组患者给予一定剂量的氯吡格雷，观察并比较两组的疗效差异。目前指南推荐和临床实践中氯吡格雷用于伴有动脉粥样硬化性动脉狭窄或其他重要危险因素（如糖尿病、冠心病等）的高危或中高危缺血性卒中患者，而我们的研究关注的是轻型卒中和TIA，危险程度相对偏低。所以如单用氯吡格雷治疗作为对照，与我们的目标人群不符，而且得到的结论是"应用氯吡格雷的患者如加用阿司匹林效果如何"，与我们的临床实践应用相脱节。

对照选择3：假设我们单用阿司匹林治疗作为对照，需选取一组患者给予一定剂量的阿司匹林，观察并比较两组的疗效差异。因为用阿司匹林治疗是目前指南推荐用于低中危缺血性卒中和TIA患者的抗血小板药，也是目前临床实践的一线抗血小板药。单用阿司匹林治疗作为对照不仅符合伦理，而且与我们的临床实践相结合，得到的结论可直接应用于临床实践。在确定好单用阿司匹林作为对照后，下一步是要明确阿司匹林的剂型、用法、用量。结合目前临床上阿司匹林的用法，并考虑到可能的出血风险，选用阿司匹林75mg/d，剂型是每片25mg或50mg。

知识点

对照的设置

实验研究设计的一个重要原则就是必须有对照。临床试验的目的就是评价某一干预措施（新药物、新疗法等）针对某一疾病状况的效果和安全性。这种新的干预措施的效果是根据比较组间效应差别来判定的，如果不设置对照，就得不到效应差值，也就无法评价新干预措施的疗效。

对照的作用

设置对照可以抵消以下因素对效果判定的影响。

1. 抵消疾病自愈趋势的影响　某些疾病常有自愈的趋势，一些急性自限性疾病，如上呼吸道感染、胃肠炎等，即使医生未施加任何治疗，疾病本身也会自行好转。如果不设置对照，就很难区分疾病的好转或痊愈是由于疾病的自然康复还是治疗措施的效果。

2. 抵消安慰剂效应 安慰剂效应是指某些研究对象由于依赖医药而表现的一种正向心理效应。当患者接受了治疗措施，即使该治疗无药效成分（如淀粉、生理盐水等），因使其在心理上、精神上得到了安慰，而使所患疾病得到了改善，这种改善与其正在接受的治疗措施无关。

3. 抵消影响疾病预后的其他因素的干扰 疾病的预后除了受干预措施的影响，还受其他很多方面的影响，包括患者的基本情况（如患者的年龄、性别），试验开始时的疾病轻重和病程，患者本身所具有的疾病危险因素（如高血压、糖尿病等是影响脑卒中预后的危险因素），其他附加治疗措施（如护理措施、心理治疗等）的影响。通过合理的设置对照，可以均衡两组间这些干扰因素，自然也抵消了这些因素的干扰作用，显示出所评价干预措施的真实效果。

对照如何选择

1. 安慰剂对照 安慰剂（placebo）通常采用乳糖、淀粉、生理盐水等成分制成，不加任何有效成分，但外形、包装、颜色、大小、味道与试验药物极其相近。在所研究的疾病在临床上尚无有效的防治药物，或某些慢性病自然病程反复波动，短期不治疗不至于明显影响疾病的预后时，才使用安慰剂对照。

2. 标准治疗对照 当临床上已有明确的有效治疗方法时，应采用常规或当前最佳的治疗措施作为对照。采用标准治疗作为对照也比较符合伦理的要求，而且试验结果更贴近于临床，得到的结论有助于改善临床实践。

3. 空白对照 对照组不给予任何对照干预措施。一般仅用于尚无有效疗法又不便实施盲法的探索性措施疗效评价中使用，如评价预防性干预措施，疫苗的效果等，常采用空白对照。

五、样本量的计算

通过公式法、查表法和估计法计算样本量。估计样本含量之前必须明确一些参数。

1. 对照组结局事件的发生率 P_1，本例中为单用阿司匹林组 3 个月后的卒中复发率。通过查阅文献及结合临床经验可知，在 TIA 高危患者（$ABCD^2$ 评分 >4）或轻型卒中患者症状出现 24 小时内给予阿司匹林治疗，90 天卒中复发率约为 14%。

2. 试验组结局事件的发生率 P_2，指所评价的干预组的预计结局事件发生率，本例中为联用氯吡格雷/阿司匹林治疗 90 天的卒中复发率。根据对现有相关研究的文献分析，我们认为 TIA 高危患者（$ABCD^2$ 评分≥4）或轻型卒中患者症状出现 24 小时内给予联用氯吡格雷/阿司匹林治疗，90 天卒中复发的相对危险度降低将大于 22%，即试验组的 90 天卒中复发率约为 11%。

3. α 值，即所希望达到的检验显著性水平，也就是第一类错误（假阳性错误）的概率，一般取 0.05 或 0.01。

4. 把握度 $1-\beta$，β 为第二类错误（假阴性错误）的概率，$1-\beta$ 即把握度，一般取 0.90，也就是 β 值取 0.10。根据临床试验样本量计算公式：

$$P=(P_1+P_2)/2=(0.14+0.11)/2=0.125$$

$$N_{每组}=\frac{[z_{1-\alpha/2}\sqrt{2P(1-P)}+z_{1-\beta}\sqrt{P_1(1-P_1)+P_2(1-P_2)}]^2}{(P_1-P_2)^2} \qquad \text{式 2-11-1}$$

$$=\frac{[1.96\times\sqrt{2\times0.125\times(1-0.125)}+1.28\times\sqrt{0.14\times(1-0.14)+0.11\times(1-0.11)}]^2}{(0.14-0.11)^2}$$

$$=2\,550$$

根据计算，本研究案例估计样本量试验组与对照组各约 2 550 例患者。考虑患者在随访过程中可能失访，故增加 10% 的样本量，得本研究需试验组与对照组各 2 805 例。

六、随机化分组

本案例的目的是评价与单用阿司匹林治疗比较，轻型卒中或 TIA 人群在发病早期（24 小时之内）联用氯吡格雷/阿司匹林治疗的疗效。为了更有效地比较联用氯吡格雷/阿司匹林治疗措施的真实效果，就要求其与对照组间除了治疗干预措施(试验组联用氯吡格雷/阿司匹林治疗,对照组单用阿司匹林治疗)不同外,其他因素(患者的基本情况、病情及其他附加治疗措施)都尽可能与对照组是均衡一致的。将参加研究的患者随机分组的方法能有效地达到这个目的。由计算机系统自动生成随机顺序表,按 1∶1 分配治疗药物,将 5 610 例病例随机化分为 2 805 例为联用氯吡格雷/阿司匹林,另 2 805 例为单用阿司匹林,药物将按照随机码表进行包装。受试者将按照入组的先后顺序,由小到大依次获得指定的随机试验药物编号,研究者给予患者与号码相应的药物。

知识点

随机化分组

影响预后的非研究因素在两组间均衡可比是准确估计干预措施效果大小的前提。随机分组是获得组间可比性的最可靠的方法。

随机化是将研究对象随机分配到试验组和对照组,使每个研究对象都有同等的机会被分配到各组中去,使各种已知和未知的混杂因素在组间分布均衡,从而提高各组间的可比性,减少偏倚,增加试验结果的准确性,使研究结论更加可靠。随机化分组是随机对照临床试验的又一重要基本原则。常用的随机化分组方法有以下三种。

1. 简单随机分组 先将病例以个人为单位编号,如按入院顺序号或就诊序号,再利用掷硬币(正反面分别代表试验组和对照组)、抽签或使用随机数字表等方法,随机将病例分配到试验组和对照组中去。随机表是试验前预先设置好的,一旦患者进入临床,只要符合纳入研究条件,就应按随机化分组方案接受治疗,不得随意更改。

2. 分层随机分组 当发现某混杂因素(如病情、年龄等)对疗效影响较大时,可根据混杂因素的不同类型将病例先分成若干层,然后在每一层内再按简单随机化分组的方法将患者分配至试验组和对照组。分层随机化分组可增加组间的均衡性,提高试验效率。

3. 区组随机分组 克服简单随机化带来的两组间样本量明显不等。可以与分层随机分组结合使用。

随机化的过程

随机化过程的关键是使每个研究对象都有同等的机会被分配到各组中去。一般采用随机数字表等方法求得随机分组的顺序。按照患者出生日期(奇偶年份)、患者参与试验的时间(单双日)、患者参与试验的顺序号按单双号交替分配等方法进行分组,无法使得受试者有相同的机会进入不同的研究,不是严格意义上的随机分组,是对随机化的误用。

随机化的实施

在实施随机化分组的过程中,应做到参与研究的研究者和研究对象等均不知道随机分配的顺序,称之为随机分配隐藏(concealment)。随机分配隐藏与随机化分配本身同等重要,如果随机分配的顺序泄露,则达不到控制偏倚的目的。随机分配隐藏一般采用不透光的密封信封或中心随机化系统来实现。

七、盲法(blinding)

在确定随机分组方案后,下一步是给予药物干预。一种最简单的方法是根据随机分组方案分别给予受试对象相关分组的药物。如按照随机分组方案,对于对照组的患者给予阿司匹林药片,对于试验组的患者给予氯吡格雷和阿司匹林两种药片。如果采用这种方法,此时受试对象知道自己吃的是阿司匹林药片,还是氯吡格雷和阿司匹林两种药片,就会产生主观心理作用,影响试验结果。研究者也会因知道某患者是用的何种用药方案,而在收集病史、观察患者反应时产生倾向性,如对试验组更为关注,报道更为详细。这两方面都会使试验产生偏倚,从而影响试验结果的真实性。另一种做法是采用盲法,利用双模拟技术,配制两种肉眼难以辨别的(其大小、形状、颜色、外观完全相同)氯吡格雷片剂(75mg 有效的氯吡格雷和氯吡格雷安慰剂)。对于试验组,给予有效的氯吡格雷药片和有效的阿司匹林药片,而对于对照组,给予氯吡格雷安慰剂和有效的阿司匹林药片。这种情况下,因研究对象和研究者均不知道每位患者采用的是何种用药方案,才能使试验实施过程尽可能做到公正,避免信息偏倚,增加了试验结果的真实性。

对照、随机化分组和盲法是随机对照试验的三大基本原则。临床试验过程中的很多资料都是通过询问病史、观察患者的反应而收集到,如果研究对象或研究者事先知道了某患者的具体治疗分组情况,就产生主观心理作用,对不同分组的患者产生不同的倾向性,从而产生信息偏倚,影响试验结果的真实性。在数据整理和统计分析阶段,如果统计分析人员知道具体患者的分组情况,也会在数据整理、统计方法选择和结果解释方面产生倾向性。为避免这些偏倚,可采用盲法。

知识点

盲法种类

1. 非盲法 又称开放试验,在研究过程中,研究者和研究对象都知道治疗的具体内容。这种方法优点是容易实施,缺点是容易产生偏倚。但对于一些试验却只能是非盲的,如比较手术治疗与药物治疗对某种疾病的疗效。

2. 单盲 研究对象不知道自己是试验组还是对照组。这种方法可避免来自研究对象的偏倚,但仍不能避免来自研究者的偏倚。

3. 双盲 研究者和研究对象都不了解试验分组情况,而是由研究设计者来和控制全部试验过程。双盲设计可以避免研究对象和研究者的主观因素所带来的偏倚。缺点是实施相对较复杂,难度大。

4. 三盲 不仅研究者和研究对象不了解分组情况,而且负责资料整理和分析的人员也不了解分组情况。三盲设计不仅可避免来自研究对象和研究者的偏倚,还可避免来自资料整理和分析人员主观倾向性所带来的偏倚。

八、结局测量

本研究案例中的主要疗效指标为 3 个月卒中(包括缺血性或出血性卒中)复发,即 3 个月卒中的复发情况应是在首次卒中发病后 90 天时的卒中复发情况。但是由于各种原因,很难正好在第 90 天当天能随访到患者,一般会设定一个时间窗(如 90±7 天),只要在这个时间窗内完成随访都认为是可以的。在确定了结果观察指标及何时测量后,下一步应确定如何测量。对于卒中患者,可以事先与患者预约好在第 90 天来医院复查的同时进行医生与患者面对面的随访。另一种方法是事先记录患者电话,在第 90 天时由研究人员向患者进行电话随访。对试验组和对照组在结果测量方法和终点判定上,应做到公平一致。最后确定患者是否有卒中复发时,需经由脑血管专业领域专家组成的终点事件判定委员会在盲法状态下根据随访结果做出公平公正的判定。

知识点

结局的确定

结局的确定与测量是临床试验成功的关键之一。临床试验中干预措施产生的结局可能有很多方面,而一项临床试验不可能测量所有相关的结局,一般会挑选一项关键的结局终点事件作为主要结局指标,而其他相关的指标作为次要结局指标。研究结局的选择需依据具体研究的目标和研究角度来确定,尽可能选择灵敏度高、特异度高的明确的终点事件(存活、病死、复发等)作为试验结果测量指标。除非研究有特殊需要,一般不采用生化检查结果等"中间结局"指标作为临床试验结果测量指标。

结局的测量

如果结局测量者知道试验的分组情况,就会在结果判定上产生倾向性,如倾向于将试验组的结果

判定为阳性。为避免在结果测量阶段产生偏倚，结局指标的观察、测量和评价也尽可能采用盲法的形式，即结局测量者不知道患者的试验分组情况。无论是试验组还是对照组，在结果测量方法、终点判定上都应该是特定一致的，且要使用相同的方法。如果有条件，应由建立在第三方基础上的终点事件判定委员会在盲法状态下对试验结果做出公平公正的判定。

结局事件出现的时间

从患者发病到结局事件出现的时间也是反映干预措施与结局之间联系的重要变量。在结局事件明确时，如能同时收集结局事件发生的时间，将使结局事件信息更为充分，在统计分析时可以用生存分析的方法进行分析。

九、预期结果

与单用阿司匹林治疗比较，轻型卒中或 TIA 人群在发病早期（24 小时之内）联用氯吡格雷/阿司匹林治疗 3 个月卒中（包括缺血性或出血性卒中）复发率较低，差异有统计学意义。

十、随机对照试验结果

在随机对照试验中研究结果以"2×2"表格表示，其中行代表试验分组情况，列代表试验结局情况（表 2-11-1）。a 代表试验组结局事件发生例数，c 代表对照组结局事件发生例数，$a+b$ 与 $c+d$ 分别代表试验组与对照组的总例数。比较试验组结局事件发生率 $a/(a+b)$，和对照组结局事件发生率 $c/(c+d)$。这两个率比较可以用自由度为 1 的卡方检验。试验组和对照组的均数或连续变量结局指标可以通过 t 检验或非正态变量的非参数检验来比较。如果试验记录了发病到结局事件出现的时间信息，可采用 Cox 比例风险模型评价两组间治疗效果的差异，并计算风险比（hazard ratio，HR）。

表 2-11-1 随机对照临床试验的研究结果

试验分组	结局终点事件		合计
	发生	未发生	
试验组	a	b	$a+b$
对照组	c	d	$c+d$
合计	$a+c$	$b+d$	N

知识点

意向性治疗分析

意向性治疗分析（intention-to-treat analysis，ITT）是指所有经过随机化分组的患者，应按照所分配到的处理进行随访、评价和分析，而不管其是否依从研究计划的治疗过程。该原则强调只要是参与了随机分配的病例，都应纳入并按初始随机化分组进行疗效分析。

随机分配的原则是确保各组间的可比性，如果将失访或退出的病例排除，只对符合试验方案者进行分析，就会破坏随机分配时设定的组间均衡性，甚至夸大试验治疗的效果。意向性治疗分析确保了随机化的原则，可使组间保持均衡性，减少可能的偏倚带来的影响，使结果更加真实，下结论趋于保守。对于缺失值的处理，一般采用将末次观察结果结转到终点的处理方法。

绝对危险度减少

绝对危险度减少（absolute risk reduction，ARR）表示试验组事件发生率与对照组事件发生率之间的绝对差值，提示相对于对照组，经试验组治疗后事件发生率的绝对下降水平。

$$ARR = |c/(c+d) - a/(a+b)|$$　　　　　　式 2-11-2

举个例子，一新药治疗脑卒中 3 个月的卒中复发率为 8%，对照组治疗的卒中复发率为 12%，则 ARR=4%，表示相对于对照治疗方法，新药治疗可使脑卒中的 3 个月复发率绝对下降 4%。

相对危险度减少

相对危险度减少（relative risk reduction, RRR）表示绝对危险降低率占对照组事件发生率的比例，提示试验组比对照组治疗后事件发生的相对危险度下降的水平。

$$RRR = |c/(c+d) - a/(a+b)|/[c/(c+d)]$$　　　　　　式 2-11-3

举个例子，一新药治疗脑卒中 3 个月的卒中复发率为 8%，对照组治疗的卒中复发率为 12%，则 RRR=33%，表示相对于对照治疗方法，新药治疗可使脑卒中的 3 个月复发的相对危险度下降 33%。

需治疗人数

需治疗人数（number needed to treat, NNT）表示为避免 1 例临床事件发生，临床医师在一段时间内应用某一疗法需治疗的患者例数。

$$NNT = 1/[c/(c+d) - a/(a+b)]$$　　　　　　式 2-11-4

该指标是治疗性临床试验中反映治疗效果的良好量化指标，直观易懂，可操作性强，更贴近医生和患者的实际思维，同时具有临床价值及经济价值。

举个例子，一新药治疗脑卒中 3 个月的卒中复发率为 8%，对照组治疗的卒中复发率为 12%，则 NNT=25，表示为预防 1 例脑卒中复发，需治疗 25 例。

第三节　研究报告与问题分析

随机对照临床试验的报告格式和要求可以参考随机对照试验报告规范（CONSORT 声明）。研究结果的报告包括研究背景与目的、方法、结果、讨论与结论四个方面。讨论应对研究设计、可能存在的偏倚、可能影响结论的因素及试验结果的临床应用等进行恰当的分析。

研究案例

WANG Y, WANG Y, ZHAO X, et al. Clopidogrel with aspirin in acute minor stroke or transient ischemic attack. N Engl J Med. 2013, 369: 11-19.

1. 背景与目的　短暂性脑缺血发作（TIA）或轻型卒中早期（最初几周内）复发风险极高。氯吡格雷与阿司匹林合用比单用阿司匹林在预防卒中的发生可能具有更好的效果。

2. 方法　本研究设计为全国多中心（114 家中心）、随机、双盲、对照试验，5 170 例轻型卒中或 TIA 患者在发病后的 24 小时内被随机分配到氯吡格雷-阿司匹林联用组（氯吡格雷起始剂量 300mg，随后 75mg/d，直至 90 天，在合并前 21 天使用阿司匹林 75mg/d）和安慰剂-阿司匹林对照组（阿司匹林 75mg/d，直至 90 天）。所有试验者在第一天服用公开标签的阿司匹林 75～300mg。主要结局基于意向性治疗分析的 90 天卒中事件（缺血或出血性），应用 Cox 比例风险模型评价治疗效果的差异，并考虑研究中心聚集的随机化效应。

3. 结果　氯吡格雷-阿司匹林组 8.2% 患者发生卒中，而阿司匹林组 11.7% 患者发生卒中（HR 0.68，95%CI 0.57～0.81，P<0.001）。氯吡格雷-阿司匹林组 7 例（0.3%）患者发生中重度出血，而阿司匹林组 8 例（0.3%）患者发生中重度出血（P=0.73），每组出血性卒中的发生率均为 0.3%。

4. 结论　在发病 24 小时内给予治疗的 TIA 或轻型卒中患者中，氯吡格雷与阿司匹林联合治疗比单独应用阿司匹林更能降低 90 天卒中发生风险，且并没有增加出血风险。

知识点

常见的偏倚

霍桑效应（Hawthorne effect）：在研究过程中，研究者对自己感兴趣的试验组的研究对象较对照组更为关心，而被关照的研究对象由此产生心理变化，改变了他们的行为，更多地向研究者报告好的结果，从而夸大了治疗效果。

干扰与污染：干扰是指试验组除接受研究措施以外，额外接受了类似试验药物效果的附加措施，从而人为夸大试验组的真实疗效。污染是指对照组额外接受了试验组的药物，从而人为造成一种夸大对照组疗效的现象。

临床试验实施过程可能发生其他的重要偏倚，包括向均数回归、安慰剂效应和失访偏倚等。

偏倚的控制

控制霍桑效应、干扰和污染的最好方法是严格按照盲法的原则实施治疗方案，在实施过程中不轻易改变患者的治疗方案或改变药物的种类或剂量。

第四节　临床问题的回答

继随机对照试验显示联用氯吡格雷/阿司匹林治疗轻型卒中或 TIA 有效之后，更多关于轻型卒中与 TIA 防治相关的研究设计正在国内外开展。如美国一项刚完成的随机对照试验（POINT 试验）旨在评估轻型卒中与 TIA 发病后 12 小时内联用氯吡格雷/阿司匹林强化治疗相对于单用阿司匹林治疗在预防 90 天卒中复发的疗效及安全性的差异。

第五节　随机对照试验的其他应用

随机对照试验除用于药物、疗法或其他治疗性措施的效果外，还可用于针对疾病危险因素进行干预的病因学研究，评价 2 种以上检查方法真实性、可靠性和实用性的筛检研究，评价预后影响因素的预后研究等。

（王伊龙）

第十二章　生命质量评价

临床案例

患者女性,44 岁,因"接触性阴道流血 3 个月"入院。患者近 3 个月来无明显诱因出现同房后阴道少许流血,颜色鲜红,无腹痛、腹胀,伴白带增多,呈水样,无异味。

月经史:13 岁初潮,周期 5/30 天,经量较多,无痛经。

婚育史:21 岁结婚,孕 3 产 3,育 2 女 1 男,自然流产 2 次。否认家族中有类似病史。

患者一般情况可,全身浅表淋巴结未扪及肿大。

妇科检查:宫颈呈桶状,后唇见一约 5cm×4cm×4cm 大小的菜花状赘生物,质脆,触之易出血。宫体前位稍萎缩,质中,无压痛,表面光滑,活动度尚可,宫旁弹性尚可,未触及明显增厚与结节;双侧附件区未及明显异常。三合诊:直肠、子宫后壁,主韧带及骶韧带弹性均可,未扪及增厚与结节。盆腔彩超示宫颈占位性病变(5.5cm×4.5cm),考虑宫颈癌;盆腔 CT 示宫颈癌,盆腔淋巴结无肿大;病理检查示宫颈腺癌,组织学分级Ⅱ级。

第一节　如何获得临床研究问题

随着医学模式由简单生物模式向生物 - 心理 - 社会医学模式的转变,医生的职责不再仅是治疗疾病,还要消除患者的痛苦和烦恼,提高生命质量,使患者接受治疗后能继续发挥在社会生活中的作用。传统评价健康的指标,如发病率、有效率、治愈率、缓解率、生存率、生存时间等,已不能客观而全面地反映患者对疾病的体验和治疗的综合效应,临床医生应关注具有整体性、综合性和体现以人为本的生命质量的评价。

这是一个典型的宫颈癌案例,我们可以提出以下问题:患者的宫颈癌目前处于什么分期?应采取何种治疗方式?手术治疗、放射治疗还是两者联合治疗?不同的治疗方式对患者生命质量有何影响?如何提高患者远期的生命质量?

一、明确临床问题

(一)查阅文献及相关背景资料

宫颈癌是最常见的妇科恶性肿瘤之一,发病率占女性生殖系统恶性肿瘤的首位,病死率在所有女性恶性肿瘤中仅居胃癌之后,占第二位。患者以 40～60 岁者多见,但近年发病年龄有年轻化趋势,高发年龄为 30～50 岁。早期宫颈癌(ⅠA～ⅡA)预后较好,中晚期宫颈癌预后较差。目前在其病因尚未完全明了的情况下,早发现、早诊断、早治疗对改善预后、提高患者生命质量尤为重要。

(二)相关研究提供临床思路

在上述案例中,癌瘤呈菜花状赘生物,直径大于 4cm,淋巴结无肿大,阴道、宫旁、直肠、主韧带均无明显浸润,因此该患者应诊断为宫颈腺癌ⅠB_2 期,属于早期宫颈癌。目前,宫颈癌的治疗是以放射治疗、手术治疗或二者联合治疗为主,化疗为辅。放疗适于各期患者,手术仅选择性地应用于ⅠA 期、ⅠB 期、ⅡA 期及中心复发性患者。那么,哪一种治疗方法更好呢?

(三)既往研究结果

已有的研究表明,手术治疗与放射治疗各有优缺点。

早期宫颈癌的手术方式包括根治性子宫切除术加双侧淋巴结清扫术，伴或不伴卵巢切除术，或卵巢转位术。手术治疗能够有机会进行完全的盆腹腔探查，可以根据患者病情提出个体化的治疗方案；能保留更具功能的阴道，其弹性和分泌润滑作用常常得以保持。手术治疗存在低于1%的手术死亡率，术后患者可出现感染、泌尿道损伤、肺栓塞、成人呼吸窘迫综合征、膀胱功能障碍、输尿管狭窄及张力性尿失禁等并发症。

放射治疗包括体外照射和腔内照射，腔内照射可引起子宫穿孔和感染等并发症，虽然也可引起肺栓塞，但发生率明显低于手术治疗。放射治疗不仅可引起肠梗阻、肠出血、肠瘘管、肠穿孔、输尿管狭窄和膀胱阴道瘘，还可引起阴道缩短和萎缩，使性交困难。手术治疗和放射治疗的并发症发生率相当，这些并发症的严重程度、不同并发症对患者远期生活的影响是难以比较的。

选择哪一种方法作为主要治疗方法，要根据临床分期、年龄、全身情况、组织学类型及分级，对放射线的敏感性和是否已经过治疗等因素加以考虑。有关宫颈癌的临床分期，经1995年国际妇产科协会颁布标准后，已取得共识。但对于哪种治疗方式对ⅠB期及ⅡA期宫颈癌治疗最有效，目前仍未达成共识。因此，患者选择哪种治疗方法，不要只强调手术或放疗的优点，而是应首先考虑哪种方法对患者更有利，这样就必须考虑到生命质量问题。

知识点

生命质量的定义

生命质量（quality of life，QOL）是美国经济学家加布雷思（J.K.Calbraith）作为社会学概念于1958年提出的，包括生存时间、身体健康、人均收入、教育程度、福利等指标。用于研究一个国家或地区人口的生活质量和家庭个体的生活质量。

生命质量的定义多种多样。Walker认为，生命质量是指人的身体和心理特征及由此而确定的个人行为功能状态，它描述个人的执行功能及从中得到满足的能力，此定义强调生命质量的身体、心理、社会特征和个人的功能状态。世界卫生组织将生命质量定义为不同文化和价值体系中的个人对与他们的目标、期望、标准及所关心的事情有关的生存状况的体验。该定义强调了生命质量中的文化背景、价值观念和个人的主观体验。

医学界将生命质量理论与世界卫生组织对健康的定义相结合，提出了健康相关生命质量（health related quality of life，HRQOL）的概念。根据国内外的研究，健康相关生命质量是指在病伤、医疗干预、老化和社会环境改变的影响下，人们的健康状态及与经济、文化背景和价值取向等相联系的主观体验。健康相关生命质量的主要内容包括健康状态和主观体验。健康状态是从生理、心理和社会等方面描述的功能状态，是生命质量中相对客观的部分。主观体验是指个体的需求和愿望得到满足时所产生的主观反应。

二、将临床问题转化为科学问题

当应用生命质量评价解决临床问题时，我们能提出哪些问题呢？

（一）确定合适的随访时间

研究哪种治疗方法对患者更有利，我们可调查患者治疗后的生命质量。合适的随访时间，既能保证实验结论的可靠性，又可以尽量减少失访率，节省人力。在患者行手术治疗的第1年内，性功能障碍和宫颈癌的复发率较高，而行放射治疗的2年内，患者可发生盆腔组织的慢性纤维化和阴道的持续萎缩。因此，术后2年内出现一定的功能障碍较为常见。而患者在疾病得到治疗后，随着时间的推移，其性功能得以恢复。经过较长的恢复期后，患者测得的生命质量相对稳定且临床价值更高。但随访时间过长，就会损耗过多的人力、物力，同时失访率也会增加。因此，确定合适的随访时间尤为重要。

（二）生命质量评价的内容

过去，研究人员认为，增加生命时间会提高生命价值，故生存时间成为评价治疗效果的经典指标。诚然，生存时间的延长是治疗效果的一个方面，但并不全面。那么怎样才能全面反映患者目前的状态呢？生命质量是一个具有整体性、综合性和体现以人为本的主观而多维的概念。生命质量资料直接来源于患者的体验，并可衡量身体、功能、心理等多个方面的内容。包括宫颈癌患者出现的恐惧和担忧，害怕疼痛、害怕死亡，害怕疾病无法救治或担心会依赖他人、造成他人负担；因为对肿瘤的恐惧无法开始正常的性生活；有强烈的社会孤立感等，这些资料为后期进行患者的心理疏导有重要的意义。健康相关生命质量评价的内容应包括生理状态、心理状态、社会功能状态和一般性感觉四个维度。

知识点

健康相关生命质量评价的内容

1. 生理状态　生理状态反映个人的体能和活动能力，即身体功能和活动能力，是生命质量最基本的组成成分。通常包括活动受限、角色功能受限和体力适度三方面的内容。

（1）活动受限：指日常生活活动能力因为健康问题而受到的限制，包括以下三个层次。①躯体活动受限，如屈体、弯腰、行走困难等；②迁移受限，如卧床困难、不能驱车、不能利用公共交通工具等；③自我照顾能力下降，如不能自行梳洗、穿衣和进食等。活动受限是生命质量中较为敏感的指标。

（2）角色功能受限：人的社会角色表现为担当一定的社会身份，承担相应的社会义务，执行相应的社会功能。角色功能常常因身体功能下降而受到影响，包括主要角色活动的种类和数量受限、角色紧张、角色冲突等。角色功能受限不仅反映患者的生理状态，而且还受心理状态和社会生活状态的影响，是反映患者生命质量的一个综合性指标。

（3）体力适度：主要指个人在日常活动中所表现出的疲劳感、无力感和虚弱感。如爬山、登楼、举或搬重物能力等。

2. 心理状态　生命质量评价与个体的情绪和认知功能密切相关。所有的疾病都会给患者带来不同程度的心理变化，主要是情绪和认知方面。

（1）情绪：指个体感知外界事物后所产生的一种体验，包括正性情绪（如愉快、陶醉、兴奋、满足等）和负性情绪（如恐惧、抑郁、焦虑、紧张等）。情绪反应常常是生命质量测量中最为敏感的部分，这是因为它不仅受疾病的影响，而且个体身体功能状态和社会功能状态也会间接地从情绪反应中表现出来。

（2）认知功能：包括时间地点定位、方向识别能力、思维、注意力和记忆力等，是个人完成各种活动的基本能力。因为几乎所有疾病的晚期及一定年龄段的老年人，都伴有认知功能的障碍。认知功能不是一个敏感的指标，但是相对稳定的指标。

3. 社会功能状态　表现为个人在社会交往状况和从所拥有的社会资源中获得的社会支持程度。

（1）社会交往：根据社会交往的深度可分为三个层次。一是社会融合，指个人属于一个或几个高度紧密的社会组织，并以成员身份进行社会参与；二是社会接触，指人际交往和社区参与，如亲友交往和参加集体活动等；三是亲密关系，指个人关系网中最具亲密感和信任感的关系，如夫妻关系。

（2）社会资源：社会资源的质量只能由个体来判断，并通过向个体直接询问来进行测量。社会资源的测量代表了个体对其人际关系充足度的评判，包括与能够倾听私人问题并提供实质性帮助和陪伴的亲友的联系。对社会资源感到满意的人们往往感觉与别人"连线"或"接合"，感觉到被关照、关爱和需要。

4. 一般性感觉　指个人对其健康状态、生活状况做出的自我评价，是生命质量评价中比较主观的综合性指标。这种自我评价一般与个人的文化背景和价值观念较为密切。

（1）健康自评：既可以是评价对象对自身目前综合健康状态的自我评价，也可以是评价对象对自身将来健康状态的自我评判。它反映个体对自身现时健康的认识及对未来健康的期望与选择。

（2）自我生活评价：指评价对象对自己生活的某个领域或对生活诸方面综合状况的自我评价。它反映个体对生活的满意程度。

第二节 生命质量评价设计

一、研究目的

评价不同治疗方式(手术治疗或放射治疗)对早期宫颈癌患者术后的远期生命质量的影响。

二、病例选择

①患者年龄小于 55 岁,早期宫颈癌(ⅠA～ⅡA);②至少有 5 年以上病史,首次诊断时肿瘤直径<6cm 的鳞癌、腺癌或腺鳞癌;③放射治疗接受放射线平均剂量为 85.7Gy。接受过手术治疗和放疗的联合治疗,同时接受放疗和化疗,以前做过子宫切除术,出现复发性疾病,以前患有其他恶性肿瘤的患者排除在外。之后使用单因素分析和多因素线性回归分析进行治疗组与对照组的比较。

三、对照选择

选择无癌症等其他病史,与实验组年龄、种族相仿的女性纳入对照组。

四、实验分组

选择符合标准的实验组与对照组时,要满足一致性原则,这样在组内或组间才有一定的可比性。①放射实验组的放射线剂量相同;②放射实验组与手术实验组的病例中癌瘤组织学类型(鳞癌、腺癌和腺鳞癌)分布比例相同;③手术实验组的手术方式:根治性子宫切除术+双侧淋巴结清扫术、根治性子宫切除术+双侧淋巴结清扫术+单侧输卵管卵巢切除术、根治性子宫切除术+双侧淋巴结清扫术+双侧输卵管卵巢切除术,或根治性子宫切除术+双侧淋巴结清扫术+卵巢转位术。这 4 种术式在手术实验组中分布比例相同。

五、评价指标

使用生命质量的标准化量表 SF-36,测量患者治疗后的生命质量。

知识点

生命质量评价量表的选择

根据评价对象不同可分为普适性量表和特异性量表。目前,国内外评价生命质量的规范量表较多,可根据研究需要选择适宜的量表,以便研究成果能够与国内外同类研究比较。下面介绍常见的普适性量表和用于癌症和慢性病的特异性量表。

1.普适性量表 一般普适性量表具有普遍性,它不针对某一种/类的患者,而是可用于健康人和各种疾病患者,反映其一般的健康状况。普适性量表很多,常见的种类如下。

(1)总体健康问卷(the general health questionnaire,GHQ):该量表于 1960—1970 年在英国开发出来,原来主要用于精神心理评价,后来推广于一般的医学评价,主要以问卷或图表形式来描述被测对象的焦虑、压抑等非精神性心理异常特征,也可用于有心理异常倾向的患者。最初从 140 个条目中选出 60 个条目构成量表。随后开发出 30、28、20 和 12 个条目的不同简化版。目前使用的主要有 5 种:GHQ-60,GHQ-30,GHQ-28H,GHQ-20 和 GHQ-12。

(2)诺丁汉健康量表(the Nottingham health profile,NHP):诺丁汉健康量表由英国诺丁汉大学社会医学教研室研制,评价对象主要是一般人群,也可评价一些慢性病患者的生命质量。该量表具有较好的信度和效度,对较广范围的健康状况高度敏感,完成量表时间约 10 分钟。诺丁汉健康量表是综合评价生命质量的量表,由健康问卷和个人生活问题两部分组成。健康问卷包括 38 个条目 6 个维度:躯体活动、精力、疼痛、睡眠、社会联系与情感反应。个人生活问题包括工作、照料家庭、社会生活、家庭生活、性生活、爱好与兴趣、度假等 7 个方面。

（3）36 条目简明健康调查量表（medical outcomes study general health survey-short form 36，SF-36）：该量表是美国波士顿健康研究所在医疗结果研究调查表（medical outcomes study，MOS）的基础上开发出来的普适性健康调查问卷，适用于普通人群的生命质量测量、临床试验研究和卫生政策评价等。SF-36 量表包括 36 个条目，评价健康相关生命质量的 8 个维度，分别属于"生理健康"和"精神健康"两大类。此外，SF-36 还包括一项健康变化指标，用于评价过去一年内健康状况的变化。每个维度均以 0 分为最低值，100 分为最高值，分数越高，表示生命质量越好。

（4）世界卫生组织生存质量测定量表（the WHO quality of life assessment instrument，WHOQOL）：世界卫生组织生存质量测定量表是 WHO 组织 20 余个不同文化背景、不同经济发展水平的国家和地区的研究中心共同研制的，用于测量个体与健康有关的生存质量。目前，已经研制成的量表有 WHOQOL-100 和 WHOQOL-BREF。WHOQOL-100 包含 100 个条目，覆盖 6 个领域的 24 个方面，每个方面由 4 个条目构成，分别从强度、频度、能力和评价 4 方面反映同一特质。此外，还包括 4 个关于总体健康状况和生存质量的问题。WHOQOL-BREF 是在 WHOQOL-100 基础上发展起来的，保留了量表的全面性，仅包含 26 个条目，简表各个领域的得分与 WHOQOL-100 量表相应领域的得分具有较高的相关性，适用于生命质量是众多变量之一的大型研究。

2. 特异型量表 不同病种有不同的症状、不同的体征、不同的心理状况，就需要不同的问题来反映，从而构成了不同的特异量表。

（1）癌症患者生活功能指数量表：癌症生活功能指数量表（functional living index cancer scale，FLIC）由加拿大学者 Schipper 等研制，包括 22 个条目，用于癌症患者生命质量的自我测试，也可作为鉴定特异性功能障碍的筛选工具。FLIC 量表从癌症患者在日常生活中可能面临的问题入手，比较全面地描述了患者的活动能力、执行角色功能的能力、社会交往能力、情绪状态、症状和主观感受等。

FLIC 量表面向一般的癌症患者，尤其适用于预后较好的癌症患者，如乳腺癌、宫颈癌等患者，在癌症患者的临床疗效评价中得到了广泛的应用。内容描述围绕癌症特性，心理方面着重表现癌症患者常有的对死亡的恐惧和对健康的忧虑等，对疾病和治疗的描述着重围绕癌症患者常有的眩晕、疼痛等症状。

（2）慢性病治疗功能评价系统：慢性病治疗功能评价系统（the functional assessment of chronic illness therapy，FACIT）由美国结局研究与教育中心（Center on Outcomes，Research and Education，CORE）的塞拉（Cella）等研制。该系统是由一个测量癌症患者生命质量共性部分的一般量表（共性模板）FACT-G 和针对一些特定癌症、某些慢性病、治疗和症状的特异模块所构成的量表群。第 4 版的 FACT-G 由 27 个条目构成，分为 4 个维度，生理状况（7 条）、社会/家庭状况（7 条）、情感状况（6 条）和功能状况（7 条）。特异量表则由共性模块加各自的特异模块构成。特异模块的条目数不一，如乳腺癌患者的特异量表 FACT-B 由 FACT-G 和乳腺癌的特异模块（9 个条目）构成，慢性病治疗相关疲劳功能评估 FACIT-F 包括 FACT-G 和评价疲劳的 13 个条目。

第三节 研究报告与问题分析

研究案例

MICHAEL F，CHARLOTTE C S，LESLIE R S，et al. Quality of life and sexual functioning in cervical cancer survivors.J Clin Oncol，2005，23（30）：7428-7436.

1. 目的 比较根治性子宫切除术加淋巴结清扫术或放射治疗对宫颈癌患者远期生命质量和性功能的影响。

2. 结果 共有 114 例患者（37 例行手术治疗、37 例行放射治疗、40 例对照）被纳入研究。研究发现，与手术治疗和对照组相比，放射治疗在生活质量、社会心理压力和性功能的标准化问卷中得分明显较低。而手术治疗与对照组在以上方面无统计学差异。

3. 结论　经放射治疗的患者在生命质量和性功能方面低于手术治疗者。因此在早期宫颈癌中建议行手术治疗。

4. 评价　①调查者没有询问参与者是否应用了激素替代治疗，如果有更年期症状的妇女近期停止了激素替代治疗，可能发生更严重的更年期功能障碍，那么将过高估计了一些参与者的更年期症状分数，影响结果的可靠性；②实验进行了回顾性调查研究，一些预后不好、生活质量不高的人拒绝参加此次实验的概率更大，从而出现选择偏差；③由于数据是回顾性收集得到的，不知道患者在治疗前是否存在生命质量的差异，需要进一步的实验研究。

知识点

生命质量的应用

随着生命质量研究的深入，生命质量评价已广泛应用于临床医学、预防医学、卫生事业管理等领域，目标指向考察临床试验效果、卫生政策的制定等。

1. 健康状态评价　生命质量评价在一定程度上就是健康评价。用生命质量的理论与方法来评价健康符合生物 - 心理 - 社会医学模式的要求，它用整体的、综合的指标来说明健康，更强调个体、社会在健康中的作用，更注重个体的生存能力，而不仅是身体健康。

2. 肿瘤及慢性病患者的生命质量测评　肿瘤与慢性病患者的生命质量测评是医学领域生命质量研究的主流，应用不同的疾病专用量表可以反映肿瘤和慢性病患者的全身状况、心理感受和社会适应能力，也可以帮助医务人员选择适当的治疗措施。对于一些慢性非传染性疾病，如糖尿病、原发性高血压、老年阻塞性肺疾病等，医疗卫生服务的目的主要是延缓疾病对健康的损害，防止疾病造成的残疾或功能丧失，让患者维持正常的生活和社会活动。传统的治疗效果指标无法评价疾病防治效果是否能达到这种目的，而生命质量评价则能全面反映患者的综合健康状况。对肾移植和血液透析的晚期肾病患者的生命质量进行比较分析，发现肾移植患者的生命质量较高。

3. 治疗方案评价　临床医学实践中，有关治疗方案的选择多是以医生的知识和经验判断为基础，而很少顾及患者的感受。实际上有些疗法的实施与否，对患者的身体功能、心理状态和社会适应能力会产生很大的影响。因此治疗方案的选择应该考虑对患者生命质量的影响和改善。

4. 临床预后分析　预后（prognosis）指某种疾病的可能结局或后果、这些后果发生的可能性大小，都是临床医师和患者都非常关心的问题。传统的预后分析往往采用疾病存活、复发、死亡等重点指标来衡量。没有综合的定量指标来反映患者的症状、副作用、心理功能和社会适应性。随着医学的进展，人们对肿瘤的本质有了新的认识，活得好活得长的"带瘤生存""人瘤共存"成为新的医学目标，生物治疗、中医治疗等着重整体功能改善的疗法，难以用传统疗效标准评价。因此，将生命质量作为预后指标纳入随访研究，并探讨相应的影响因素。如 Cole 等用参数模型分析了乳腺癌术后对生命质量与生存时间影响的预后因素，发现术后的辅助疗法、肿瘤大小、年龄等均对预后产生影响。

5. 评价预防服务的效果　人群的预防服务主要是通过预防性干预和保健措施。通过评价预防服务的效果，可以为制定卫生政策、确定卫生工作的重点、编制卫生事业发展规划提供依据。应用适当的生命质量测评量表，评定干预前后人群的生命质量，计算生命质量调整生命年等，能够反映预防性干预及保健措施的综合效果。

第四节　文献阅读和评价

研究案例

PENSON R T，HUANG H Q，WENZEL L B，et al. Patient Reported Outcomes in a Practice Changing Randomized Trial of Bevacizumab in the Treatment of Advanced Cervical Cancer：An NRG Oncology/Gynecologic Oncology Group Study.Lancet Oncol，2015，16（3）：301-311.

　　1．目的　化疗联合贝伐珠单抗与单纯化疗相比，能否显著提高晚期宫颈癌患者的整体和无进展生存期，提高患者的生命质量。

　　2．方法　招募18周岁以上的成人，患有ⅣB期宫颈癌、复发性宫颈癌或顽固性宫颈癌。将患者随机分组，按1∶1∶1∶1分为4组，各组分别给予顺铂＋紫杉醇、顺铂＋紫杉醇＋贝伐珠单抗、紫杉醇＋托泊替康、紫杉醇＋托泊替康＋贝伐珠单抗。在治疗过程中，医师与患者采取双盲。治疗周期为21天。主要评估指标为整体生存期和药物安全性、主要生存质量评估指标（FACT-Cx TOI）。在后续的分析中，受试者在治疗的第1、2、5个周期前及第1周期开始后第6、9个月，进行 FACT-Cx TOI 评分分析。所有完成了基线生活质量评估及至少1次随访评估的患者，即可进行生活质量结果分析。

　　3．结果　患者是否接受贝伐珠单抗治疗，其基线 FACT-Cx TOI 评分无显著差异（$P=0.27$）。与单独给予化疗的患者相比，化疗联合贝伐珠单抗治疗的患者 FACT-Cx TOI 评分平均降低了1.2分（$98.75\%CI\ -4.1\sim1.7$，$P=0.30$）。

　　4．结论　在治疗晚期宫颈癌时，贝伐珠单抗的参与能够显著提高整体及无进展生存期，并且无明显影响生活质量。因此，对抗血管生成疗法敏感的患者若想维持生活质量，在接受治疗时可考虑以上新疗法，进而有助于恢复健康。

（阴赪宏）

第十三章 成本效果分析

患者男性，40岁，乙肝肝硬化病史10年，1周前因上消化道出血（呕血），胃镜检查证实为重度食管静脉曲张，经积极补充血容量、降低门脉压力、抑酸、止血等治疗后出血停止，目前状态稳定。肝功能Child-pugh B级，为预防肝硬化门静脉高压食管-胃底静脉曲张破裂再出血，临床医师为患者选择了内镜治疗，并在之后的随访中再次接受了内镜治疗，随访1年未再出现消化道出血。目前继续随访中。

第一节 如何获得临床研究问题

这是一例常见的肝硬化门静脉高压食管-胃底静脉曲张出血患者的处理。针对该患者和同类患者，仍然有很多争议问题，也是医学研究的问题来源。例如：①该患者再出血的可能性有多大？是否需要采取措施预防再出血？②临床上目前有哪些措施可以用于预防再出血？各自的优点和缺点是什么？③我们为患者选择不同的预防再出血的措施依据是什么？这样的选择对谁更有利？

针对这一常见病和多发病，我们可以进行很多相关的研究。从临床问题中获得有意义、具有探索性或者证据性的研究课题，即形成科学问题。

1. 阅读综述文献，了解相关研究的背景资料。文献综述告诉我们，肝硬化门静脉高压食管-胃底静脉曲张破裂出血是肝硬化严重并发症之一，直接影响患者的生活质量和生存时间，在这一过程中同时需要大量的费用，为患者或社会带来了巨大的经济负担。

肝硬化食管-胃底静脉曲张破裂出血患者1年内无干预情况下再出血的可能性在70%以上，需要采取有效措施预防再出血。

目前可以通过药物治疗[非选择性β受体阻滞刘（NSBB）]、内镜治疗[内镜下静脉曲张套扎（EVL）、硬化或组织黏合剂注射治疗]、介入治疗[经颈静脉肝内门腔静脉分流术（TIPS）和经皮经肝门静脉穿刺胃冠状静脉栓塞术]、手术治疗（脾切除+断流术或门体分流术）达到预防再出血的目的。根据文献报道，无干预的1年再出血率在70%以上，药物、内镜、介入TIPS治疗可使再出血率分别下降到40%、20%、10%。

2. 阅读研究原著或Meta分析，了解临床疗效和安全性。阅读文献的同时发现，分流手术疗效最好，但手术后发生肝性脑病的比例较高，并且需要患者一般情况及肝功能状态比较好，能胜任手术。药物治疗尽管方便，患者易于接受，但疗效较差，并且部分患者由于心率较慢或存在哮喘等疾病不能耐受药物。

内镜治疗和介入治疗是临床医师为多数患者做出的选择。内镜治疗一年的再出血率在20%，但需要反复治疗，而TIPS治疗一年的再出血率小于10%。但TIPS治疗后肝性脑病的发生率较高（10%～20%），TIPS治疗采用非覆膜支架一年后再狭窄的发生率较高，当前更多采用覆膜支架。TIPS治疗操作风险及围手术期肝功能衰竭的可能性更高，二者的死亡率相似。一次TIPS治疗的费用昂贵（相当于10～15次内镜治疗费用），而处理肝性脑病的费用也不便宜。那么在更低的再出血率、肝衰竭和肝性脑病的危险性、更高的费用之间，我们究竟为患者推荐哪一种治疗呢？或者如何权衡临床疗效、安全性、生命质量及成本，为患者选择预防肝硬化食管-胃底静脉曲张破裂再出血的预防措施？

大量随机对照临床试验及基于随机对照临床试验的Meta分析结果证实不同措施的疗效差别，同时也能获得不同措施的不良事件或者安全性数据。但如何考虑成本，经济学分析为我们提供另一种解决问题的办法。

知识点

经济学分析的基本概念

经济学分析是一种定量分析方法,同时从资源的使用(成本)和临床结果(效果,包括有效性、危险性和生命质量)二方面比较两种或者两种以上的不同干预措施。

3. 站在患者、群体与社会角度考虑临床问题。临床医生在为患者作出决定时,不仅要考虑到临床结果,即诊断或治疗措施的有效性和危险性,同时要考虑到社会学效果(即患者的生命质量)和经济学效果(即卫生资源的消耗)(表 2-13-1)。因为医生所面对的不仅仅是眼前的患者,日常有大量类似的患者,卫生资源的消耗是巨大的,而卫生资源又是有限的。

表 2-13-1　临床经济评价完整性分析

是否对两种或两种以上的方案进行比较	是否同时检查了各种方案的成本与效果		
	否		是
	仅检查效果	仅检查成本	
否	1A 部分评价 效果描述	1B 部分评价 成本描述	2 部分评价 成本 - 效果描述
是	3A 部分评价 效力或效果分析	3B 部分评价 成本分析	4 完整的经济评价 最小成本分析 成本 - 效果分析 成本 - 效用分析 成本 - 效益分析

仅仅观察一种措施的疗效或者成本,只是一种描述性研究。或者描述了疗效,或者描述了成本,都只是部分评价了这一临床措施。即使同时评价这一措施的疗效和成本,也只是成本 - 效果的描述。同时观察两种或者两种以上措施的疗效或者成本,尽管是一种分析性研究,但都是部分评价。RCT 研究大都是两种措施的疗效评价,比较的是临床疗效和安全性。两种措施的成本比较,只有在疗效相同的情况下才会看出差别。因此,只有同时比较两种或者两种以上措施的疗效和成本,才是完整的经济学评价研究。

知识点

临床经济学分析的基本类型

1. 最小成本分析　最小成本分析(cost minimization analysis,CMA)也可称为成本最小化分析或成本确定分析(cost identification analysis)。测定不同医疗措施的成本并进行比较,假定这些措施的结果基本相同,则成本低的措施经济效果好。

2. 成本 - 效果分析　成本 - 效果分析(cost-effectiveness analysis,CEA)是分析成本消耗后得到的效果。其表示方法为每一效果单位所耗费的成本(成本 - 效果比)或每增加一个效果单位所需要耗费的增量成本(增量比)等。这就使两种不同的医疗措施在进行比较选择时,有了相同的评价单位,从而为临床决策单位提供科学依据。

3. 成本 - 效用分析　成本 - 效用分析(cost-utility analysis,CUA)是 CEA 的一种特殊形式,其结果的测定是以病残和病死为结果的综合指标,通常用质量调整生命年(quality adjusted life year,QALY)表示。将某项措施所能延长的生命年乘以效用值,就等于该措施实施后所能延长的经过调整的有生命质量的年数。

4. 成本 - 效益分析　在比较完全不同的医疗措施时,由于所得结果截然不同,必须用一个共同的单位来比较,除了以 QALY 为单位外,将某一项目及医疗服务的所有成本和效果均用货币量表示,就是成本 - 效益分析(cost-benefit analysis,CBA)。

第二节 成本效果分析研究设计

1. 确定临床经济学分析的出发点 进行临床经济学分析，首先需要明确经济分析的目的或者出发点，是单纯从患者的角度出发，还是从医疗费用的实施者（医院）、提供者或者全社会的角度出发。

2. 确定所要分析的项目和两种以上将要进行比较的措施 临床经济学分析的基本目的是从经济学角度评估不同临床医疗措施或者健康服务的投入与产出，即不同措施的成本和结果。因此必须有两个或两个以上的备选方案进行比较，以供选择。

本案例中，第一种选择措施是内镜治疗，第二种选择措施是介入治疗（TIPS）。我们的目的是需要回答哪一种措施更具有成本效果，或者如果我们选择疗效更好的措施，需要增加花费的成本是否值得？基本的选择措施是药物治疗或者不给予任何预防再出血的干预措施。由于不同治疗不仅临床疗效（再出血）存在差异，不良事件（如肝性脑病）、患者生活质量也存在差别，因此本案例中的问题选择经济学的研究类型采用成本-效用分析更合理。

知识点

成本-效果分析（CEA）的局限性

1. CEA 不能比较两种对病残或病死率有影响的不同措施。当比较两个完全不同的项目，如新生儿注射乙肝疫苗预防乙型肝炎和成人治疗高血压预防脑卒中发生时，由于缺乏相同的单位，CEA 不能提供明确的经济学决策依据。解决的办法是应用 CBA，即投入成本与产出经济效益进行比较。

2. CEA 只能用于在同一种疾病或条件下比较不同的干预措施，或结果都为延长生命年时所采用的不同措施的比较。由于没有考虑到是否改善了生存质量，例如化疗对有些类型的恶性肿瘤患者可延长生命，但是降低了生存质量，此时就需要既能衡量数量（生命年），又能衡量质量（生存质量）的方法，即 CUA。这样就能更客观地比较以下两种措施：一种措施延长了生命，但没有损害生存质量；另一种措施比前一种措施延长生命时间更长，但降低了生存质量。CUA 是一种特殊形式的 CEA。

---

3. 计算成本 第一，应该详细列出每一种方案中所有有关的成本项目。比如本案例研究中，除了内镜或者介入治疗的成本之外，住院费用、处理不良事件如肝性脑病的费用、随访费用等。第二，应该考虑花费成本的时间。需要注意这一时间应该与临床疗效的时间数据一致。如本案例研究中，可以选择 1 年疗效与成本的比较，当然也可以考虑 2 年或者更长时间的比较。

4. 各项措施实施后的效果和利益 包括增加生存率、挽回生命年、延长寿命、减少病残率、恢复正常健康、回到工作岗位、提高患者满意度、治疗带来的不良作用、依从性不良带来的损失。在开始研究前需确定所实施的效果分析是有效的，最好是头对头临床随机对照试验，或者 Meta 分析数据。如果不是，应说明其有效程度。慢性疾病、影响生命质量的疾病更需要考虑远期疗效，或者采用临床终点，而非中间结果或者替代终点。

知识点

成本-效果分析（CEA）的特殊性

CEA 的计算包括成本计算和效果计算。成本和效果的计算有时很复杂，根据比较措施及进一步处理的不同，可以引入决策分析模型，包括决策树模型和 Markov 模型，分别计算投入成本和产出的临床结果，如延长生命年。

---

5. 对发生在将来的结果和成本作贴现计算 在进行某一项目投资时，一般都希望早些取得效果，可以先享受由于该项目的实施带来的好处，而总想晚些付钱。因为随着物价上涨，钱的实际价值随着时间的推

移是减少的,所以当某一医疗措施的实施需要数年完成时,为了准确地估计成本和效果,去除由于物价上涨因素而带来的影响,必须对发生在将来的成本和效果通过贴现(discounting)的方法,换算为目前的实用价值。贴现率一般相当于银行利率。

6. 经济学分析结果 根据不同的经济分析类型,选择不同的表达结果,分析成本消耗后得到的效果。其表示方法为每一效果单位所耗费的成本(成本 - 效果比)或每一个增加的效果所需要耗费的增量成本(增量成本 - 效果比)等。这就使两种不同的医疗措施在进行比较选择时,有了相同的评价单位,从而为临床决策提供科学的依据。

知识点

经济学分析的结果评价指标

1. 成本效果比 成本效果比(cost/effectiveness,C/E)是 CEA 的一种表示方式,即每延长 1 个生命年、挽回 1 例死亡、诊断出 1 个新病例或提高 1 个结果单位所花的成本。通常 C/E 值越小,就越有经济效率,单一的 C/E 值是没有意义的,主要用于两个或两个以上项目的比较,并且是比较有相同结果单位的两个项目。

2. 增量分析 由于 CEA 包含着对两种或两种以上的措施进行比较,因此成本 - 效果比还不能充分显示两者的相互关系,故常用增量分析(incremental analysis)来表示。增量分析计算一个项目比另一个项目多花费的成本,与该项目比另一个项目多得到的效果之比,称为增量成本效果比,能充分说明由于附加措施导致成本增加时,其相应增加的效果是多少及是否值得推荐。

$$\frac{新成本 - 旧成本}{新效果 - 旧效果} = \frac{增加的成本}{每一个增加的效果单位}$$ 式 2-13-1

ΔC 表示两个方案成本之差,ΔE 为两个方案效果之差,$\Delta C/\Delta E$ 为增量成本效果比。

$$\frac{\Delta C}{\Delta E} = \frac{C_N - C_0}{E_N - E_0}$$ 式 2-13-2

C_N 为新成本,C_0 为旧成本,E_N 为新效果,E_0 为旧效果。

7. 敏感性分析 由于对将来发生的某些情况如工资、失业率、期望寿命、治疗费、年贴现率等不能肯定,或者临床疗效结果本身存在一定的可变范围,故敏感性分析(sensitivity analysis)是经济评价中的必要步骤,也是经济评价结果能否推广应用的依据。

8. 推广及应用价值 在前面的分析基础上得出结论,并加以说明,并与其他同类研究结果加以比较,说明本结论的可推广性及有关医德的问题,必要时作决策分析。

第三节 临床案例结果描述与临床选择

表 2-13-2 列出了 TIPS 治疗与内镜治疗预防食管静脉曲张破裂再出血成本效果评价结果。可以看到,按每人年计,再出血次数在硬化剂组、套扎组和 TIPS 组分别为 0.39、0.32、0.07,而每人年的费用则分别为 $23 459、$23 111、$26 275,每预防一次再出血的费用在 TIPS 组优于其他组。与内镜治疗相比,TIPS 组疗效增加,但成本也增加了。选择 TIPS 治疗降低再出血率的代价必然是投入增加,包括介入治疗增加的手术费用投入、处理肝性脑病增加的投入。那么,我们需要知道,增加的投入能否被接受。即每增加一次不出血机会,我们需要增加多少投入,是否值得。增量分析的结果显示,从较好的套扎治疗改为应用更好的 TIPS 治疗,每增加一次不出血的机会,需要多花费 $12 660 元。也就是说,我们能否接受用 $12 660 元换取一年中减少一次不出血的概率。

需要注意这里考虑的是一年的成本 - 效果,如果更长时间,内镜治疗需要反复进行,疗效也会逐渐下降;TIPS 治疗如果是覆膜支架,优势可能随生存时间的延长逐渐体现。

表 2-13-2　TIPS 治疗与内镜治疗预防食管静脉曲张破裂再出血的经济分析

干预措施	出血次数	死亡数	肝性脑病次数	总成本	增量成本效果
硬化剂	0.39	0.24	0.17	$23 459	
套扎	0.32	0.21	0.17	$23 111	
TIPs	0.07	0.20	0.26	$26 275	*Vs*. 硬化剂：$8 803
					Vs. 套扎：$12 660

注：以上数值为每年每患者计。

第四节　临床经济学文献评价标准

临床经济学分析的文献评价标准包括三方面内容，即经济分析的结果是否正确，结果是什么，结果是否适用于患者（表 2-13-3）。

表 2-13-3　临床经济学分析的文献评价标准

项目	内容
1. 结果是否正确	①是否提供了完整的经济分析
	②站在何人的立场上进行评价
	③是否比较了所有相关的临床措施
	④成本和效果的测量是否正确
	⑤成本和效果资料是否进行增量分析
	⑥是否进行了敏感性分析
	⑦估计的成本和效果是否来源于干预人群
2. 结果是什么	①增量成本和效果是多少
	②各亚组增量成本和效果有无不同
	③允许变化的不确定结果是多少
3. 结果是否适用于患者	①治疗的收益？益处？是否超过成本或危害
	②患者是否有相似的临床结果
	③患者是否有相似的成本

第五节　文献阅读与评价

研究案例

李莹，练晶晶，罗添成，等．预防肝硬化食管静脉曲张再出血的成本效果研究．中华消化杂志，2016，36（2）：113-118．

1．目的　比较内镜下食管静脉曲张套扎术联合 β 受体阻滞剂与覆膜支架 TIPS 预防肝硬化门静脉高压食管静脉曲张再出血的成本效果，并同时探索国内采用覆膜支架的成本效果阈值。

2．方法　研究根据临床实践及相关指南，运用 Tree Age Pro Suite 2014 建立包含六个状态的 Markov 模型，综合比较两种方法预防肝硬化门静脉高压食管静脉曲张患者再出血的成本效果。结局指标为直接花费、生命年（LYs）、质量调整生命年（QALYs）、增量成本效果比（ICER）。

3．结果　7 年的基线研究结果显示，套扎术联合 β 受体阻滞剂的期望花费为 $7 444.25/ 每人，可获得 1.98 个质量调整生命年。覆膜支架 TIPS 的期望花费为 $13 151.69/ 每人，能够获得 2.34 个质量调整生命年。在第 7 年，ICER ＝ $16 001.74/QALY。基于中国的意愿性支付阈值（$19 887）可以得出，覆膜支架 TIPS 较套

扎术联合 β 受体阻滞剂具有成本 - 效果优势。如果覆膜支架价格不大于 $5 401.52（¥33 627.04），则用于国内是具有成本 - 效果的。单因素敏感性分析的结果显示，EVL 的再出血率是对模型结果影响最大的因素，其次为 TIPS 的治疗花费。概率敏感性结果分析显示，在中国意愿性支付阈值为 $19 887 时，83% 的模拟显示 TIPS 是具有成本 - 效果的。

4. 结论　随访 7 年，预防肝硬化食管静脉曲张再出血，覆膜支架 TIPS 较 EVL + NSBB 具有成本效果优势。

5. 评价　该研究仅仅比较了单纯食管静脉曲张不包括合并胃静脉曲张患者，用生存而非再出血作为干预措施取得疗效的结果。研究中提取的疗效和成本的数据是有时间限制的，是否适用取决于当前内镜与 TIPS 治疗效果、当前地区成本、地区医疗保险以及人均国内生产总值等。由于存在各种结局终点，慢性肝病经济学分析更多采用基于决策树的 Markov 分析模型。

（陈世耀）

第十四章 比较效果研究

临床案例

患者男,城市居民医保,40岁,家庭年收入4万元,慢性乙型肝炎史20余年,HBsAg(+)/HBeAg(-)/HBeAb(+)/HBcAb(+),HBV-DNA 20 000U/ml,谷丙转氨酶(ALT)100U/L,谷草转氨酶(AST)60U/L,总胆红素60μmol/L,直接胆红素30μmol/L,白细胞计数$6×10^9$/L,血小板计数$200×10^9$/L。高血压病史25年,糖尿病史10年。以前从未使用过抗病毒药物。

查体:巩膜轻度黄染,可见肝掌,心肺查体未见异常,腹部查体肝未触及,移动性浊音阴性,下肢无水肿。临床面临的问题:该患者如何选择抗病毒治疗方案?

第一节 如何获得临床研究问题

乙型肝炎病毒(hepatitis B virus, HBV)慢性感染是我国重要的公共卫生问题之一。目前仍有慢性HBV感染者9 300万人,其中慢性乙型肝炎患者(以下简称慢乙肝)约2 000万~3 000万人。慢性HBV感染是导致我国肝硬化和肝癌发病、死亡的重要原因。慢性乙肝尚不能治愈,目前其治疗的总体目标是最大限度地抑制HBV复制,减轻肝细胞炎症坏死及肝纤维化,延缓和阻止疾病进展,最终的目标是减少肝脏功能衰竭、肝硬化失代偿、肝细胞癌及其他并发症的发生,对于部分符合条件的患者,追求临床治愈。其中抗病毒治疗是目前预防慢性乙型肝炎病情进展的最重要途径。目前用于治疗慢性乙型肝炎的抗病毒药物主要包括两大类,核苷(酸)类药物(NAs)和干扰素(interferon-α, IFN-α)。其中NAs包括阿德福韦酯(adefovir dipivoxil, ADV)、拉米夫定(lamivudine, LAM)、替比夫定(telbivudine, Ldt)、恩替卡韦(entecavir, ETV)、富马酸替诺福韦酯(tenofovir disoproxil fumarate, TDF)和富马酸丙酚替诺福韦片(tenofovir alafenamide, TAF);干扰素包括普通干扰素和长效干扰素Peg-IFN。

本案例患者慢乙肝20余年,HBsAg(+)/HBeAg(-),HBV-DNA为20 000U/ml>2 000U/ml,ALT>2×最高上限(upper limit of normal, ULN),伴发高血压,以前从未使用过抗病毒药物。目前国际国内各大肝病协会推荐的慢乙肝抗病毒治疗首选口服NAs中的强效低耐药药物ETV、TDF和TAF单用药或Peg-IFN单用药。目前,ETV是目前我国慢乙肝人群中最常用的一线抗病毒药物。随着"4+7药品带量采购"的推行,ETV和TDF药物价格明显降低,ETV的使用率呈现出继续增加的趋势。但研究显示,即使患者使用ETV达到病毒学抑制甚至理想终点HBsAg清除,即"功能治愈",仍有相当一部分患者发生肝癌,提示关注目前抗病毒治疗策略下肝癌发生风险的重要性。其中NAs和IFN两大类药物由于其抗病毒作用机制不同,导致HBV直接致癌作用可能不同。NAs类药物只能通过抑制病毒复制达到病毒学应答,但不能清除整合到宿主基因的病毒复制模板;考虑到IFN的免疫调节和抗肿瘤作用,提示NAs加用IFN相较单独使用NAs而言,有可能降低慢乙肝患者肝癌的发生率。虽然目前有部分RCT对于ETV加用IFN的疗效进行了评价,但RCT的疗效距离真实临床的治疗效果经常有差异,其原因可能包括以下几方面。

(1)RCT通常严格限制研究对象的入选和排除标准,以一篇评价NAs加用干扰素与NAs单用药的RCT为例。该研究的入选标准:ETV或TDF治疗至少12个月,HbeAg(+),抗-Hbe(-),HBV-DNA<2 000U/ml,ALT <5倍最高上限(ULN);同时排除合并艾滋病病毒、丙肝、丁肝感染,排除非代偿期肝硬化患者,排除孕

妇或哺乳期妇女，既往嗜中性粒细胞减少症史或血小板减少症，其他获得性或遗传性肝病，α-甲胎蛋白>50ng/ml，不可控的甲状腺疾病，过去的6个月接受免疫相关治疗，干扰素治疗禁忌证等。但是在实际的临床工作中，就如本案例患者那样，对于一个HbeAg（-），伴发高血压和糖尿病的患者，上述抗病毒药物的效果如何尚不得知。

（2）RCT通常采用标准化的治疗方案：严格控制患者治疗的依从性，随时解决受试者用药中出现的副作用，由此来保证治疗依从性。但在实际的临床工作中，医生每天要面对众多的患者，不能像RCT研究那样去关注每个患者的用药及副作用。

（3）参加RCT受试者的费用由赞助商赞助，患者不会因为费用的问题而影响用药；而现实临床工作中，药物的价格、患者的经济状况、医疗政策（包括医保政策的变化）都会影响到患者的药物选择和依从性。本案例患者为城市居民医保，其所在城市为"4+7药品带量采购"的试行城市，ETV已经不会对其造成经济负担；但其家庭年收入仅为4万元，是否能承受半年干扰素治疗的药物费用？如果不能承担长期的药物费用，则势必会影响到患者的治疗依从性，从而最终影响到患者的治疗效果。

因此，本案例慢乙肝患者虽然符合我国的抗病毒治疗流程，包括ETV联合干扰素的指征，但是由于其同时伴有高血压和糖尿病，目前RCT没有提供抗病毒药物针对糖尿病和高血压患者的治疗效果。同时，该患者经济状况差，如何权衡疗效与患者的经济承受能力也是需要患者和医生考虑的问题。上述这些在临床决策时需要考虑的内容都是基于"理想环境"的RCT所不能提供的，我们只能用临床服务中积累的数据来回答实际问题，也就是基于真实临床实践中收集的数据来比较现存的不同干预措施在治疗、护理、预防等方面的效果差异，即比较效果研究。

知识点

比较效果研究定义

比较效果研究（comparative effectiveness research，CER）是在真实临床情景下，基于不同的数据库资源和测量方法，比较现存的不同干预措施和干预策略在预防、诊断、治疗和疾病健康方面的利与弊，最终回应患者、临床医生和其他决策者所表达的需求，从而协助患者、医生和决策者做出明智的决定，以提高个体和人群的医疗保健水平。

CER并不是一个新概念，其创新在于强调"以患者为中心的效果研究（patient-center effectiveness research）"，其最终产出是为了满足"真实世界"中患者、临床医生和其他决策者的决定需求，选择最适合于个体患者需求的最佳选择。CER最常见的研究设计包括了所有的流行病学研究方法：试验性研究方法（如RCT、实用性试验、其他非随机对照试验）、观察性研究（如病例报告、横断面研究、病例对照研究及队列研究）及基于现有证据的系统综述等。

基于临床实际工作中积累的数据，由于其研究对象来源于日常真实临床实践，能更好地反映不同的诊断、治疗、预防策略、保健服务及医疗政策对患者的影响，包括干预或治疗后的长期效果。但其不足之处在于，治疗或某种处理措施不仅仅是一种暴露因素，更是一种临床决策。此种临床决策会受到患者的症状、疾病严重程度、医疗政策、患者的社会经济状况等多种混杂因素的影响。因此很难保证不同治疗或处理组在处理因素以外的其他可能会影响到治疗效果的因素上的可比性。同时由于没有严格的质量控制标准，也很难保证针对每个个体的结局及其他可能影响结局的资料收集的可比性。

我国临床案例居多，在既往的医疗实践中产生了大量的二手数据，如何利用这些二手数据开展比较效果研究，并从科学问题的提出、研究设计、研究对象的选择、暴露及结局资料的收集及统计分析方法等多方面进行控制，从而保证其结论的真实性是目前大家关注的热点之一。目前最常用于观察性研究的数据库包括病历数据库和管理数据库（如医保数据库），后者因为缺乏详细的临床数据而在使用过程中受到了一定的限制。本章将探讨如何以电子病历数据库（electronic health records，EHRs）来回答上述临床问题，包括如何确定科学问题、研究设计、分析及、控制偏倚等。

第二节 如何利用临床实际服务的二手数据开展比较效果研究

一、从临床问题到科学问题的转化

临床数据不是针对研究而产生的。面对海量的二手数据，我们需要先确定科学问题，并从现有的二手数据中提炼出能用于科学研究的数据。对于本案例患者，需要考虑到患者的病情、药物治疗的副作用、经济承受能力、药物的价格等。假设你首先考虑的是 ETV 单用药。但考虑到 ETV 目前价格已经降至基本不会对患者的经济负担产生影响，同时患者刚刚 40 岁，期望能改善其未来肝癌的发生率，想要在 ETV 和 ETV 联合干扰素治疗之间做出抉择。因此，我们将科学问题定义为"真实临床实践下 ETV 联合或加用干扰素与单用 ETV 治疗相比，是否能降低新治慢性乙型肝炎患者肝癌发生率"（以下简称 ETV 联合干扰素 *vs.* 单用 ETV 治疗慢乙肝疗效比较）。

确定了科学问题之后，需要针对具体的科学问题和数据库中所涵盖的患者特征，对研究设计、研究对象的特征、处理因素和结局因素进行详细的定义，并在此基础上提取研究所需要的数据资源。

二、研究设计

目前基于二手数据的观察性研究的设计方法包括横断面研究、病例对照研究、队列研究、基于队列的病例对照研究\病例交叉设计等。不同的研究设计方法，其适用条件不同。

横断面研究是通过收集某一个时间点或某一个时间断面的人群的结局和处理因素，来探讨处理因素和结局之间的关联，如评价不同诊断在真实临床环境下的诊断准确性研究。但该设计方法由于不能确定处理因素和结局变量的时间先后而不适于时间相关的处理因素和结局研究。病例对照研究则通过选择一组发生了结局的患者为病例，以没有发生结局者为对照，比较两组人群发生结局之前接受治疗措施的差别，从而推断治疗措施与结局之间的关系。队列研究是先选择两组或多组队列人群，也就是符合入选和排除标准的两组或多组接收不同治疗措施的患者，通过一段时间的治疗，观察不同治疗措施的患者结局（包括疗效和副作用），从而比较不同治疗措施的结局差异。上述三种观察性研究方法都很难保证不同处理组研究对象的可比性，而病例交叉设计则通过以自身作为对照，比较前后两种不同干预措施的疗效差别，通常用于瞬时暴露导致急性事件的发生。

综上所述，不同的研究设计方法有其适用范围和优缺点，需要根据具体科学问题选择合适的设计方法。

对于"ETV 联合干扰素 *vs.* 单用 ETV 治疗慢乙肝肺癌发生率差异研究"，假如我们现在有某城市某传染病专科医院 2008 年 1 月 1 日～2017 年 12 月 31 日的门诊电子病例数据库，其中有近 6 万慢乙肝患者的诊断、治疗及临床检查结果，同时该城市的肿瘤监测系统覆盖了当地所有的户籍居民，则我们可以针对上述 6 万的慢乙肝患者建立一个抗病毒治疗及随访的队列人群。

三、研究对象的选择

虽然初步有 6 万个慢乙肝患者的治疗队列，但是上述 6 万患者特征各异。有的是在治患者，有的是初治患者，有的患者可能只有检查结果而没有取药记录，还有的患者在治疗过程中出现了换药等情况。为了保证研究结果的真实性和外推性，我们需要对研究对象严格定义，一方面要尽可能保证研究对象能够代表所有到临床就诊和治疗的患者，另一方面需要针对你要回答的科学问题确定严格的入选和排除标准，来提高研究对象的同质性。关于如何采用严格的入选和排除标准来提高研究对象的同质性，并没有统一的原则，需要具体问题具体分析，包括只选择新用药患者以尽可能地保证研究对象的同质性。其中新用药包括新诊断病例，及停药足够长时间之后再使用该药物者；排除有用药禁忌证的患者及依从性特别差的患者等。

回归到"ETV 联合干扰素 *vs.* 单用 ETV 治疗慢乙肝患者肺癌发生率差异"的案例。其入选标准：①当地户籍居民中的医保患者，以排除非医保患者在院外买药导致的暴露，保证当地的肿瘤监测系统获得肝癌结局的可能性（当地肿瘤监测系统覆盖了所有的户籍居民）；②年龄≥18 岁；③过去的 6 个月没有接受抗病毒治疗；④随访期间至少使用 ETV 或 ETV 联合 / 加用干扰素至少 6 个月。排除标准：①合并甲型肝炎病毒、丙型肝炎病毒、丁型肝炎病毒、戊型肝炎病毒、人类免疫缺陷病毒或巨细胞病毒感染；②治疗前或治疗 6 个月内发生肝癌或严重疾病（如肝性脑病、酒精性肝病、药物性肝病、尿毒症、乙肝相关性肾炎等）及妊娠者；③存在干扰素治疗的禁忌证，如白细胞减少、血小板减少，以保证所有入选患者均有使用干扰素治疗的可能性。但是仅依赖二手数据的信息，是否存在用药禁忌证有时很难断定。我们可通过倾向性评分的方法（混杂控制部分将做详细描述）计算出个体接受某种治疗的概率得分（得分 0～1），将概率接近于 0 或 1 者分别视为具有用药禁忌证者或总是治疗者而删除。

四、处理因素（治疗措施）的确定及其偏倚

处理因素和结局状态的确定是比较效果研究的两个基本要素。如何利用二手数据确定患者的治疗或干预因素是一件看似简单但实际很复杂的事情。以上述科学问题为例，处理因素的确定包括是否使用了 ETV 或干扰素、用药量、用药时间及在治疗过程中是否换药。

通过提取每次随访取药的药品名称、规格、剂量、用法和医嘱时间对抗病毒治疗相关事件进行定义，包括用药起始时间（抗病毒用药首次医嘱日期）、用药终止时间（抗病毒用药末次医嘱日期）及用药方式。根据随访过程中是否使用干扰素可以分为两组：单独使用 ETV 治疗组和 ETV 加用 / 联合干扰素治疗组。ETV 加用 / 联合干扰素又可进一步分为联合治疗（在开始抗病毒治疗时，同时使用 ETV 和干扰素，直到干扰素治疗结束）、加药治疗［在开始抗病毒治疗时，使用 ETV（干扰素），后续加干扰素（或 ETV，合用时间超过 3 个月）］、换药治疗［在开始抗病毒治疗时使用 ETV（或干扰素）治疗，然后换用干扰素（或 ETV）继续治疗，在换药组中可以存在一段时间的联合用药，但是时间未超过 3 个月，随后才使用单用药治疗］。

但在基于 EHRs 确定暴露分组时，由于 EHRs 只能提供患者在该院的拿药情况，并不能判断患者是否在其他医院或药店购买药物，同时也不能反映患者的服药情况，即使用电子病历数据库来判断患者的用药状态，也不能保证暴露分组的真实性，可能带来暴露错分。

暴露错分包括差异错分和无差异错分。当所有入组的患者出现暴露错分的概率相同时，称为无差异错分。例如，如果被评价的所有药物均为自费药，同时几种药物的价格相近，则所有患者在医院以外的药房自行买药的概率在不同药物治疗组中相同，此时利用 EHRs 中取药的纪录来判断患者用药情况出现暴露错分的概率在不同用药组应该相同或相近，即为无差异错分。相反，当使用不同药物者出现错分的概率不同时，称为差异错分。例如，同样是评价药物疗效，如果 A 药纳入医保报销，B 药未纳入报销范围，则利用 EHRs 来对暴露进行分类时，对医保患者在不考虑服药依从性的情况下，A 药发生暴露错分的概率要低于 B 药，此错分为差异错分。我们可以通过小样本的抽样，采用问卷调查的方法来估计是否可能存在错分，并评价暴露错分对于研究结果真实性的影响。

五、结局的判定及偏倚

慢乙肝患者治疗的最终目标是预防肝硬化、肝衰竭和肝癌的发生。在本案例中，由于肿瘤监测系统覆盖了当地所有的居民，因此可以通过 EHRs 中患者的身份证号和姓名来对接当地肿瘤登记系统，获得所有患者的结局，并以首次确诊肝癌的日期为结局发生日期。如果实际研究中当地的肿瘤或死亡监测系统不能覆盖所有人群，则很难获得远期结局，此时我们可以利用 EHRs 中现有的指标，如病毒学应答率、HBsAg 清除率等替代指标作为结局指标，此时需要收集每个患者在不同时间点的 HBV-DNA 及 HBsAg 指标。

当利用二手数据库中的变量来判定患者结局时，由于资料的收集没有严格的质控，会存在错分的可能性。第一，EHRs 对于结局的编码有时并不标准。以门诊 EHRs 为例，大多时候医生并不按照标准的 ICD-10 或 ICD-9 进行编码。第二，不同患者结局的诊断所依赖的临床检查结果可能出自不同的临床检验人员之手，不同的临床检验人员其操作的信度有待评价。第三，如果数据库跨度多年，不同年代测量同一个指标的仪器及试剂的精度可能不同，相同的标本在不同的年代可能测定的结果并不相同，甚至同期在同一医院对同一疾病或指标有不同的检测设备。第四，每个患者，尤其是不同严重程度患者到医院随访的间隔可能不同，因此，判定发生结局时间时可能出现偏倚，需要在统计分析时加以校正。

而当通过链接外来数据库，例如死因数据和肿瘤监测数据库来获得结局时，除了考虑上述数据库的监测质量，尤其是诊断准确性外，还必须清楚上述数据库覆盖的人群是否能保证所有研究对象均有被监测到的可能性。总之，在使用二手数据进行科学研究时，需要综合判断上述可能的因素及其对研究对象结局状态判定的影响。

六、协变量的收集

除了收集处理因素及结局之外，还需要尽可能收集其他可能影响结局的因素，即协变量。以本案例为例，可以通过电子病历数据库提取的协变量包括研究对象的人口学特征（年龄、性别、医保类型）、诊断信息（除慢乙肝之外的其他诊断信息，尤其是可能影响肝癌发生的疾病信息，例如肝硬化、失代偿性肝硬化糖尿病等）、抗病毒之外的其他用药信息（与肝癌发生有关的用药信息，如降血糖药物、降脂药等）、血常规、生化学检查（肝功能及肾功能指标）、乙肝相关血清学（乙肝五项，HBsAg 定量指标）和病毒学（HBV-DNA）指标、甲胎蛋白、腹部 B 超（以帮助诊断肝硬化）等。我们可以通过诊断信息及实验室检查指标等来确定患者的并发症及疾病的严重程度等。但对于与患者的用药及结局相关的其他一些重要因素，如受教育程度、经济收入、肝癌的其他病因、家族史等，二手数据很难收集到。

同时，对于一些影响结局发生的重要协变量，必须进行确证。例如，在本案例中，肝硬化是影响肝癌发生的重要协变量，诊断肝硬化的金标准为肝组织活检。由于肝活检在临床实际应用比例较少，更多的患者采用的是 B 超检查、其他检查指标及查体进行综合评估；同时并不是每个患者都会进行 B 超或肝组织活检。因此，需要结合临床检查、B 超及疾病诊断构建肝硬化的诊断算法，对所有患者的肝硬化状态进行判定。

另外，利用包括 EHRs 在内的二手数据开展研究时，数据缺失是不能避免的问题。因此，在研究之初确定协变量时要尽可能选择临床上大部分患者均会有的指标，切不可求大求全；在此基础上，对于缺失的变量进行填补。

七、随访起点及基线信息的确定

利用 EHRs 开展疗效评价时如何确定基线的协变量信息也是一个非常重要的问题。首先，我们很难获得确定患者何时开始治疗。在本案例"ETV 联合干扰素 *vs.* 单用 ETV 治疗慢乙肝疗效比较"中，为判断患者既往使用乙肝抗病毒药物的使用情况，将 2008 年 1 月 1 日~2018 年 12 月 31 日设定为研究的洗脱期。研究随访起点定义为 2009 年 1 月 1 日~2017 年 12 月 31 日首次抗病毒用药的医嘱日期。同时，由于首次用药时间与临床各种检查时间不可能完全吻合，可以针对不同检查项目设定干预宽限期（grace periods）。例如，基线血清病毒学检查和血清生化检查定义为与首次医嘱日期同一天的检查结果或在首次医嘱日期前后 1 个月内最临近的检查结果；或者基于数据无限敏感性分析以确定最优的宽限期。

第三节　比较效果研究中混杂因素存在的判定

比较效果研究的最终目的是评价某个特定人群的两个变量，即治疗措施和结局之间的关系。而对于真实的临床实践而言，选择何种治疗措施会受到患者的症状、疾病严重程度、医疗政策、患者的社会经济状况等多种混杂因素的影响，如果不同治疗组的患者上述特征上存在差异，同时这些因素也与结局相关，则上述这些因素就构成了研究不同治疗措施结局差异的混杂因素，即可能歪曲不同治疗组的效果差异，我们也可称之为存在选择偏倚。例如，在评价目前的某种标准治疗措施和新药的疗效时，使用旧药疗效好的患者不可能使用新药，同时新药一般均较旧药昂贵，因此，在临床上使用新药的患者通常疾病严重程度都较使用旧药的患者严重。我们在分析某医院 2008~2017 年 ETV 联合干扰素和单用 ETV 的患者的特征时验证了上述假说（表 2-14-1）。

混杂因素可分为时间依赖性和非时间依赖性变量，或者测量和未被测量的变量。虽然 EHRs 可能包含了丰富的患者特征，如人口学资料、症状及体征等帮助我们有效地控制混杂，但是仍然不可避免地遗漏掉许多可能既影响临床决策又与临床结局有关的变量，即未被测量的潜在混杂变量。在可能的情况下，如果对未被测量的混杂变量进行控制，可有效提高比较效果研究的真实性。同时，对于真实临床实践而言，患者选择何种治疗措施受到经济状况、症状及疾病严重程度等多种因素的影响，其中患者的经济状况在短时期内不会发生改变,为非时间依赖性混杂因素;而患者的症状及疾病严重程度会随着时间而改变,由此也可能导致临床治疗决策,即暴露分组的变化,为时间依赖性混杂变量。基于不同性质的混杂变量,控制混杂的方法不同。

表2-14-1　ETV联合干扰素和单用ETV患者基线信息比较

基线信息	抗病毒治疗分组		P值
	ETV联合干扰素	ETV	
患者例数	465	3 729	
男性	331(71.2%)	2 527(67.8%)	0.135 9
年龄/岁($\bar{x} \pm SD$)	37.7±10.4	44.9±12.9	<0.000 1
肝硬化	31(6.7%)	857(23.0%)	<0.000 1
糖尿病	18(3.9%)	285(7.6%)	0.003 1
HBV-DNA(log10U/ml,$\bar{x} \pm SD$)	3.8±2.8	3.6±2.7	0.124 2
HBsAg(log10U/ml,$\bar{x} \pm SD$)	3.3±1.0	3.3±1.0	0.926 9
HbeAg(+)	203(43.7%)	1 134(30.4%)	<0.000 1
AST/(U·L^{-1})[M($P_{25} \sim P_{75}$)]	44.9(28.5~81.4)	43.3(28.9~76)	0.343 8
ALT/(U·L^{-1})[M($P_{25} \sim P_{75}$)]	60.9(31.8~43.7)	46.5(25.9~6.8)	<0.000 1
ALB/(g·L^{-1})[M($P_{25} \sim P_{75}$)]	44.9(42~46.7)	43.1(38.9~5.6)	<0.000 1
CHE(log10U/L,$\bar{x} \pm SD$)	3.9(3.8~4)	3.9(3.7~3.9)	<0.000 1
PLT/(10^9·L^{-1})[M($P_{25} \sim P_{75}$)]	158(121~201)	153(101~201)	0.016 5
PTA[M($P_{25} \sim P_{75}$)]	97.6%(89~108)	92%(82~102)	<0.000 1
INR[M($P_{25} \sim P_{75}$)]	1(0.9~1)	1(1~1.1)	<0.000 1
总胆红素/(μmol·L^{-1})[M($P_{25} \sim P_{75}$)]	15.1(11.7~19.7)	17.1(12.8~5.1)	<0.000 1

注:ETV.恩替卡韦,HBV-DNA.乙型肝炎病毒脱氧核糖核酸,HbsAg.乙型肝炎病毒表面抗原,HbeAg.乙型肝炎病毒 e 抗原,AST.谷草转氨酶,ALT.谷丙转氨酶,ALB.白蛋白,CHE.胆碱酯酶,PLT.血小板计数,PTA.凝血酶原活动度,INR.国际标准化比值。

第四节　比较效果研究中混杂变量的控制

对于混杂因素的控制可通过在研究设计阶段采用限制和匹配,以及在统计分析阶段通过一系列的统计分析方法来实现。此部分主要针对统计分析方法控制混杂进行进一步阐述,包括对于不同性质的混杂变量的控制所采用的统计分析方法。

一、非时间依赖混杂因素的控制

对于控制非时间依赖性混杂因素的方法可归为两大类,风险校正方法和工具变量分析法。其中风险校正法只能用于控制测量的混杂因素,其假设前提是未被测量的因素对不同处理组的结局影响可被忽略,包括分层、多元回归及倾向性评分等方法。而工具变量法可用于控制非测量的混杂因素的影响。

（一）分层分析

分层分析是最简单的用于控制混杂的方法,其原理是将所有的研究对象按照某种特征分成不同亚组,分别比较不同亚组不同治疗措施的疗效差别。分层分析是一种最直观的控制混杂的分析方法,但仅适用于只存在少数混杂变量的比较效果研究中。

例如,在评价 ETV 联合干扰素和单用 ETV 用于治疗慢乙肝的疗效时,考虑到 HBeAg(+)和 HBeAg(-)、肝硬化和非肝硬化患者其疗效可能不同,我们可以分别按照 HBeAg 及肝硬化状态对患者进行分层,比较不同分层下两种治疗方式的疗效差别。但是抗病毒药物疗效除了受 HBeAg 状态的影响外,还会受到患者的年龄、性别、基线 HBV-DNA 水平、ALT 水平等多个因素的影响，如果按照上述每个变量进行分层，则可能导致每层下的样本量太小，此时分层分析不再适用。

（二）多元回归方法

当存在多个混杂变量时，我们不再使用分层分析的方法来控制混杂，此时可采用多元回归的方法来校正混杂因素对于处理因素（如 ETV 联合干扰素和单用 ETV）与结局（如肝癌）之间的影响。基于所要研究的结局类型、是否考虑发生结局的时间及处理因素的变化，可采用不同的回归模型对可能的混杂因素进行控制。

1. 当只关注结局而不关注发生结局的时间时，如果结局变量为数值型变量，则可采用多元线性回归的方法对可能的混杂因素进行控制。

2. 当结局变量为分类变量时，则可采用多元 logistic 回归等方法。例如，要分析影响服用 ETV 24 周后 ALT 复常的影响因素，则可采用多元 logistic 回归方法。

3. 当不仅关注疾病发生结局（二值变量）同时也关注发生结局的时间时，则可采用 Cox 回归方法对混杂因素进行控制。例如，在案例"ETV 联合干扰素 vs. 单用 ETV 治疗慢乙肝疗效比较"中，我们同时考虑是否发生肝癌及肝癌发生的时间差异，因此采用多因素 Cox 回归的方法来校正混杂因素，其中最常用的是校正基线时的协变量。需要注意的是，在使用 EHRs 开展疗效评价时，如果研究结局指标是基于 EHRs 获得，例如 HBsAg 清除，则患者实际发生 HBsAg 清除的时间应该位于末次检查 HBsAg 阳性与首次检测发现 HBsAg 阴性的日期之间，即存在区间删失；考虑不同疾病严重程度患者就诊时间间隔长短存在很大的差异，因此需要采用适合区间删失数据的特殊 Cox 回归模型分析方法进行疗效比较。相反，在本案例中，由于肝癌结局的确定是依托于肿瘤监测数据库链接获得，则不需要校正区间删失。

如果在研究中同时考虑处理因素的动态变化，例如患者出现换药等，可以依据假说的不同选择合适的 Cox 回归模型的扩展模型，如时间依赖 Cox 回归（假设更关注处理因素的短期效应）和边际结构模型（假设关注处理因素的长期效应）等来估计干预措施的效应值。

（三）倾向评分法

倾向性评分（propensity score，PS）是回归分析的进一步扩展，由经济学家 Heckman JJ（1978，1979）和统计学家 Rosenbaum 和 Rubin 在 21 世纪 70 年代末和 21 世纪 80 年代初提出，之后在近 30 年得到迅猛的发展。其理论框架是"反事实推断模型"，即虽然在实际的数据中，每个个体只可能进入处理组或对照组（即 $Z=1$ 或 $Z=0$），但我们可以假定任何研究对象都有进入处理组和对照组的可能性，并基于实际观察的数据，包括处理因素及基线信息协变量 X 的分布，通过构建一组协变量与处理因素之间的函数关系，估计任意一个研究对象 $i(i=1,2,\cdots,n)$ 划分到处理组（$Z=1$）的条件概率，即倾向分值；并基于倾向分值，采用分层、匹配、协变量校正或逆概率加权的方法来平衡处理组和对照组间的协变量分布，最终估计处理效应。

倾向性评分法通常包括以下几个步骤：第一，基于已有的数据，采用合适的统计分析方法（通常包括 logistic 回归、probit 回归、神经网络、支持向量机、Boosting 算法等）建立处理因素与混杂变量的最佳回归模型；第二，计算个体的倾向性得分，并描述不同处理组倾向分值的分布；第三，在不同处理组倾向分值有足够重叠的前提下，采用合适的方法（如匹配、分层、回归校正和倾向评分加权等）提高不同处理组的均衡可比，并评价均衡性；第四，估计处理因素对于结局效应的影响。

在本案例"ETV 联合干扰素 vs. 单用 ETV 治疗慢乙肝疗效比较"中，我们可以看到在某医院就诊的 ETV 联合干扰素用药和单用 ETV 两组患者在基线，包括年龄、HBeAg 阳性状态、肝硬化比例、ALT 等多个指标均存在显著差异。而上述这些因素同时与患者抗病毒治疗的预后有关。为了保证两组患者的疾病严重程度具有可比性，我们可以分别采用倾向性评分匹配和倾向性评分逆概率加权法对混杂因素进行控制。以是否接受 ETV 联合 IFN 干扰素治疗为因变量（ETV 联合干扰素治疗者为 1，单用 ETV 治疗者为 0），以患者的年龄、性别、肝硬化状态、糖尿病、乙肝病毒学及血清学指标、血生化、随访时间等为自变量建立 logistic 回归模型，并计算出每个个体可能使用 ETV 联合干扰素进行抗病毒治疗的概率，即 PS 得分；之后按照每个个体的 PS 得分采用匹配（匹配方法：根据 PS 得分 ±0.1×标准差，按照 1:4 不放回的最临近卡钳匹配法）和逆概率加权的方法来平衡两组人群的基线特征；并最终采用 Cox 回归来评价 ETV 联合干扰素对于预防肝癌发生的效应。

倾向评分法通过"降维"的方法来控制观察性研究在估计处理效应时的混杂偏倚，尤其适用于混杂因素很多而结局变量发生率很低的情景。但要注意的是，①由于倾向分值是基于已收集到的协变量估计而成，因此不能控制未测量混杂；②同时无论哪种倾向评分方法，获得准确的倾向分值是其控制偏倚的前提条件；③控制后处理组和对照组基线信息均衡与否是判断该方法是否能成功控制混杂的关键，不同的倾向评分方法其均衡检验的方法不同，包括标准化差、合并分层后标准化差、加权后标准化差、简单加权回归等，常规的统计分析方法并不适用于均衡检验；④当处理组和对照组倾向评分没有重叠或者重叠很少时，不适合倾向性评分校正。因此，虽然该方法在大样本的观察性比较效果研究中应用越来越多，但是应用时仍然要考虑其适用范围。

（四）未测量混杂的控制方法

上述三种控制混杂的方法仅适用于已经测量的混杂变量，而工具变量的提出则为控制未测量的混杂因素带来可能。在探讨不同处理因素的疗效差异研究时，我们可以通过寻找一种与处理因素密切相关，但是与患者的健康状况无关（包括测量和未测量的因素）的变量作为工具变量；并以工具变量作为分组依据，通过不同工具变量水平下（而非真实的不同处理组）患者的疗效差别来评价不同处理因素的疗效差别，由此避免了因不同处理组研究对象的不可比性所带来的系统误差。例如，在一项利用全国医疗保险健康管理数据对美国 1994—1995 年因发生急性心肌梗死入院的 122 124 例 65～84 岁老人的观察性研究中，试图通过上述二手数据探讨心导管术对发生心梗患者死亡率影响的研究。由于选择心导管术的患者大多较非手术者年轻、健康，发生急性心肌梗死的程度也较轻，因此很难判断选择心导管术的患者较低的死亡率是否因为该措施所致。进一步的资料分析显示，该数据涵盖了全国不同地区的患者，不同地区的心导管手术率不同，但患者心肌梗死的严重程度并无差异。由此可以将不同地区的心导管手术率作为一个工具变量，该变量与患者是否选择心导管术有关，但与疾病严重程度无关。通过比较不同心导管手术率的患者（而非实际采用心导管术与未采用心导管术的患者之间的比较）死亡风险来推断心导管术对于发生急性心肌梗死患者死亡率的影响。

除了工具变量外，还可以采用基于同一研究人群的交叉设计、限制性设计、基于二阶段抽样的外部校正的通用分析框架及策略、以及 Vanderweele 等开发的 E 值（E-value）等。

对于同一观察性研究数据，为了减少混杂因素对研究结果真实性的影响，通常建议采用上述多种统计分析方法对可能的偏倚进行校正，以说明研究结果的稳健性。其中多元回归模型、倾向性评分等都是基于协变量的风险校正方法，因此校正的结果通常不会差异太大。但工具变量由于其校正的原理完全不同，在不同的情境下其与多元回归和倾向性评分的方法可比性不同。例如，Stukel TA 等分别采用 Cox 回归、倾向评分回归校正、倾向评分匹配及工具变量等四种方法同时来校正混杂因素对于评价心导管术对发生心梗患者死亡率的影响。结果发现，采用上述三种风险校正方法，行心导管术的急性心梗患者发生死亡的风险均较没有进行心导管手术的患者降低 50%；OR 分别为 0.51（95%CI 0.50～0.52）、0.54（95%CI 0.53～0.55）及 0.54（95%CI 0.52～0.56）。而采用工具变量方法进行校正后，OR 为 0.84（95%CI 0.79～0.90），相对于风险校正模型更趋向于保守。上述出现不同结果的原因可能与工具变量校正了未测量的因素有关。但工具变量与风险校正模型之间究竟是何种关系依然有待探讨。Fang G 等的研究显示，当某种治疗措施在受试人群中的治疗效果具有同质性，或即使具有异质性但是否采用某种治疗措施与治疗效果无关时，同一数据基于风险校正模型和工具变量分析方法所获得的结果应该可比；相反，当治疗措施在受试人群中的治疗效果不同，且治疗措施的确定与治疗效果密切相关时，则同一数据基于两种不同的校正方法所得结果不具有可比性。本案例中，分别采用了多因素 Cox 回归，倾向性评分匹配和倾向性加权法控制混杂，结果发现，经 Cox 回归模型校正基线年龄、性别、肝硬化状态，ETV 联合 / 加用干扰素组发生肝癌的风险比单用 ETV 组降低了 40%（$HR=0.6$，95%CI 0.3～0.9，$P=0.048\ 7$）；经倾向性评分匹配及逆概率加权校正后上述结论不变，其 HR 分别为 0.7（95%CI 0.6～0.9，$P=0.043\ 1$）和 0.6（95%CI 0.2～0.9，$P=0.046\ 7$）。

二、时间依赖性混杂变量的控制

以本案例"ETV 联合干扰素 *vs.* 单用 ETV 治疗慢乙肝疗效比较"为例，实际治疗过程中，协变量如 HBV-DNA 和 ALT 等可能会发生变化，而这些变化一方面与开始的治疗措施有关，同时也可能会影响后续治疗措施的选择及结局的发生风险，即时依性混杂（time-dependent confounder）。目前控制时依性混杂最常用的方法为边际结构模型。该模型基于事先确定的时间间隔将每个个体拆分为不同随访时长且能遍历该个体所有随访轨迹的不同记录；通过构建协变量及其历史信息与暴露因素的关系，估计出每个个体在不同时点进入不同暴露组的概率；并基于上述概率对样本人群中的每个个体进行逆概率加权，最终建立虚拟总体，从而实现非条件下的因果推断。该方法的局限性在于：①拆分过程相对复杂；②不同随访时点的变量均不允许缺失，因此，常需要对数据进行填补，而填补的准确性直接影响到效应的估计；③与倾向性评分相似，不同时点的稳定权重值的准确估计是边际结构模型实施的前提和基础；④必须满足正定性条件。考虑到边际结构模型实施的复杂性，目前在 CER 研究中尚未得到广泛的应用。

　　总之，虽然大量二手数据的存在为我们开展以真实临床实践为基础的比较效果研究提供了可能性，但需要基于所要回答的科学问题，从研究设计、研究对象的选择、暴露及结局资料的收集及统计分析等多方面入手，对可能存在的选择、信息及混杂偏倚进行控制，从而尽可能地保证研究结果的真实性。

（刘晓清　王　丽）

第三篇
临床研究实践

第十五章 病因与危险因素研究

临床案例

75岁男性，上腹部隐痛不适4个月，疼痛呈间歇性，无其他部位放射痛，近1个月来，上腹部觉饱胀感，呈持续性隐痛。

患者无疫水接触史；有40年吸烟史，每日吸烟20支；有40年饮酒史，每日饮高度白酒（>38度）约200ml；无家族性遗传史及肿瘤病史。患者胃镜活检发现胃角近胃体侧见一不规则溃疡，约1.0cm×0.6cm，表面浅白苔附着。幽门螺杆菌（Hp）检测结果显示阳性。病理结果显示浅表少量腺体癌变。诊断：胃癌。行手术切除一年后无复发。

第一节 如何获得临床研究问题

一、明确临床问题

这是一例典型的临床胃癌病例。临床医生会根据患者病情采用合理的诊疗方案，将此问题当作实际的临床问题来解决。同时，患者在就诊时往往会询问为什么会患有胃癌？这也是我们亟需回答的一个问题。此时，我们可以将这个问题抽象概括为导致胃癌发生的原因是什么。

根据单个患者的一些既往史信息是无法准确回答这个问题的，我们需要从群体的角度来考虑这个问题。随着诊治胃癌患者病例的增多，我们会在临床诊疗过程及既往研究的文献资料中发现，这类患者往往具有某些共同的暴露因素（或某些因素暴露频率较高），如胃癌患者中有肿瘤家族史者比例较高、饮酒者居多、Hp感染率较高等。此时，我们会提出疑问：这些因素是否与胃癌的疾病发生相关，即这些因素是否为导致胃癌发病的病因或危险因素，如果进行适当的干预和治疗（如Hp根除治疗）是否可以在一定程度上预防胃癌的发生？其他的因素（如年龄）是否与胃癌的发生相关？这些因素是否能导致胃癌发病风险升高？此外，未知因素是否与胃癌发病相关？如何进行探索研究呢？这是凝练和提出临床问题的过程。

知识点

病因与危险因素概念

病因（cause）是导致疾病发生的原因。在现代流行病学中对于病因的定义是，能使人群发病概率增加的因素，就可以认为是疾病的病因，其中某个或多个不存在时，人群疾病发生概率就会下降。由此可看出，病因的定义具有多因素性、群体性和可预防性的特点。依照病因在疾病发生时间轴中的作用关系可分为以下几种类型。

（一）必要病因与充分病因

必要病因（necessary cause）是指在某种疾病的发生前，必须具有该因素（概率为100%），缺乏这种因素，疾病就不可能发生。病原微生物是导致相应疾病发生的必要病因，例如结核分枝杆菌是结核病发病的必要病因。但是，有时有该因素的存在，却并不会一定导致疾病的发生。例如，即便有结核分枝杆菌的存在，机体是否发病还与自身免疫力有关。此外，在肿瘤、心血管疾病等慢性非传染性疾病中很难找到完全的必要病因因素。

充分病因（sufficient cause）是指最低限度导致疾病发生的一系列条件、因素和事件。充分病因是诸多与疾病相关因素的综合作用。充分病因中必然包括必要病因。仍以结核病为例，结核分枝杆菌感染者并不都发展为结核病，是否发病还与个体免疫状态、精神紧张、营养状态等诸多因素相关。因此，结核病的充分病因就是必要病因（结核分枝杆菌感染）与其他诸多因素的综合作用。对于大多数的慢性非传染性疾病而言，也可能有多个充分病因，而且不同的疾病充分病因也不同。

（二）直接病因与间接病因

基于病因链和病因网模型，引起疾病的诸多因素有时可以连续按顺次起作用，即病因 1 导致病因 2，最终导致疾病。可以简要表示为：病因 1 → 病因 2 → 疾病。在这里，病因 2 称为直接病因（direct cause），病因 1 称为间接病因（indirect cause）。直接病因是指只有该病因作用于人体才能够引起发病，对应于疾病因素模型中的近端病因（proximal cause）。例如乙型肝炎病毒是乙型肝炎的直接病因；霍乱弧菌是引起霍乱的直接病因。间接病因实际上反映了引起疾病的阶段性或中间性过程，指可以促成和加速疾病发生的某些因素，其存在于疾病的发生过程，呈现间接关联，对应于疾病因素模型中的远端病因（distal cause）。例如营养不良、社会经济地位低下、居住条件差、机体免疫力低等都可以造成患病易感性增加，这些因素被称之为间接病因。

（三）危险因素

在疾病的病因复杂或病因未明确时，可能的致病因素常被称为危险因素（risk factor），又称危险因子，是指能引起某种特定不良结局（如疾病）发生，或使其发生概率增加的因素。疾病的发生与该因素有一定的因果关系，但是尚无可靠的证据能够证明该因素的致病效应。当该因素存在时，人群中疾病发生的概率随之上升；当消除该因素时，疾病发生的概率随之下降。危险因素有可能是疾病发生的原因或条件，也可能是该疾病发生的一个环节。我们可以从诸多的内外因素中，找出与疾病的发生密切相关的危险因素。例如在分析食管鳞癌的病因时，常把吸烟、饮酒、饮热茶、口腔卫生不良等因素均称为"危险因素"。我们可以通过流行病学研究评估每一个危险因素导致疾病发生的相对作用大小及取消这些危险因素可减少疾病发生的概率。

二、将临床问题转化为科学问题

当我们提出了临床问题，且发现了某些因素可能与疾病发生相关时，就需要采用合理的流行病学研究设计来解答提出的问题，这就需要将临床问题转化为科学问题。

转化思路 1： 与非胃癌患者相比，胃癌患者中暴露于某因素（如饮酒、Hp 感染、家族肿瘤史、喜食烧烤腌制食品等）的比例是否高于非胃癌患者？此时，我们可以通过病例对照研究设计，在同一来源的人群中选择胃癌患者作为病例组和非胃癌人群作为对照组，收集两组人群各种可能的暴露信息，评估暴露因素在两组的暴露比例，计算比值比（*OR*），进而评估暴露因素与疾病的关联。

转化思路 2： 暴露于某因素（如饮酒、Hp 感染、家族肿瘤史、喜食烧烤腌制食品等）的人群，在经过若干年之后，发生胃癌的概率是否高于非暴露人群，概率增高多少倍？此时，我们可以通过队列研究设计，根据暴露的有无将人群分为暴露组（如有家族肿瘤史）和对照组（如无家族肿瘤史），随访两组人群胃癌的发生情况，比较两组人群胃癌发生率的高低，进而明确暴露与疾病发生的因果关系。

知识点

临床问题到科学问题的凝练，是病因与危险因素研究过程中的第一个决策，具有战略意义。临床问题到科学问题的转化是由笼统到具体的过程，在将临床问题转化为科学问题时，需要将可行性（feasible）、趣味性（interesting）、创新性（novel）、是否符合伦理（ethical）及关联性（relevant）等几个方面（简称 FINER）综合考虑并做出决定。

近年来，在 PICO 原则的基础之上，学者又增加了研究设计（design）和时间因素（time）两个指标，即 PDICOT。所谓研究设计即为研究设计方法、方案的科学性及实用性；时间因素即为追踪观察时间的长短。

第二节　病因与危险因素来源

在确定了科学问题后,我们发现许多因素与胃癌的发生可能相关,这些因素有些是已知并确立的,例如Hp感染、家族肿瘤史、饮酒习惯等;而有些因素是未知的或不明确的,这些未知的因素是否是导致胃癌发生的病因或危险因素呢?对于未知的病因或危险因素,我们应该从哪些方面着手收集呢?

在进行疾病病因的研究过程中,我们需要清楚地认识到疾病发生的来源,即寻找导致疾病发生的可能因素。导致疾病发生的基本条件为致病因子(agent)、宿主(host)和环境(environment)。三者的相互作用及动态平衡的改变,可导致疾病的发生。

一、致病因子

导致疾病发生的致病因子可分为生物因子、物理因子和化学因子。

(一)生物因子

生物因子是指包括病原体如寄生虫、真菌、细菌、立克次体、衣原体及病毒等,及某些动植物如毒蛇、河豚、蝎子、毒菇等因子在内的总和。生物致病因子往往引发感染性及中毒性疾病,但许多研究也发现一些慢性非传染性疾病与生物因素相关,如牙周炎、肝癌、鼻咽癌等。随着测序技术和生物信息技术的发展,越来越多的研究发现,定植于人体各个部位的菌群多样性变化与人体疾病发生相关,如口腔菌群失调与口腔癌、食管癌的发生相关;肠道菌群失调与胃癌、结直肠癌、糖尿病等慢性病的发生相关。生物因子的发现为疾病的防控和治疗提供了新的科学依据。

(二)物理因子

噪声、光污染、振动、气象、地理、水质、大气污染、电流、电离辐射、气压等统称为物理因子。物理因素可以引起多种疾病,如振动可引发振动性神经病;长期暴露于大剂量日光会诱发皮肤癌;核电站泄漏或原子弹爆炸会增加白血病及恶性肿瘤的发生风险;大气PM2.5的污染会引发呼吸系统疾病等。但是,并非所有的物理因素全部是有害的,在一定安全范围内,某些物理因素是有益或无害的,如适当晒太阳会促进体内维生素D的合成。

(三)化学因子

化学因子包括无机化学物(如汞、砷、镉、铅等)和有机化学物质(如醇、苯、有机磷、有机氯、生物毒素等)。化学因子会引发人体畸形、慢性中毒或肿瘤。越来越多的流行病学研究与动物实验发现了化学因子的致病作用,如日本某氮肥厂排放的工业废水中含有大量的甲基汞引起水俣病的发生;亚硝胺引起食管癌的发生;黄曲霉毒素引起肝癌的发生;化工原料三聚氰胺引起肾衰竭等。此外,作为人体必需的营养素和微量元素,当摄入过高或过低时,也会引起疾病的发生,如维生素C摄入不足可导致坏血病;维生素D摄入不足会导致佝偻病的发生;某些地区饮用水含氟过高引发氟斑牙或氟骨症等。

二、宿主

在一定条件下,能够接受致病因子的机体被称为宿主。宿主的特征与疾病的发生发展密切相关。宿主因素包括先天和后天两大类,先天因素包括基因、染色体性别差异等;后天因素包括年龄、发育、机体免疫、营养状况、心理特征等。

(一)遗传

遗传是影响机体对某些疾病易感性的重要因素。遗传因素主要通过基因突变和染色体畸变两种形式直接引起致病作用,如先天性遗传疾病唐氏综合征、血友病等。除了遗传性疾病外,其他大多数疾病的发生均与遗传因素有关,是不同遗传背景与环境因素相互作用产生的结果。不同的疾病遗传因素所起到的作用大小不同,如2型糖尿病亲属的患病率较非糖尿病亲属高4~8倍,遗传度>60%。

(二)性别和年龄

许多疾病的发生与年龄和性别有关,这可能与暴露于致病因子的频率和剂量、免疫状态、生活方式及经历、生理解剖等的差异有关。如老年人好发糖尿病、恶性肿瘤、骨质疏松等疾病;地方性甲状腺肿、系统性红斑狼疮以女性多见;男女性生殖器官疾病如男性前列腺癌、女性子宫内膜癌等。值得注意的是,随着社会经济的飞速发展与转型，一些传统意义上好发于老年人群的疾病，其发病年龄呈现年轻化趋势，如高血压、糖尿病及心脑血管疾病等。

（三）种族与民族

许多疾病在不同的种族与民族中的发病率各不相同，这可能与文化背景、生活方式、遗传背景及社会经济状况等因素相关。例如食管鳞癌好发于黄种人和黑种人，而食管腺癌以白种人多见，这可能与不同遗传背景相关。2002年我国居民营养与健康状况调查相关数据显示，我国高血压民族标准患病率最低为苗族（7.70%），最高为藏族（24.70%）。

（四）免疫状态

机体的免疫状态与某些疾病，尤其是传染性疾病的发生高度相关。例如病原微生物侵入机体后，均可产生特异性的免疫应答。这种免疫状态有的持久稳固，有的维持时间较短。同时，机体自身免疫失调时，也会引发免疫性疾病如系统性红斑狼疮、系统性硬化症及过敏反应等。此外，机体的免疫功能随着年龄的增加而降低，会导致一些疾病的发生，如恶性肿瘤的发病率随着年龄的增加而增加，可能与机体免疫功能降低有一定的关系。

（五）生活方式与习惯

越来越多的研究证实不良生活方式与习惯同多种疾病的发生相关。例如吸烟与肺癌的发生高度相关；饮酒增加食管鳞癌的发生风险；口腔不良卫生习惯可导致患上消化道肿瘤的风险增加；共用静脉注射器吸毒可以增加艾滋病的传播风险；高钠饮食增加高血压的患病风险等。对于不良生活方式与习惯可以从三级预防的角度进行干预，通过影响疾病的自然进程以促进人类的健康，如糖尿病防治"五驾马车"的制定，即糖尿病健康教育、饮食控制、运动疗法、药物治疗及血糖监测。

（六）个人心理状态

个人心理状态也与某些疾病的发生密切相关。人们生活在自然和社会环境中，会面对各种事件，产生不同的精神、心理和行为反应，若未进行及时的干预和疏导，则会导致一系列疾病的发生。例如，长期处于不良的心理状态（如忧虑、恐惧、悲伤、沮丧等）会导致一系列疾病的发生，甚至会导致自杀行为；重大自然灾害后，若未及时对受灾者予以心理干预，会对其今后的健康产生不利影响。

三、环境因素

环境是人类生产、生活接触的所有要素的总和。环境因素在疾病发生过程中具有重要作用，是与致病因子、宿主相互作用的结果。环境因素一般分为两类，即自然环境和社会环境。

（一）自然环境

自然环境包括气候、地理等因素。气候包括日照、气温、湿度、降水、大气压等。某些气候因素可直接导致疾病的发生，如高温高湿可导致中暑和热射病。但在更多的情况下，气候间接影响疾病的发生发展，例如洪水和台风后引发的腹泻及感染性疾病；沿海地区高温高湿环境引发虫媒疾病的流行与暴发。地理因素包括地形、地貌、海拔、土壤等。不同的地理环境会诱发地方性疾病，例如某些地区碘元素的缺乏导致的地方性甲状腺肿；土壤含氟较高引发氟斑牙与氟骨症。

（二）社会环境

社会环境是包括政治、经济、文化、宗教、风俗习惯、教育、法律、卫生服务及个体职业、文化程度、社会经济地位在内的总和，可以直接或间接地影响疾病的发生。某些作业环境可增加工人暴露于职业性有害因素的机会，进而诱发职业病。例如，接触苯作业的工人易患白血病；煤矿工人无保护措施下会诱发尘肺。一些疾病的发生也与风俗习惯有关，例如我国新疆地区以食用自制面酱为习俗，导致了察布查尔病的流行（肉毒中毒）。粗放式的社会经济发展会带来环境污染问题，进而给人群带来健康损害，如大气污染物PM2.5已被发现可能与呼吸道疾病及心血管疾病的发生相关。此外，卫生服务水平的高低也影响着人群的健康水平，高质量的卫生服务体系能够保证医疗资源在疾病早诊早治过程中的合理配置，提高人群的期望寿命和生命质量。

第三节　病因模型与病因作用方式

导致胃癌发生的因素很多，我们明确了导致胃癌发生的各种可能危险因素的来源后，我们如何理清这些危险因素之间、危险因素与胃癌发病之间的作用关系及其作用机制呢？在对胃癌不断的认识过程中，我们发现单一的致病因子并不足以引起疾病发生，如 Hp 感染者并非最终都发展为胃癌。除与 Hp 感染有关外，感染者的免疫状态、生活习惯、家族肿瘤史等因素也与胃癌发生相关，胃癌的发生是这些危险因素共同作用导致的。这些因素是如何作用于胃癌发生的呢？因此，我们需要理清这些危险因素在胃癌发病过程中的可能致病模式及作用方式。

致病因子、宿主和环境因素在疾病的发生发展过程中起着重大作用，疾病的发生是这些因素的综合作用而致。因此，疾病病因模式及其作用方式也在不断发展变化。目前已逐步形成和建立了以多病因学说为基础的病因观。

一、疾病病因模型

（一）三角模型

疾病发生的三角模型，亦称流行病学三角（epidemiologic triangle），最先由 Gorden、Ront 等以图表示。如图 3-15-1 所示，该模型考虑致病因子、宿主和环境是疾病发生的三个要素，各要素分别占等边三角形的一角。在正常状态下，三者处于相对平衡状态，人体保持健康；当其中某一要素或其他要素发生变化时，超过了三者维持的平衡限度，就会导致疾病的发生。该模型有助于人们深入认识疾病发生的基本条件，但这种模式是将三要素等量齐观，在慢性非传染性疾病发生的解释过程中受限。

（二）轮状模型

轮状模型（wheel model），又称车轮模型，该模型强调宿主与环境之间的密切联系，由 Susser 提出。如图 3-15-2 所示，该模型的核心是宿主，其中的遗传物质有重要作用；围绕宿主外围的轮子表示环境因素，包括生物、理化和社会环境。轮状模型的大小因疾病不同而异。以遗传为主的疾病，遗传核可大些，如血友病、白化病等；与环境密切相关疾病，外围的环境则大些，如外伤等。这种理念强调机体与环境之间的相互关系，因此更接近实际，也更有利于疾病病因的探讨和防治。

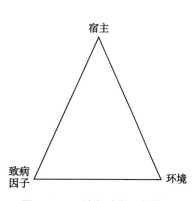

图 3-15-1　流行病学三角模型

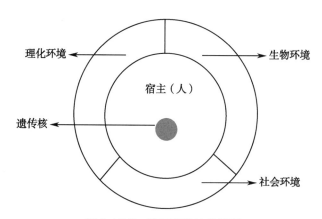

图 3-15-2　流行病学轮状模型

（三）病因链和病因网模型

病因链（chain of causation）模型是指疾病的发生是由多种致病因素先后或同时连续作用的结果，这些因素可以是独立的，也可以是相互协同或拮抗的。例如，龋齿的发生过程首先由于口腔内变形链球菌的作用，不良的口腔卫生习惯会导致菌斑的形成，菌斑长期与食物残渣中的糖类发生化学反应，产生酸性物质腐蚀牙釉质，最终导致龋齿的发生。根据不同病因在病因链上的位置可以将病因分为近端病因（proximal cause）、中间病因（intermediate cause）和远端病因（distal cause）。如图 3-15-3 所示，在心血管疾病、糖尿病、肿瘤等常见慢性非传染性疾病的病因链上，肥胖、高血压、高血糖等因素是近端病因；导致这些近端病因发生的因素即为中间病因，如吸烟饮酒、缺少运动、膳食不合理等；更远端的全球化、城市化及人口老龄化等因素是诱导疾病发生的远端病因。在病因链上，由于近端和中间病因比远端病因距离疾病结局近，因此其病因学意义相对明确，但涉及人群面较窄，预防机会较小；远端病因涉及人群面广，可以预防疾病发生的机会较大，但其与疾病发生的因果关系相对并不明确。

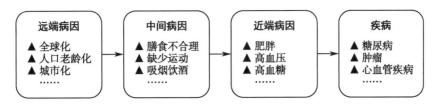

图 3-15-3　病因链模型图

病因网（web of causation）是指一种疾病的发生是由不同的病因链相互连接、相互交错而形成的网状结构。病因网模型有助于系统研究和探索疾病，并能够提供较为完整的因果关系路径，从而能够有效地指导疾病防控。例如，肝癌的发生可以看作病毒感染、饮用水中藻类毒素作用、遗传倾向、食用黄曲霉毒素污染食物和不良行为（如饮酒和吸烟等）等多条病因链交错构成。

二、病因的作用方式

疾病病因的作用方式可以概括为单因单病、单因多病、多因单病和多因多病四种类型。

（一）单因单病

单因单病是指一种疾病仅由一种因素引起，即一种致病因子只能特异性地引起一种疾病的发生。如结核分枝杆菌引起肺结核，霍乱弧菌引起霍乱等。但是，这些因素只是必要病因，疾病的发生还需要充分病因的参与，如营养不良、饮用水未消毒、机体免疫力低下等因素。因此，可以认为单因单病的作用方式几乎是不存在的。

（二）单因多病

单因多病是指一种因素可以引起多种疾病的发生。这种形式在非传染性疾病中常见，如不良口腔卫生习惯不仅可以引起龋齿，还与食管癌、胃癌、糖尿病、呼吸道疾病等的发生发展相关。此外，在传染病中，也可见不同疾病的发生由同一病原微生物引起，如乙肝病毒感染可引起包括急性肝炎、慢性肝炎、肝硬化和肝癌等在内的不同疾病结局。

（三）多因单病

多因单病是指多种因素导致一种疾病的发生，具体可以表现为以下几种方式。①一种疾病的发生可以由多种因素独立引起；②一种疾病的发生由多种因素协同引起；③多种因素串联引发一种疾病。如吸烟、饮酒、饮食习惯、口腔卫生、长期慢性刺激、遗传因素等是食管癌发生的危险因素。这些因素单独存在及共同存在时的致病作用明显不同，它们之间的相互作用（interaction）方式可能是协同（相乘、相加）作用，也可能是拮抗作用，可根据数学模型来加以区别明确。

（四）多因多病

多因多病是指多种因素引起多种疾病的发生。如吸烟、饮酒、高血糖、高血脂、高血压、缺乏运动、肥胖等因素是脑卒中、糖尿病、心血管疾病等多种疾病的危险因素。多因多病的作用方式能够更好地反映疾病发生的本质。

第四节　病因研究的方法与步骤

在明确导致胃癌发生的危险因素的来源及胃癌病因模式后，我们需要根据临床实践、以往研究基础及文献研究报道等经验提出病因研究的假设；然后选择合理的研究设计来对假设进行验证；最后，根据研究结果，在确立统计学关联及排除虚假和间接关联后，通过病因因果推断技术最终确立危险因素与胃癌发病的因果结论。进行病因学研究是对已有疾病理论、各种流行病学设计及统计、逻辑推断等知识的综合运用。在具体科学问题提出后，应结合实际，选择最佳的设计来实施，既要保证研究的质量和可信度，也要保证研究实施的成本 - 效益。接下来我们以研究不良口腔卫生习惯与胃癌发病之间的关系为例，阐述病因学研究的方法与步骤。

知识点

病因研究的基本方法与步骤

进行病因学研究的基本步骤是根据疾病在人群中的分布探索疾病发生的影响因素,再运用逻辑推理提出病因假设,然后应用分析流行病学及实验流行病学方法对病因假设进行验证,并经过因果推论后得出结论。病因研究的基本方法及步骤如图 3-15-4 所示。

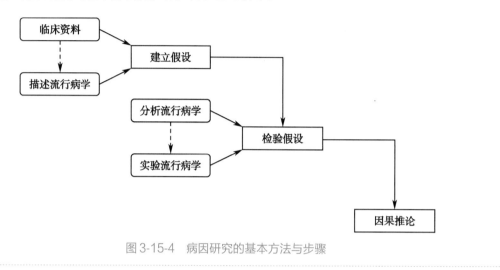

图 3-15-4　病因研究的基本方法与步骤

一、研究目的

以不良口腔卫生习惯为暴露因素,探索其与胃癌发生的关系。

二、研究假设

与非胃癌患者相比,胃癌患者口腔卫生习惯较差。

知识点

如何建立病因假设

提出病因假设是研究开始最关键的步骤。描述流行病学的方法(如横断面研究、生态学研究、病例报告等)是提出病因假说的主要方法。同时,临床资料如诊治记录、检查报告、病理诊断、影像检查等资料也是建立病因假设的重要来源。在临床研究中,医务工作者常常根据患者个案报道和系列报道来提出病因假设。此外,根据现有文献研究报道的基础,也可以提炼疾病病因线索。

建立病因假设须从实际出发,在已有调查资料、对疾病自然史的了解及相关文献的基础上提炼凝聚,不能凭空臆断。在形成病因假设的思维、分析和推理中,常遵循 Mill 准则(Mills canons)的逻辑推理方式。

(一)求同法

求同法(method of agreement)是指发生相同疾病的不同群体之间找出共同点,即自相同现象中寻找病因假设。例如,食物中毒事件中,中毒者大多食用相同食物,提示该食物是引起中毒的原因;肝癌患者大都有乙肝病毒感染,提示乙肝病毒感染可能是肝癌发生的原因。

(二)求异法

求异法(method of difference)是指在疾病发生的不同情况、不同群体间寻找不同点,即自差异现象中获取病因假设。如果两组人群疾病的发病率不一致,而一些因素在两组人群中分布不同,那么这个因素可能是该病的病因。例如,在饮用水含氟高的地区,氟斑牙和氟骨症的发病率较高,而在含氟较低的地区则很少发生该病，提示饮用水中氟含量与氟斑牙和氟骨症有关。

（三）同异并用法

同异并用法（joint method of agreement and difference）是指某因素与某疾病之间的关联既符合求同法，又符合求异法。例如，在早婚及性生活混乱妇女中，宫颈癌的发病率较高；相反，在修女、独身主义妇女中很少患有宫颈癌，因此提出生活中的某些行为方式可能与宫颈癌发病有关。随后的研究也发现宫颈癌可能与性交时 2 型疱疹病毒感染有关。

（四）共变法

共变法（method of concomitant variation）是指某疾病发生的频率或强度的变化随着某因素出现的频率或强度而发生变化，因素与疾病呈因果关联，即从共变现象中寻找病因。应用共变法的前提是这个因素是定量或等级性质，并与疾病呈现剂量 - 反应关系。例如，在吸烟与肺癌的研究中发现，肺癌发生的比例随着每日吸烟量的增加而增加，提示吸烟可能是肺癌发生的危险因素。

（五）剩余法

剩余法（method of residues）可以看作求异法的特例，是指某疾病的发生是由多种因素所致时，把已知有关联的因素排除后，仍不能排除的因素就可能是病因。例如，乙肝病毒感染及食物中的黄曲霉毒素与肝癌的发生相关，但仍旧有部分患者无法用这些危险因素解释，提示其他剩余因素也可能是病因，如饮水中的藻类毒素。

当病因假设清单中并不包括疾病发生真正的原因时，Mill 准则的使用就受到了限制。此时，假设演绎法可以帮助提出病因假设。演绎是从一般到个别的推理，它是根据已知的规律来推论未知事物的方法，故也称作类推法。所研究的疾病，如果与已明确病因的某种疾病的分布特征类似，就可以推测两种疾病的病因可能相同。

三、检验假设

确立研究假设后，我们需要选取适宜的研究设计来完成对假设的检验。在这里，根据我们之前的研究假设，我们采用非匹配病例对照的研究设计。除收集胃癌病例组与对照组口腔卫生习惯这个暴露因素外，我们还需要收集两组人群的一般情况，如年龄、性别、文化程度、社会经济状况等；收集其生活行为与习惯因素，如吸烟史、饮酒史、锻炼状况等；同时，个人疾病及家族史等因素也应收集；此外，我们还可以收集两组人群的生物学样本，如唾液、血清等。病例对照研究设计的优势之一是可以同时评估一种疾病与多种因素间的关系，因此在进行资料收集时应尽可能纳入多种因素，但并非纳入越多越好，此时还应考虑设计实施的可行性。进行多因素的收集有以下目的：①调整各因素（混杂）后，不良口腔卫生习惯与胃癌发病风险的大小；②深入研究各因素之间、因素与胃癌发病间的潜在相互作用；③探索或发现新的可能的危险因素；④胃癌发病风险模型的构建。

知识点

检验假设的研究设计

研究假设建立完成后，需要进行分析性研究和试验性研究对假设予以检验，进一步明确因素与疾病间的因果联系。不同的研究设计类型在检验病因假设上的论证强度是不同的，如图3-15-5所示。

分析性研究常用的方法有病例对照研究和队列研究两种。病例对照研究属于回顾性研究方法，该研究设计是由"果"及"因"，因此只能得到因素与疾病之间的相关性；队列研究从方向上讲是前瞻性研究，该研究设计是由"因"及"果"，符合因果关联的时序性，因此可以更加有效地检验病因假设。一般而言，分析流行病学研究先用病例对照研究，因其方便、省时省钱省力、可同时获得多个因素与一种疾病的关系，且能够很快得到研究结果，所以特别适用于罕见病的研究。但由于其研究过程易产生偏倚，因而检验假设的效能较弱。当发现关联后，应采用队列研究进行因果关系的论证。队列研究用时长、费用高，不易在短时间内得到研究结果。但由于其前瞻性的性质，其检验假设的能力强，因果论证强度高。

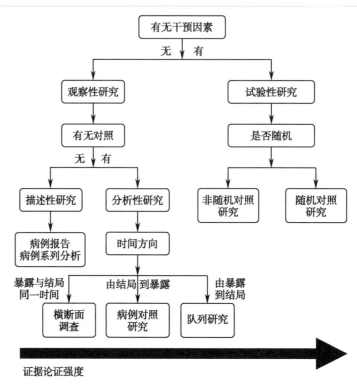

图 3-15-5 不同研究设计类型的论证强度

试验性研究是验证假设最理想的方法,但由于试验性研究的实施困难、涉及医德伦理问题,往往难以执行。试验性研究主要包括临床试验、现场试验和社区试验。临床试验是检验病因假设最可靠的手段之一,尤其是随机对照试验检验论证强度更高。临床试验不仅可以用于探索病因,也可以应用于新药物、新疗法效果的评价。循证医学的发展为病因学研究提供了更加有效的手段,如利用多项随机对照试验的结果整合进行 Meta 分析或系统综述,是目前论证强度最高的研究证据。现场试验和社区试验统称为现场干预试验,其目的是观察和评价干预措施的实施效果,同时也是检验病因假设的重要方法。现场干预试验的方法是选择一群代表性人群随机化分组,试验组施加干预措施,经过一定时间随访后计算两组疾病发病率,以评估干预措施的实施效果。例如,在地方性甲状腺肿高发地区食用盐中添加碘,有效地降低了本地区人群的发病率,从而明确了两者间的因果关系。

此外,现代生物学实验技术的发展保证了研究者可以从生物分子、细胞、组织、动物等层面进行实验研究,为病因学研究提供了丰富的手段。实验研究可以解决暴露与疾病发生过程中的"黑匣子"(black box),发现疾病发生的生物学标志物,并在筛查高危人群等问题中发挥着重要作用。

明确研究设计之后,我们需要对样本量进行计算,并收集各种暴露因素进行统计学分析,得到研究结果。如表 3-15-1,通过文献复习我们发现国内人群口腔卫生不良率约为 60%,并且不良口腔卫生与胃癌发生危险的 OR 为 2.30,在规定 $\alpha = 0.05$、检验效能为 $1 - \beta = 0.90$ 的前提下,根据样本量计算公式,最终算得每组所需样本含量为 139 人。收集数据进行分析后,我们可以得到口腔不良卫生习惯与胃癌发病风险之间的关系。

表 3-15-1 口腔不良卫生习惯(刷牙频率)与胃癌(贲门癌)发病风险的关系

刷牙频率	对照组	病例组	OR(95%CI)[a]	OR(95%CI)[b]
每天	57(17.6)	11(6.8)	1.0	1.0
每天小于一次	48(14.9)	17(10.6)	1.8(0.7~4.5)	5.6(1.6~19.3)
从不	218(67.5)	133(82.6)	3.6(1.7~7.5)	5.1(1.8~14.7)

注:a. 未调整混杂因素;b. 调整了年龄、民族、教育、水果蔬菜摄入、社会经济地位、烟草使用及假牙使用等因素的混杂,趋势性检验 $P = 0.003$。

样本量计算

不同的研究设计需要计算不同的样本量,样本量的大小受到以下几个因素的影响。

（1）效差（effect size）:指暴露组与非暴露组（试验组与对照组）结局指标之间的差值,差值越大,所需样本量就越小。

（2）组内标准差（standard deviation）:指组内数据离散的程度。标准差越小,所需要的样本量越小。

（3）希望达到的检验功效的显著性水平,即假设检验第一类错误的概率 α。

（4）希望达到的检验功效,即把握度（$1-\beta$）,β 为统计学假设检验第二类错误的概率。

样本量可以根据公式计算,PASS 软件是用于效能分析和样本量估计的统计软件包,是目前进行样本量估算的最权威的软件之一。该软件为样本量估计提供了非常友好的界面,功能齐全并且操作简单。我们只要确定医学研究设计方案,并提供相关信息,通过简单的菜单操作即可估计出检验效能和样本含量,供大家参考。

四、因果推论

在获得研究结果后,我们需要对研究因素与疾病发病的关联进行因果推断。以上述不良口腔卫生与贲门癌发病关系的研究结果为例。

首先,需要确定因素与疾病之间是否存在统计学上的关联,如果存在因果联系,则必定存在统计学上的显著关联。研究发现,同每天刷牙者相比,刷牙频率小于每天一次者贲门癌发病风险显著增加,两者存在统计学上的相关性。

其次,当判断有统计学关联后,需要判断这种关联的性质,即排除由于各种偏倚和机遇导致的假相关（虚假联系）及由于第三因素作用导致的间接相关（间接联系）。不良口腔卫生与胃癌相关性的研究中,在实施过程环节控制了选择偏倚和回忆偏倚,在统计分析环节进行了多因素调整,排除了虚假联系与间接联系。

最后,在排除虚假联系和间接联系后,根据因果联系的判断标准,对其逻辑关系进行检验。同时,结合其他资料或现有知识对关联进行概括、推理,做出因果关系的判断。通过因果推断原则,最终发现口腔不良卫生习惯可能是导致贲门癌发生的危险因素。

因果推论的基本过程

因果推论是根据研究结果发现的关联,对某因素与疾病之间的因果关系做出正确判断的论证过程,其基本过程如图 3-15-6 所示。

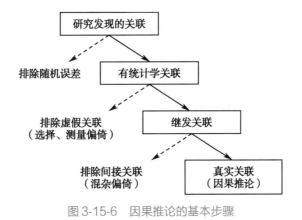

图 3-15-6　因果推论的基本步骤

知识点

因果推断的原则

对于某因素与某疾病之间是否为因果关系,其判断标准最早由美国学者提出,随后英国流行病学家与统计学家 Hill 结合上述 Mill 准则等哲学思想对判断标准进行了完善。近年来,一些学者又进一步对准则进行了修订,但目前国际上仍称之为 Hill 准则,具体如下。

1. 关联的时序性(temporality) 即因在前,果在后,原因一定发生在结果之前,这是因果推论中唯一要求必备的条件。暴露因素与疾病发生的时间先后顺序在前瞻性队列研究中较容易判断;但在病例对照研究或现况研究中,这种时间顺序往往较难判断。尤其是对于一些慢性病来说,暴露因素与研究疾病往往集中于一身,时间先后顺序的判断并非易事。例如,一项横断面研究发现胃癌患者的 Hp 阳性率高于非胃癌患者,但该结果不能说明是先有 Hp 感染而后引发胃癌,还是先有胃癌而后又发生了 Hp 感染。因此,应采用队列研究,依据是否暴露于 Hp 感染进行分组,然后进行长期随访观察,比较暴露组与非暴露组之间胃癌的发病率,进而得到确切的因果关系。

2. 关联的强度(strength) 指暴露因素与研究疾病之间关联程度的大小,常用 OR 或 RR 值来衡量。排除偏倚和随机误差后,关联的强度可作为判别因果关系和建立病因假说的依据,强度越大,因果关系的可能性越大。一般认为当 $RR>2$ 时关联强度可被考虑为较强,但并不否定弱的关联强度也可作为一种因果关系。当呈弱关联时,更应注意考虑偏倚作用的可能,因此在因果判断时要更加谨慎。

3. 关联的一致性(consistency)或可重复性(repeatability) 指在不同人群、不同时间以不同研究方法对某因素与疾病关联进行研究时,均可以观察到同样的事件关联。例如,在不同国家、不同地区、不同人群及不同时间,不论病例对照研究还是队列研究,均可以观察到吸烟与肺癌发生的关联性。

4. 关联的特异性(specificity) 狭义的特异性是指某种特定的疾病只与某因素的暴露有关,即某疾病的发生必须有某种因素暴露才会出现。这种特异性的因果关联在传染病的病因研究中可以明确,但对慢性非传染病来讲,大多情况下是不易确立某因素与某疾病之间关联的特异性。因此,该标准的概念有所扩展,即若某因素与某疾病的关联强度最大,则可认为该因素与该疾病间关联的特异性强。例如,吸烟与肺癌的关系,吸烟人群肺癌的死亡比为 9.85,但其他疾病如膀胱癌、口腔癌、心肌梗死及胃溃疡死亡比仅为 1.09~2.00,可以认为吸烟与肺癌发生的关联特异性强。

5. 剂量-反应关系(dose-response relationship) 指随着某因素暴露的剂量的变化,该疾病的频率或关联强度也随之变化,即两者存在剂量-反应关系。若暴露与疾病之间存在剂量-反应关系,则存在因果关系的可能性较大。因此,是否存在剂量-反应关系可作为推论因果关联有力的证据。例如,随着吸烟量及吸烟年限的增加,群体患肺癌的危险性也随之增加,呈现明显的剂量-反应关系。但是,剂量-反应关系的前提是某因素必须为等级或计量性质,对于"是"或"否"的因素,不存在剂量-反应关系时并不能否定其因果关系,在病因研究中需加以注意。

6. 生物学合理性(biologic plausibility) 指观察到的关联能够以现有的知识,并从生物学发病机制上得以合理地解释。一般来说,能被已知的生物医学知识合理解释,其因果关联成立的可能性大。但是,当下并不能解释的因果关联假设并不一定不成立,随着人类对医学知识的深入了解,有些当下未能合理解释的假设可能会被证实成立。

7. 实验证据(experimental evidence) 指用实验方法可以证实在去除或施加某因素后会引发某疾病发生频率相应的下降或上升,其在因果关联的判定标准中具有很高的论证强度。实验证据可来自人群现场试验,也可来自临床试验或动物实验。

因果推论是一个很复杂的论证、推理过程,绝不可以根据一项或几项标准符合来做出判断。在上述因果推论的 7 条标准中,首先,必须要满足的是关联的时间顺序;同时,关联的强度、关联的一致性或可重复性、剂量-反应关系及实验证据对于因果推论也具有重要的意义;其他判断标准可作为判断病因时的参考。在进行因果推论过程中,并非必须全部满足以上 7 条标准。但满足的标准越多,因果关系成立的可能性越大。此外,进行因果推论时也要考虑不同研究设计类型的优缺点,以评估研究结果的可靠性;同时,还需要结合已有知识对其科学性和合理性进行综合全面的评估,最终得出因果关联的结论。

第五节 文献阅读与评价

研究案例 1

MARTIN J D, SIU L C, SUMATHY R, et al. Global and regional effects of potentially modifiable risk factors associated with acute stroke in 32 countries(INTERSTROKE): A case-control study. Lancet, 2016, 388(10046): 761-775.

1. 背景与目的 脑卒中是导致死亡和残疾的重要原因,尤其是在中低收入国家。本研究旨在探讨不同国家和地区与脑卒中发病风险相关的潜在可改变的危险因素。

2. 方法 采用病例对照研究的方法。根据国际化诊断标准将 2007 年 1 月 11 日～2015 年 8 月 8 日期间32 个国家中的急性脑卒中患者(症状出现后 5 天内和因病入院 72 小时内)作为病例组,对照组是来自医院或社区的无脑卒中病史的个体,本研究的病例和对照根据性别和年龄进行 1:1 配对的个体配比设计,通过对脑卒中患者和对照人群进行临床评估,测量并比较病例组和对照组中各潜在可改变的危险因素的暴露比例,并计算 *OR* 和人群归因危险度(*PAR*)。

3. 结果 共 26 919 例参与者,其中病例组 13 447 例,对照组 13 472 例。既往高血压史、规律的体力活动、载脂蛋白(Apo)B/ApoA1、腰臀比、饮食、心脏功能、社会心理因素、吸烟、饮酒、糖尿病等十大潜在可改变的危险因素与脑卒中发病风险相关,这些危险因素占全球所有脑卒中 *PAR* 的 90.7%,且表现出地区差异,非洲为 82.7%,东南亚为 97.4%。

4. 结论 在世界主要地区的不同种族群体、不同性别及不同年龄段人群中,十大潜在可改变的风险因素约占脑卒中 *PAR* 的 90%,且存在区域差异,提示在不同地区需制定预防脑卒中的区域化预防策略和措施。

5. 评价 研究案例 1 采用了病例对照研究。根据研究开始时患病与否分为病例组和对照组,通过比较病例组与对照组中各暴露因素的比例,进而提出病因假设的回顾性研究方法。由于研究无法确定暴露与疾病发生的先后顺序,因此该研究是由果及因的,是在疾病发生之后去追究探索假定的病因因素的研究方法。因其方便、省时省力省钱,且可同时研究多种暴露因素与某种疾病的关系,所以特别适用于罕见病的研究。但由于其研究过程易产生偏倚,且不能明确暴露因素与疾病的先后关系,因而其检验病因假设的效能较弱。

研究案例 2

NELSON N, ALEXANDER P, ZHIWEI L, et al. Association between poor oral health and gastric cancer: A prospective cohort study. Int J Cancer, 2018, 143(9): 2281-2288.

1. 背景与目的 先前研究发现不良口腔卫生可能与胃癌的发病有关,但对于某些危险因素如牙齿情况、义齿等与胃癌发病风险的研究较少且结论不一。本研究的目的是探讨不良口腔卫生与胃癌发病风险之间的关系,为胃癌的病因学研究及胃癌防控措施的制定提供理论线索。

2. 方法 采用前瞻性队列研究方法。收集 1973—1974 年间瑞典乌普萨拉的未患胃癌人群的口腔健康状况的基线资料,根据是否出现牙齿缺失、牙菌斑、口腔黏膜病变分为暴露组和对照组,随访至 2012 年,比较暴露组和对照组之间及不同暴露程度亚组之间胃癌发病率的差异,并评估危险因素的风险比。

3. 结果 19 831 名患者参与此项前瞻性队列研究,平均随访时间为 29 年,共有 152 例胃癌患者,其中92.1% 是腺癌。基线调查中牙齿最少的个体患胃癌的风险较高,假牙的存在与胃癌的发病风险增加有关。50 岁之前和 50 岁之后牙齿缺失与胃癌发病的风险比分别为 4.24(95%*CI* 1.83～9.80)和 5.91(95%*CI* 2.76～12.63)。牙菌斑水平较高或伴有念珠菌或舌头病变与胃癌的发病风险无统计学上的相关性。

4. 结论 牙齿缺失相关的口腔黏膜病变与胃癌发病风险增加有关,且随着年龄的增长其发病风险显著增加。牙菌斑与胃癌的发病风险无关。

5. 评价 研究案例 2 采用了前瞻性队列研究,研究开始根据是否暴露于某可能危险因素进行分组,研究结局是在随访开始时研究对象未出现但在随访过程中出现的结局事件,由于研究对象的暴露资料是在结局发生之前收集的,研究设计是由"因"及"果",符合因果关联的时序性,因此可以更加有效地检验病因假设。但由于队列研究费时费力费钱,且容易产生失访偏倚,适用于发病率高且有重大预防意义的疾病研究,不适用于发病率很低的疾病病因学研究。

研究案例3

MAGALI L, ANGELINE C, DA C, et al. Sodium intake and blood pressure in children and adolescents: a systematic review and Meta-analysis of experimental and observational studies.Int J Epidemiol, 2018, 47(6): 1796-1810.

1. 背景与目的 高钠摄入量是成人血压升高的原因,但对于高钠摄入量与儿童及青少年血压升高的研究证据较少且结论不一。本研究拟通过系统综述和 Meta 分析的方法回顾有关儿童及青少年钠摄入量与血压之间关系的家庭性研究和观察性研究,以期揭示高钠摄入与儿童及青少年血压升高之间的相关性。

2. 方法 采用系统综述和 Meta 分析的研究方法。收集 2017 年 3 月前公开发表在 Medline、Embase、CINAHL 和 CENTRAL 数据库中有关儿童和青少年钠摄入量与血压关系的试验性研究和观察性研究。根据异质性检验结果采用随机效应模型进行 Meta 分析,采用敏感性分析以评估研究结果的稳定性,根据钠摄入量不同进行剂量 - 反应关系的亚组分析。

3. 结果 18 项试验性研究和观察性研究(包括 3 406 名参与者)被纳入本 Meta 分析。结果显示,每增加 1g 钠摄入量,收缩压和舒张压分别增加 0.8mmHg($95\%CI$ 0.4～1.3)和 0.7mmHg($95\%CI$ 0.0～1.4)。在超重和低钾摄入的儿童中,这种关联更为明显。钠摄入量和血压之间存在准线性关系。

4. 结论 钠摄入与儿童和青少年的血压呈正相关,在试验性研究和观察性研究中的发现具有一致性。由于血压伴随整个生命过程,我们的研究结果支持在儿童期和青春期减少钠摄入量以降低高血压的发生风险。

5. 评价 研究案例 3 采用了系统综述和 Meta 分析的研究方法,该研究通过查阅文献对同一主题的多个小样本的研究数据进行定量的系统综合,在扩大样本量的基础上达到综合多项研究结果的目的。该方法为相互矛盾的多个研究得出综合结论提供了科学方法,降低了根据一个或少数几个研究结果导致证据不足的可能性,进而科学定量地评估了研究因素与结局变量间的相关关系。系统综述和 Meta 分析的参考价值理论上要高于原始的研究文献,极大地减少了选择偏倚和信息偏倚,为临床循证医学证据的研究提供切实可行的研究方法。系统综述和 Meta 分析的结果是循证医学研究的最佳证据。

(吕 明)

第十六章 诊断试验效率比较研究

临床案例

一名62岁的男性患者，因"突发胸前区压榨性疼痛持续2小时"来院急诊，患者有高血压病史10年，平时药物控制，体型偏胖，入院行心电图提示Ⅰ、Ⅱ、$V_4 \sim V_6$导联ST段压低。心肌肌钙蛋白T 0.043 0ng/ml，诊断怀疑急性心肌梗死，非ST段抬高型，急诊冠脉血管造影（CTA）检查，结果左主干管腔狭窄大于90%，行急诊介入治疗，于前降支置入支架一枚，术后双抗治疗1年，规律随访，预后良好。

第一节 如何获得临床研究问题

诊断试验是对疾病诊断的试验方法，包括利用各种实验室检查、病史、体检获得的临床资料、影像学检查等，用于临床疾病诊断的选择、诊断结果的判断和疗效预后的预测。

根据症状、体征等，建立新的诊断，这是诊断试验的临床应用，也是临床医师熟悉的最基本认识。各种临床检查是最常见的诊断试验的应用。检查选择的基本依据是诊断试验的特征，包括诊断试验的灵敏度、特异度、似然比。这些特征是通过诊断试验与"金标准"相比得到的诊断试验评价指标。

> 知识点
>
> 诊断试验强调高效的同时，也强调安全、简便、花费少，比如应用于无症状人群中筛查早期疾病。
>
> 诊断试验，同时也是我们检测治疗效果、不良反应的手段。同样是胃镜检查，可以诊断溃疡，也是治疗后溃疡是否愈合的评价标准。同样是CT诊断肿块，化疗后肿块是否消失也是诊断试验的用途。特别强调的是，在诊断疾病和疗效监测时，两者的作用有时并不完全一致，很多情况下，需要结合具体疾病，同样需要进行诊断试验评价。
>
> 提供预后信息。很多危险因素也是预后因素，很多诊断试验，同时也为复发、生存提供参考信息。比如甲胎蛋白（AFP）诊断肝癌，同时，治疗后复发AFP也可以表现升高。肿瘤分子标志物阳性或者阴性，协助我们进行分型分类诊断，也提示预后信息，预后或好或差。

在上述案例中的问题是：冠脉CTA在急性胸痛患者的急诊处理中，是否可以作为常规检查手段推广应用？

一、明确临床问题

1. 查阅文献及相关背景资料 急性胸痛属于临床急诊，根据患者年龄等特征、胸痛发作的特点、伴随症状及查体、简单的实验室检查等可以排除呼吸系统疾病、食管反流和其他常见的胸痛，鉴别出最可能的心源性胸痛。而临床最严重、诊断与预后最密切的是判断是否是急性冠脉综合征，是否是急性心梗，是否需要立即进行冠脉造影检查与支架放置。心电图与心肌酶谱可以提供较好的诊断依据，但临床上，心电图与心肌酶谱表现滞后，部分患者无特征改变，如何快速诊断并使患者得到救治成为关键问题。

2. 临床研究证据 冠脉造影是诊断金标准，也是同时开展治疗的基础。冠脉CT造影是新的诊断替代技术，已有文献进行了评价：2008年新英格兰杂志的一项多中心研究评价了64排多源CT血管造影

（MDCTA）相比传统冠脉血管造影（CCA）对怀疑急性冠脉疾病患者的诊断效率。研究纳入了9个中心291名在CCA前进行MDCTA的阻塞性冠脉疾病患者发现，CTA诊断的ROC下面积（AUC）为0.93，可以有效地诊断有症状患者是否合并阻塞性冠脉疾病及血管的阻塞程度。但是其CTA的阳性预测仅为91%，阴性预测值为83%，并不能简单地用于替代冠脉造影。这项研究是在怀疑冠状动脉疾病患者中比较新的诊断手段MDCTA与金标准冠脉血管造影CCA相比的诊断价值。可以在急诊应用中作为参考。

二、临床问题转化为科学问题

针对上述案例中的问题，我们会问：与传统方法比较，冠脉CTA诊断效率如何？我们可以从前面的研究中获得诊断试验的灵敏度、特异度、预测值及阳性和阴性结果似然比。我们知道，除了预测值受患病率影响之外，诊断试验的固有特征，包括灵敏度、特异度、似然比都不受患病率影响，可以根据似然比来计算和估计患病概率，从而改变决策。上述与金标准比较的诊断试验，采用了多中心临床研究，更具有人群代表性。我们也可以通过ROC比较不同的诊断试验的诊断效率，但仍然需要关注以下问题。

1. 单个研究的受众人群选择影响　灵敏度指患者组中经诊断试验查出阳性人数的比例；灵敏度与受者选择有关，是否包括轻症重症，是否包括治疗过和未治疗过，是否包括存在合并症，患者的其他状态，尤其急诊状态。特异度指非患者组中经诊断试验查出阴性人数的比例；特异度同样与对照选择有关。诊断试验的灵敏度和特异度的准确性直接影响似然比。不同研究报告的诊断试验的特征是存在差别的，我们可以通过Meta分析合并多个诊断试验来估计校正的灵敏度、特异度和似然比。

2. 急诊状态与择期患者的差异　急诊患者冠脉状态及全身状态影响循环系统的改变可能与择期患者不同。急诊冠脉CTA检查还可能存在的问题，包括急诊费用、急诊检查时增强造影风险、口服β受体阻滞剂减慢心率风险。同时，基层医院CT及其配备能否清晰显影，如是否需要64排或者以上的CT扫描成像设备等。

3. 根据PICO模式考虑研究设计　以金标准作为对照组，受众同时接受冠脉CTA检查，依据心电图、心肌酶谱动态观察的传统诊断流程和冠脉造影诊断，用四格表比较诊断试验特征指标。

4. 问题　同时进行包括金标准在内的三项诊断试验是否可行？如果冠脉CTA检查发现患者为急性心梗，是否直接接受造影检查并处理，而不等待常规心电图和心肌酶谱符合心梗的诊断？在当前已知信息和证据的情况下，伦理是否能接受？我们是否需要重复诊断试验的基本特征，还是基于当前的问题，更关注急性心梗的确诊和漏诊率，对患者处理结局的影响、诊断时间、诊断成本等。

知识点

P：人群。诊断试验是横断面设计，按照金标准分为病例组和对照组。研究实施时，常常选择病例组和对照组。病例组，包括病情轻重、不同特征、是否治疗；对照组，包括正常对照、有类似症状对照、其他疾病对照。无论如何设计，最终都需要通过金标准确认诊断。

I与C：干预与对照。第一，是否每个被测者都同时做两种诊断试验。传统诊断试验包括心电图和心肌酶谱，并在到达心梗诊断标准前反复随访直到确认或者排除；冠脉造影CT检查即新的诊断试验。第二，参考试验及金标准是什么，参考试验是否同时做。第三，等待比较的二个诊断试验及参考的金标准试验是否进行独立、盲法比较。

O：测量结果，包括急性心梗的确诊和漏诊率，对患者处理结局的影响，及诊断时间，诊断费用成本等。

第二节　诊断试验效率比较方法

诊断试验不仅仅需要接受金标准评价，还需要在临床实践中接受检验，检验过程和传统或者临床应用的诊断方法进行比较，评价新诊断试验在诊断准确性、诊断效率、诊断安全性等方面的差别。

新的诊断试验，比如新技术、新检验方法，需要评价。但也可以评价既往措施，尤其是应用时间较短的，需要重新评估其临床价值。旧措施用于新的不同的疾病诊断或者用途，也需要重新评估。另外，多个诊断评分、多个措施联合，也可以重新评价，提出新的标准。

诊断试验评价设计理念：第一，比较才能看到差别，任何诊断和治疗手段都应进行比较，这也是临床研究的对照理论。对照可以是金标准，也可以是其他临床应用的诊断试验。第二，金标准是对照的重要组成部分。

传统设计，病例和对照均接受金标准诊断，并按照金标准分组，需要评价的诊断试验同时或先后在病例组和对照组进行检测，并给出检测结果。强调在与金标准比较的过程中应用盲法原则，互相不影响原则。同期比较的两种或者多种诊断试验都需要操作，并且都应遵循盲法原则和互相不影响原则。

随机对照研究设计，按照随机对照临床试验分组原则，比较两种诊断措施的诊断效率，可以从诊断结果、诊断时间、诊断成本、诊断安全性等方面比较两种诊断试验。参与测试的人群只需要接受两种比较措施中的任何一种。

第三节　诊断试验效率比较（RCT设计）

对于怀疑急性冠脉综合征的患者，可设计一项随机对照临床研究，将这类患者随机分为2组，一组接受冠脉CTA检查，一组进行常规的急诊流程处理，比较两组患者最终的急性冠脉综合征的诊断率、急诊留观时间和漏诊率。

如何通过一项研究设计比较增强CT与MRI诊断卵巢癌哪个更优？下面我们通过案例来说明不同的临床研究设计。

第一种方法是每个怀疑卵巢癌的患者均在手术前2周内进行增强CT或MRI诊断，排除术前放化疗的患者，检查后结果分别由至少2名有经验的医师诊断，采用盲法设计，判读医师即不知道患者的手术结果，也不知道另一种影像学检查的结果，最后可以将手术结果作为金标准，并计算两名医师判读结果的Kappa值。这种方法无疑是最理想的研究设计，但是，会导致患者需要接受2次影像学检查，另外，如果CT和MRI的检查时间不同，可能也会带来偏倚。

第二种方法是采用随机对照临床研究（RCT）设计，可以将怀疑卵巢癌拟行手术治疗的患者随机分组，分别接受增强CT或MRI诊断，并进行随机化隐藏，同样由至少2名有经验的医师判断结果，并与金标准手术结果进行比较，这一方法需要的样本量较大，但是可以减少对患者的损害，而良好的随机化和盲法是确保这一方法成功施行的关键，特别适用于两组诊断方法直接有明确相互影响的诊断试验。另外，这项研究中，手术指征不应该依据本次增强CT或MRI的检查结果（如可以根据PET/CT检测结果等进行决策）。诊断的内容可以包括病理诊断和分期诊断两方面。

知识点

RCT设计的应用与好处

RCT用于关注两种不同的诊断试验临床应用效率比较。可以不计算诊断试验的灵敏度、特异度等指标，更关心确诊患者和漏诊患者。

待比较的2个诊断试验之间可能有相互影响。比如前一项检查可能体内残留同位素，影响后一项检查的结果判断。健康问卷可能存在提示作用等。

可以减少诊断试验对患者损害，但需要增加样本。

强调两组需要具有可比性。通过随机分组说明两组人群相似，才能比较差别。

第四节　研究报告与问题分析

研究案例

HOFFMANN U，TRUONG Q A，SCHOENFELD D A，et al. Coronary CT angiography versus standard evaluation in acute chest pain. N Eng J Med，2012，367（4）：299-308.

1. 背景　对有症状的患者急诊冠脉 CT 血管造影（CCTA）是否比急诊常规处理流程更有效地提示急性冠状动脉综合征尚不清楚。

2. 方法　在这项多中心试验中，于 2010 年 4 月～2012 年 1 月在急诊纳入 40～74 岁的有急性冠状动脉综合征症状但无缺血性心电图改变或肌钙蛋白检测阳性的患者，随机分为早期 CCTA 组或急诊常规处理流程组。主要终点是住院时间。次要终点包括急诊的出院率，28 天主要不良心血管事件和累计费用。安全性终点为漏诊急性冠状动脉综合征。

3. 结果　共纳入 1 000 例患者，平均年龄 54±8 岁（47% 女性），急性冠脉综合征的发生率为 8%。与急诊常规处理流程比较，早期 CCTA 组的平均留观时间缩短了 7.6 小时（$P<0.001$），更多的患者直接从急诊科出院（47% $vs.$ 12%，$P<0.001$）。28 天随访中，没有未诊断的急性冠状动脉综合征，主要不良心血管事件两组无显著差异。CCTA 组后续检测较多，辐射暴露风险较高。CCTA 组和急诊常规处理流程组的累积平均花费相似（分别为 4 289 美元及 4 060 美元，$P=0.65$）。

4. 结论　有症状的急性冠状动脉综合征患者，与急诊常规处理流程相比，包含 CCTA 的分类策略提高了临床决策效率，但增加后续检测和辐射暴露风险，不降低总医疗费用。

5. 评价　比较诊断时间。该多中心临床研究对急诊症状怀疑急性冠脉综合征的患者进行冠脉 CT 造影，这项研究将入选的 9 个研究中心共 1 000 名患者进行随机，501 人接受了冠脉 CT 造影，499 人接受常规的急诊处理流程，并将两组患者的住院时间作为主要结局指标。与常规诊疗手段相比，急诊冠脉 CT 造影检查可以提高临床决策效率，减少住院时间和不必要的留院观察，但是增加了射线暴露风险，并且不减少总体费用。这项研究中两组患者分组是均衡的，最终急性冠脉综合征的诊断率两组也是一致的，常规的诊疗方法并未增加 28 天心血管事件风险，也没有漏诊急诊冠脉综合征患者。但是两种诊断方法对疾病的不同影响在于急诊留观时间，这一指标可以综合反映临床医师对临床信息、试验结果作出临床决策的效率。由于这两种诊断试验之间明确有相互的影响，RCT 是合理的研究设计，也不需要每一例受者接受血管造影这一金标准评估。

第五节　文献阅读与评价

研究案例

HUGHES V F, TRULL A K, GIMSON A, et al. Randomized trial to evaluate the clinical benefits of serum αUGHES V F, TS-transferase concentration monitoring after liver transplantation1.Transplantation，1997：64（10）：1446-1452.

1. 背景与目的　与同等程度的转氨酶活性增加相比，血清 α-glutathione S-transferase（GST）浓度增加已被证明是肝细胞损伤的一个更敏感和特异的指标。本研究是一项纳入 49 例患者 60 次肝移植的随机临床试验，评价在肝移植术前后 3 个月 GST 检测作为常规肝功能检查补充试验的临床获益。

2. 方法　比较每天检测并报告 GST 浓度的移植受者（报告组）和不报告 GST 浓度的移植受者的死亡率和病残率。

3. 结果　报告组 3 个月生存率显著高于对照组（$P=0.033$），移植物失败的风险减半（$RR=0.50$，$P=0.29$）。在随访期间，报告组中住院时间小于 3 周的患者也显著增加（$P=0.036$）。此外，报告组移植物的活检频率较低（$P=0.038$），排斥反应较轻（$P=0.015$），感染发生率更低（$P=0.03$）。报告组 GST 浓度升高大于 50% 参考范围上限可比谷丙转氨酶同等程度的变化提前 1 天提示排斥反应（95% CI 1～2），但是比不报告组诊断排斥反应时的 GST 水平低（$P=0.02$）。这与报告组可以早期诊断排斥反应是一致的。

4. 结论　监测 GST 可以改善患者的照护，降低死亡率和病残率。

（陈世耀）

临床案例

　　患者,女,25岁。反复右上腹疼痛2年,疼痛向背部放射,伴恶心、呕吐,多于脂餐后出现,1年前因胆囊结石行腹腔镜胆囊切除术,门诊行上腹部磁共振水成像(MRCP)提示:胆总管下段0.8cm大小结石。胆道外科就诊后,建议患者可采用外科取石或内镜下逆行胰胆管造影术(ERCP)取石。1周后在内镜中心接受ERCP取石治疗,完整取出结石,术后出现腹痛、血淀粉酶明显增高,诊断为ERCP术后胰腺炎,经治疗4天后痊愈出院。

第一节　如何获得临床研究问题

　　疗效分析和评价是临床科研工作的一个重要组成部分,包括某种干预措施对疾病的预防效果或治疗效果。临床工作的最终目标是治愈疾病,让患者最大限度获益。一般临床医生常常根据自己的经验积累做出治疗方法选择,而这些经验主要来源于对个别案例的认识,其中可能有偶然机遇和偏倚。为了提高临床工作的可靠性和科学性,对患者采取切实有效的治疗措施,临床医生需要经常进行疗效分析和评价。

　　上述案例中对患者采取的治疗措施是临床上较为常见的处理方案,患者有腹痛症状和明确的胆总管结石,有治疗指征。目前针对这类患者的处理有不同的看法,是采用传统外科手术? 腹腔镜胆总管探查术? 还是ERCP治疗? 如果采用ERCP治疗,又如何预防ERCP术后并发症? 针对这一系列临床问题,可以进行很多相关的研究。

一、明确临床问题

　　1. 查阅文献及相关背景资料　从20世纪70年代开展ERCP以来,其应用价值已经从单纯的胆胰疾病诊断发展到治疗领域,尤其在治疗胆总管结石、胆源性胰腺炎、无法外科切除的胆道及胰腺肿瘤等方面都具有肯定价值。但是,ERCP术后并发症包括:术后胰腺炎、出血、穿孔及胆道感染等,其中ERCP术后胰腺炎是最常见的并发症。临床上选用某种治疗手段时,有两个十分重要的关注点,即有效性和安全性。如果能找到这样一种方案,既能利用ERCP治疗胆总管结石的优点,又能预防ERCP相关并发症,无疑有重要的临床意义。

　　2. 相关研究提供临床思路　急性胰腺炎是内科常见疾病之一,ERCP术后胰腺炎与一般急性胰腺炎发病机制方面有没有相似之处呢? 急性胰腺炎发病机制中有一个十分重要的环节,即胰管压力增加导致的胰酶激活及相关炎症介质释放。以此类推,ERCP术后如果导致十二指肠乳头水肿及胰液排泌不畅,一样可以导致急性胰腺炎发生。那么,如果能避免胰液排出不畅或抑制炎症相关因子释放,可能预防ERCP术后胰腺炎。

　　3. 已有的临床研究证据表明,ERCP术后胰腺炎发生主要与下列因素有关。①患者因素:青年女性、Oddis括约肌功能障碍、既往有ERCP术后胰腺炎;②操作者因素:操作不熟练、反复胰管插管、预切开等,预防ERCP术后胰腺炎方面,包括安置胰管支架、药物(生长抑素、乌司他丁、硝酸甘油及非甾体抗炎药等)。在这些预防方法中,我们不可能对每种方法都进行研究,需要了解目前哪些方法是可能有效,哪些方法是没有效果,哪些方法是研究不深入、尚无定论的。

知识点

疗效评价的定义、范围及伦理

1. 疗效评价的定义　对临床治疗效应所产生的效能和效力,按已确定的标准进行定性、定量和综合判断的过程。疗效评价应该包括 5 个关键环节,评价主体即评价什么,谁来评价即评价者是谁,评价标准即评价尺度如何制定,怎样评价即评价技术与方法,对评价结果的解析。

2. 疗效评价的范围　药物、手术、预防措施、治疗方案(如肿瘤化疗)、特定形式治疗单元的评价(如监护病房的作用)。

3. 临床疗效评价的伦理特征　临床疗效评价研究是以人体为对象的医学研究,应遵从赫尔辛基宣言的道德原则。其宗旨是在涉及人体对象的医学研究中,应优先考虑人体对象的健康幸福,其次考虑科学和社会的利益。

二、临床问题转化为科学问题

针对上述临床问题,我们可以通过不同的疗效评价来回答,这就需要将临床问题转换为科学问题。

思路 1:ERCP 术后胰腺炎与操作本身的关系,我们可以转化为这样的思维——熟练程度高的医生行 ERCP 是否能减少术后胰腺炎(PEP)的发生?

这就需要前瞻性随机对照研究,将操作医生按操作成功例数分为熟练组和非熟练组,比较他们操作相同例数 ERCP 时发生 PEP 的比例,明确能否通过提高操作技术预防 PEP。

这样的研究尽管比较容易设计,但就患者利益最大化原则这一伦理而言,那些被随机分配到非熟练医生组承担的 PEP 风险更大,而且操作者熟练程度的提高也并非短时间能够实现。因此,这种方案并不理想。

思路 2:我们也可以转化为这样的问题,ERCP 术后胰腺炎与胰管压力增高有关,在完成治疗后如果能想办法降低胰管压力,能否预防 PEP 发生?目前已有的办法是安置胰管支架,这就需要设计随机对照研究(RCT),比较安置支架组和不安支架组 PEP 发生率,从而明确放置胰管支架能否预防 PEP 发生。

这样的设计尽管比较理想,在临床上的效果也得到证实,但在具体实施过程中仍然存在一定问题。特别是安置胰管支架后,患者需要再次接受 ERCP 取出胰管支架,这无疑增加了患者痛苦,降低了依从性。

思路 3:我们同样可以从另外一个角度考虑问题,能否从胰腺炎发病机制方面通过药物预防 PEP 发生?对于 PEP 高风险因素患者随机分组,部分患者术前接受预防性药物,部分患者术前接受安慰剂,观察两组患者 PEP 发生率。这样,我们就可以设计一个花时间少、成本低、患者接受程度高的预防 PEP 疗效评价研究。

知识点

疗效评价设计的原则

1. 基于研究目的,确定观察人群,明确入选标准和排除标准。
2. 正确设立研究组和对照组,并进行随机化分组。
3. 制订干预措施、步骤、时间、中止治疗原则,最好采用盲法原则。

知识点

临床疗效评价的设计思想

临床疗效评价属于临床试验,其目的是确定一种特殊干预是否与疾病的自然历史变化有关,是否可以提高目前有效治疗方法的疗效,或与其他治疗相比有什么不可接受的副作用。

临床试验(clinical trial)是以临床患者为研究对象随机分为实验组与对照组,实验组给予新药或新疗法,对照组给予标准(经典)疗法或安慰剂或不给予任何措施,追踪并比较治疗组与对照组的结果,确定某项治疗或预防措施的效果与毒副作用的一种前瞻性研究。

临床疗效评价的基本研究方案包括随机对照临床试验(安慰剂、空白对照)、非随机同期对照研究、历史对照研究、自身前后对照研究等。

临床疗效评价的三要素:设立对照、随机分组、盲法评定。

第二节 临床疗效评价的基本研究方法

1. 随机对照试验 随机对照试验(RCT)用于临床疗效评价时大致有两种情况:①用于新疗法与标准疗法的比较,应用的前提是目前尚不能肯定新疗法的疗效比旧疗法好。对照组患者及试验组患者均接受治疗,通常要包括较长时间的随访期。②用于暂且不治疗不影响愈合的疾病,通常将试验对象随机分为对照组及试验组,对照组采用安慰剂或空白对照。对于这类疾病,一定是目前尚无一种肯定疗效的方法,采用新疗法患者可能受益,也可能有一定危害,通常观察时间不宜过长。

2. 非随机同期对照试验 非随机同期对照试验(non-randomized concurrent control trial)是临床传统采用的一种研究设计,试验组和对照组不采用随机的方法分组,而是由患者或医生根据患者病情及相关因素人为地纳入试验组或对照组,并进行同期的对照试验。在临床实际工作中,有些情况下不适宜做随机对照试验,例如外科手术治疗、急重症患者抢救和贵重药物的选择等。因此,只能根据具体情况将患者分为试验组及对照组。其优点是研究方案的可行性好,易为临床医生和患者接受,缺点是由于选择偏倚和测量偏倚,导致其研究结果的证据不如RCT。在尚无RCT结果或不能获得RCT结果时,还是应予重视,尤其是对于样本量大的非随机同期对照试验研究,仍然有重要价值。

3. 历史对照研究 历史对照研究(historical control study)又称为非同期对照,也属于非随机对照试验。该方法是将现时给予干预措施的患者的临床结果与以往未给予该干预措施的另一组同种疾病患者的结果进行比较,以评价该干预措施的疗效。作为历史对照的患者,或是没有进行治疗,或是只接受了常规治疗。历史对照省时、省力、容易得出结果,临床应用较多。需要强调的是,两组之间要具有可比性,除了治疗因素外其他影响结果的因素在两组之间应尽可能得相似。由于历史性对照研究是非随机、非同时对照研究,事先未经过严密的科研设计,产生各种偏倚的机会较多。

4. 自身前后对照研究 自身前后对照研究(before-after study in the same patient)是指每一个受试对象先后接受试验和对照两种不同措施进行的临床研究。受试者在接受第二阶段试验时,需要经过一定的洗脱期。优点:①每例受试者均以自身为对照,可以消除个体差异,减少样本含量,节约时间和成本;②研究过程中,每一例患者接受措施均等,具有公平性;③减少了偏倚,可以实现试验措施的标准化;④可以采用盲法,结果可信度高。缺点:①本研究方法分为前、后两个阶段,很难保证两阶段的起始点完全一致,可能影响两阶段的可比性;②试验的应用范围有限,只适用于慢性复发性疾病;③如洗脱期过长,可能影响患者的及时治疗。

第三节 临床疗效评价设计(随机对照试验)

一、研究目的

评价非甾体抗炎药对ERCP术后胰腺炎的预防效果。

二、研究假设

非甾体抗炎药能减少ERCP术后胰腺炎发生,对PEP具有预防作用。

三、病例选择

病例选择：①有临床接受 ERCP 治疗指征患者，需要符合 ERCP 治疗适应证，如胆总管结石、急性胆管炎、括约肌痉挛（SOD）、胆道蛔虫、胆道梗阻等。与此同时，患者不愿接受外科手术或无外科手术指征；②纳入对象的来源包括单中心或多中心来源，他们各有优缺点。前者病例来自同一医院或研究中心，优点是具有很好的同质性，治疗方案容易实施，ERCP 操作医生相对固定；缺点是受病源数量的影响，可能需要花费较长时间才能完成足够的样本量。

多中心试验由一个或几个单位的主要研究者总负责，多个单位的研究者合作，按同一方案进行的临床试验。优点是规模大、耗时短，选择偏倚小，适用面广；广泛合作提高研究水平，但需要保证强有力的领导，充足的财物支撑；严密组织，分工明确；充分合作，协调统一；应答率>85%。确定来源之后，接受 ERCP 治疗人群中具体入选标准和排除标准成为选择的第二个问题：是否所有准备接受 ERCP 治疗的患者、不论何种疾病是否都纳入？是否限制年龄与性别？有药物过敏史者是否纳入？因此，设计时还应规定排除标准，即有些患者虽符合诊断标准，但仍不能入选作为研究对象。首先，如果该患者同时患有另一种可影响本试验效果的疾病，就不宜选作研究对象。其次，选中的患者也不宜同时患其他病情凶险的疾病，因为这样的患者可能在研究过程中死亡或因病情恶化而被迫退出。再次，已知研究对象对药物有不良反应时也不应将之选入。

病例选择 1：假设我们将符合 ERCP 指征的患者均纳入研究，获得的病例数自然较多。将他们随机分为治疗组和对照组，分别接受 NSAIDs 预防用药或给予空白对照，观察 ERCP 术后胰腺炎的发生率，进行统计学分析并得出结论。这样，我们就能够比较全面、客观地评价 NSAIDs 是否能预防 PEP 发生。但是 ERCP 术后胰腺炎的发生在不同人群之间可能存在差异，如果忽略了这一重要因素，我们得到的研究结果可能并不能反映 NSAIDs 药物的真实效果。

病例选择 2：我们也可以换一个思维角度，因为 ERCP 术后胰腺炎只是在部分患者中发生。通过查阅文献不难发现，PEP 多发生在下列人群中。①临床怀疑括约肌痉挛的患者；②既往有过 ERCP 术后胰腺炎；③括约肌预切开；④复插管（>8 次）不成功；⑤年轻女性患者。那么，是否可以只在 ERCP 术后胰腺炎高风险人群中进行研究？从理论和实践上，这一设计思路是完全可行的，如果预期能降低这些高风险人群的 PEP 发生率，就能充分说明 NSAIDs 能预防 PEP。

病例选择 3：我们也可以设想，不同的给药时间点对 PEP 的预防作用是否会有差别。通过查阅文献，我们发现采用 NSAIDs 预防有不同的给药方案。一些研究是采用 ERCP 术前给药，另一些研究是采用 ERCP 术后立即给药。虽然两种给药方式均能预防 PEP 发生，但二者之间的疗效有没有区别呢？因此，可以比较不同给药时间节点的疗效差别，从而得出最佳的给药时间节点。

四、试验分组

我们选取出符合纳入标准的病例后，即可按照临床试验设计的基本原则进行分组，设立对照组和试验组。设立对照的意义一方面是排除疾病自然变化和非处理因素的干扰，另一方面是鉴定处理因素的作用和效果。设立对照的基本原则如下。

1. 一致性原则　对照组与实验组之间必须具有可比性，要求除处理因素外，其他条件在理论应完全一致。在临床试验中，实际上做不到完全一致，但应在防止和减少主要混杂因素的影响上达到一致。组间样本的年龄、性别、职业、出生地、吸烟及饮酒史等应一致；病情特点、预后因素及同时接受的其他治疗措施相同；试验条件如仪器、试剂及操作人员和方法等都应相同，不能一组用一套；组间尽量同步进行，以消除时间因素造成的影响。

2. 对等原则　从统计学角度考虑，例数相等的组间合并误差最小，因此，对照组的例数应与实验组例数相等，或者对照组病例数不应少于实验组例数。本研究中，PEP 高风险人群随机分配到试验组和对照组，随机是进行选择或治疗安排的过程。在此过程中，伴随每个合理的结果都有一个已知概率。在同一随机策略下，意味着每个受试者被安排到 NSAIDs 组或对照组的机会是相等的。最简单、最普通的设计是双盲试验，即一半受试者被安排接受某种治疗或预防措施，另一半给予其他治疗或安慰剂。

知识点

盲法的应用

任何临床试验都希望结果的真实性不受外来因素的干扰。疗效判定者、治疗医生、患者在了解试验目的和方法后，都可能有各种因素干扰疗效的评价。

1. 单盲法 一般是患者一方不知道，医生是知道的。
2. 双盲法 评定疗效者和患者双方都不知道。
3. 三盲法 评定疗效者、治疗医生和患者三方都不知道。

五、干预方法

临床试验中，选择恰当的干预方法同样十分重要。比如，药物干预试验有静脉给药、皮下给药、口服给药、经黏膜给药等，选择时一方面要结合干预药物本身的特性及有效性，另一方面也要具体分析在此试验中何种途径最恰当。在本研究中，我们首先知道 NSAIDs 类药物可以口服或经肛门直肠给药，那么哪种途径更适合本项试验呢？这就需要相关知识，一是 NSAIDs 药物经直肠吸收更快、生物利用度更高，二是接受 ERCP 治疗患者术前、术后均需要禁食，因此口服给药不如经直肠给药好。结合上述背景知识，我们就比较容易做出选择，经直肠给药方便易行，患者依从性高。对照组我们可以采用安慰剂或空白对照，安慰剂的给予途径应该与试验组一致。

知识点

安慰剂

安慰剂是一种惰性或无药理作用的物质，对人体无害，如乳糖、淀粉、生理盐水等，也可以用对疾病没有直接影响的药物，如维生素、开胃药等。要求在外形、颜色、大小、制剂等方面与试验药物尽量做到一致。

使用安慰剂的好处是可以防止可能产生的心理或主观因素干扰试验结果。其不足之处是对照组并没有得到治疗，可能涉及医德问题。因此，一般适于病情较轻的患者。

为了避免伦理问题，可采用"试验药＋常规治疗"与"安慰剂＋常规治疗"。

六、评价指标

本临床试验中，首先要明确何谓 ERCP 术后胰腺炎，即有客观标准。国际指南对于 ERCP 术后胰腺炎的标准：ERCP 术后患者出现腹痛，同时伴有血淀粉酶/脂肪酶增高超过正常值上限 3 倍。需要明确的是，相当一部分患者 ERCP 术后有血清淀粉酶升高，如果没有胰腺炎的临床表现，称作 ERCP 术后高淀粉酶血症，而不是 ERCP 术后胰腺炎。在临床试验中，定义主要结果和多个次要结果非常普遍。前者基于样本量和招募策略，而研究者对后者可能也很感兴趣，但不代表首要的研究问题。本试验中，患者是否发生术后胰腺炎是研究的主要结果，而其他问题同样值得关注。比如，两组患者胰腺炎的轻重程度、患者住院时间、有无消化道出血等并发症。就 NSAIDs 而言，因为有消化道出血的副作用，如果试验组消化道出血的风险明显增加，即使它有预防 ERCP 术后胰腺炎的作用，也应该慎用或不用。

知识点

效应指标类型

1. 客观指标 如痊愈、病残、死亡等，疗效评价性研究应根据情况尽量采用。另外实验或仪器测定指标也是常用指标,但应注意实验或测量的条件以及人员培训及质控工作。

2．患者主观描述性指标　如关节痛、头痛、乏力、腹胀等指标,不确切而且可靠性差,一般应谨慎选用。

3．数量指标　按反应的性质,效应指标大致分为定性的计数指标和定量的计量指标,前者如阳性、阴性;痊愈、好转、无效、恶化;X 线片变化、细胞坏死程度、症状是否出现等。后者如身高、体重、血压、体温、细胞计数等。

知识点

效应指标选择原则

1．客观性　定量指标一般以客观记录为主,定性指标也应尽量用客观方法记录,避免主观心理因素造成偏倚。

2．特异性　要与研究目的密切相关,能确切反映处理因素的效应,因而要尽可能选用特异性指标,以防止非处理因素的干扰。

3．灵敏性　对处理因素要能灵敏地反映出来。由于医学实验方法日新月异,故应根据专业知识、研究目的和要求,选用新的灵敏指标。

4．稳定性　任何实验指标都要求稳定性好,能被不同时间、地点和操作者重复证实,误差应在允许范围之内。

5．结局性　尽可能选用结局性指标,少用中间性指标。

第四节　研究报告与问题分析

研究案例

KAMAL A，AKSHINTALA V S，TALUKDAR R，et al. A randomized trial of topical epinephrine and rectal indomethacin for preventing post-endoscopic retrograde cholangiopancreatography pancreatitis in high-risk patients. Am J Gastroenterol，2019，114：339-347.

1．背景　以往随机对照试验发现,直肠给予吲哚美辛及十二指肠乳头局部喷洒肾上腺素均能有效预防 ERCP 术后胰腺炎(PEP)发生。我们假设直肠给予吲哚美辛联合十二指肠局部喷洒肾上腺素比单纯使用吲哚美辛更能够降低 PEP 发生。

2．方法　采用了多中心、双盲、随机对照,单用吲哚美辛与联合局部喷洒肾上腺素对预防高危人群 PEP 发生进行效果比较研究。主要观察结果为 PEP 发生率,次要观察结果为 PEP 严重程度。采用双侧 Fisher 精确检验,分析两组患者 PEP 发生率的差异。

3．结果　总共随机纳入 960 例患者[平均年龄 52.33±14.96 岁;551(57.4%)例女性],959 例患者完成随访。两组患者人口统计学基线和临床特征相似可比。年龄 <50 岁的女性(25.5%)及插管困难患者(84.9%)是 PEP 最常见的危险因素。单用吲哚美辛组 PEP 发生率为 6.4%($n=482$);联合用药组 PEP 发生率为 6.7%($n=477$),两组之间无统计学差异($P=0.87$)。重症 PEP 在吲哚美辛组发生 5 例(12%);在联合用药组发生 7 例(16%),两组之间无统计学差异($P=0.88$)。总体死亡率为 0.6%,与本研究主要观察结果无关。

4．结论　对于高危人群患者,直肠给予吲哚美辛联合十二指肠乳头局部喷洒肾上腺素与单用吲哚美辛比较,并不能进一步降低 PEP 发生。

5．问题分析　研究背景中提到,已经有研究表明单用吲哚美辛或单纯采用十二指肠局部喷洒肾上腺素均能预防 PEP 发生。从本研究结果分析，吲哚美辛单与联合用药组在预防 PEP 上没有区别，有很大可能是因为吲哚美辛效果更好、而局部肾上腺素喷洒权重较小，从而掩盖了肾上腺素的作用。因此，从设计严谨的角度，本研究应该设立对照组、单用吲哚美辛组、单用肾上腺素组、联合用药组，这样才能很全面、客观评价两种药物单用及联合的差别。另外，本研究中没有设计不同浓度肾上腺素有没有区别、比较局部喷洒与黏膜下注射的区别等内容，这些都是以后研究需要回答的问题。

知识点

临床试验中的伦理问题

临床疗效评价或预防效果评价均属于临床试验范畴，不可避免地涉及医学伦理学问题。综合各种伦理法规、指导方针和文献，人们提出了可以继续应用于所有临床研究的系统性伦理学原则的框架。根据这个框架，临床研究必须同时满足以下要求才是符合伦理的：①具有社会或科学价值；②研究的正确性；③公平选择受试者；④良好的风险受益比；⑤独立审查；⑥知情同意；⑦尊重受试者意愿。

RCT 试验需要注意以下问题：①选择对照组不仅是一个简单的科学决定，使用安慰剂作为对照需要经过伦理上的论证；②随机分配不允许自主选择；③受试者同意暂不知晓所接受的干预方法，在处理一些临床问题时，可能需要破盲；④研究监察员、独立数据和安全监察委员会有助于决定何时终止研究或终止于受试者的信息分享。

第五节　文献阅读与评价

研究案例

SCHMIDT A，GLDER S，GOETZ M，et al. Over-the-Scope clips are more effective than standard endoscopic therapy for patients with recurrent bleeding of peptic ulcers. Gastroenterology，2018，155（3）：674-686.

1. 背景与目的　内镜下止血能有效处理消化性溃疡出血。然而，再出血处理仍然困难且与并发症发生及死亡率相关。该研究设计了前瞻性、随机对照试验，明确 OTSC 在处理严重的上消化道再出血方面是否比常规内镜治疗更有效。

2. 方法　2013 年 3 月～2016 年 9 月，该研究在 9 个学术中心进行了研究（德国、瑞士及中国香港特别行政区）。66 例成年消化性溃疡再出血（初次止血成功）的患者按照 1:1 随机分配到 OTSC 组及常规内镜治疗组。常规内镜治疗定义为使用止血夹止血（$n=31$）或热凝＋注射稀释的肾上腺素。主要观察终点为进一步出血（包括研究方案处理后仍然持续出血或止血成功后 7 天再出血均为观察终点），有进一步出血者直接过渡到 OTSC 治疗。重要次要终点包括：患者死亡、需要外科手术或血管介入抢救治疗，住院时间或在 ICU 时间，输血单位数及内镜治疗相关并发症。

3. 结果　持续出血在常规内镜治疗组发生 14 例（42.4%），OTSC 组发生 2 例（6.0%），$P=0.001$。常规治疗组 7 天后再发出血 5 例（16.1%），OTSC 组 3 例（9.1%），$P=0.468$。常规治疗组进一步出血者 19 例（57.6%），OTSC 组进一步出血 5 例（15.2%），二者绝对差别为 42.4%，95%CI 为 21.6～63.2（$P=0.001$）。在 30 天随访期内，常规治疗组和 OTSC 组各有 1 例患者需要外科手术（$P=0.999$），常规治疗组死亡 2 例，OTSC 组死亡 4 例（$P=0.672$）。其他次要观察指标在两组之间没有显著区别。

4. 结论　通过前瞻、随机对照试验，发现对消化性溃疡再出血者，内镜下 OTSC 治疗比常规内镜治疗更有效。

5. 评价　该研究采用多中心、前瞻性、随机对照研究，有较强的说服力。但是，仔细阅读全文后不难发现其中仍然存在一些不足之处。如常规治疗组中提到的两种方法包括止血夹、热凝＋局部注射止血，但热凝治疗仅有 2 例患者，是否应该增加更多患者？止血夹与 OTSC 均为机械夹闭止血，是否可以细分为 OTSC

组、热凝组和普通血管夹组？这样得出的结果更有意义。另外，两组患者在使用 PPI 的方式上也不完全一致，这也可能影响试验结果。总之，我们在阅读文献的时候一定要结合研究方案和内容，全面、客观的看待研究结果和结论。

（王春晖）

第十八章 预后研究

一名 32 岁女性，因"扪及右乳肿块"就诊。患者已婚未育，既往月经周期正常规律。入院后查体示右乳 9 点钟方向可见 1cm×1.5cm 肿块，质硬、边界清，活动可，无压痛、无乳头凹陷、无橘皮样变，左乳正常。乳腺钼靶示右乳占位。

患者行右乳改良根治术，病理示：（右乳）浸润性导管癌（Ⅱ～Ⅲ级），神经与脉管未见癌累及；右腋窝下淋巴结清扫 20 枚，其中未见癌转移。免疫组化：瘤细胞 ER 蛋白（+）（>80%，强），PR 蛋白（+）（>80%，强），Her2/neu 蛋白（++），Ki-67 蛋白（+）（约 20%）。FISH 法检测 Her2 基因无扩增。

一般临床问题是，该患者预后如何？哪些因素会影响患者预后？是否需要接受化疗或者靶向治疗等进一步处理？通常指南可以回答这一类问题，但患者年轻未育是其特殊性，就需要特殊研究证据回答预后问题。

第一节　预后研究的基本概念及步骤

对于一个年轻尚未生育的早期乳腺癌病例，患者及家属可能特别关心的问题包括：这个疾病是否会复发？大概何时复发？日后能否怀孕及生育？妊娠会不会增加乳腺癌复发的概率？实际上，他们提出的仍然是一个有关乳腺癌预后及影响预后因素的问题，即乳腺癌复发率如何？妊娠对乳腺癌预后有无影响等。

预后（prognosis）是指疾病发生后，对疾病未来病程和结局（痊愈、复发、恶化、伤残、并发症和死亡等）的预测或估计。预后研究是疾病自然病程研究的一部分。疾病自然病程是研究疾病的发生、发展及转归，而预后研究只研究疾病被确立诊断后的临床进程和影响这一过程中的诸多因素。疾病预后的研究指对疾病各种结局发生概率及其影响因素的研究，至少包括率的估计和研究探讨影响预后的因素这两个方面。率的估计包括并发症发生率、生存率、治愈率、复发率、死亡率等。对于病程短，可治愈的疾病，预后指标多用治愈率；对于病程长、不易治愈的疾病，多用复发率、缓解率；而对于严重疾病，多用病死率（或存活率）、致残率等；评价疾病防治的近期效果，可用治愈率、有效率及病死率。研究肿瘤或其他预后较差疾病的治疗效果时，需要长期随访观察，多用生存率来评价。慢性病常增加生活质量评价，而影响预后的因素是指根据疾病不同亚型和一些临床指标，判断疾病的预后及筛选影响预后的指标。

知识点

疾病预后的判断指标

1. 病死率　病死率（case-fatality rate）指某病患者中因该病而死亡的频率。一般用于在短期内可见结局的疾病。表明疾病的严重程度，也可反映医疗水平和处理能力。

$$病死率 = \frac{某时期内因某病死亡人数}{同期患某病的患者数} \times 100\%$$

2. 致残率　致残率（disability rate）指发生肢体或器官功能丧失者占观察患者总数的百分比。

---

3. 治愈率　治愈率(cure rate)指患某病治愈的人数占该病接受治疗患者总数的百分比。

$$治愈率 = \frac{患某病治愈的患者人数}{患该病接受治疗的患者总人数} \times 100\%$$

4. 缓解率　缓解率(remission rate)指给予某种治疗后,进入疾病临床消失期的病例数占总治疗例数的百分比。

$$缓解率 = \frac{治疗后进入疾病临床消失期的病例数}{接受该治疗的总病例数} \times 100\%$$

5. 复发率　复发率(recurrence rate)指疾病经过一定的缓解或痊愈后又重复发作的患者数占接受观察患者总数的百分比。

$$复发率 = \frac{复发的患者数}{接受观察的患者总数} \times 100\%$$

6. 生存率　生存率(survival rate)是指从疾病临床过程的某一点(如发病、确诊、开始治疗或手术时间等)开始,到某时点的生存概率。

$$n年生存率(nP_0) = \frac{活满 n 年的总病例数}{n 年观察的总病例数} \times 100\%$$

P 为生存率,n 为随访时间长度,一般以年为单位,0 为观察起始点,病程较短的癌症可用 1 年生存率,一般癌症可用 5 年生存率。

医师和患者都希望对所患疾病将来的情况做出客观的估计与判断,尽可能使预测结果接近真实结局,这就要求医师在回答患者问题时将专业知识、患者疾病特征和预后文献提供的科学研究证据进行综合性分析。在疾病预后判断的循证实践中,包括发现问题、寻找证据、判断证据的真实性、估计证据的重要性和结合具体病例进行相应的临床实践等 5 个主要环节。

知识点

预后研究的循证步骤

1. 发现临床预后问题,并转化为可以检索的、易于回答的问题。
2. 根据预后问题找出相关的预后研究文献。
3. 评价文献,确定预后证据的真实性。
4. 估计预后研究结果的重要性。
5. 估计研究结果的适用性。

针对这样一个具体的乳腺癌病例,我们首先必须把患者提出的临床问题转化为可以检索(即包含关键词)并易于回答的问题,需兼顾临床预后问题所涉及的各个方面。如与不妊娠相比,妊娠的乳腺癌患者复发率有无差别?妊娠是否为乳腺癌复发的危险因素?

知识点

临床预后问题涉及的方面

1. 疾病会发生何种结果　定性。
2. 发生不良结局的可能性有多大　确定概率。
3. 何时会发生不良结局　定时。
4. 疾病不良结局受哪些因素影响　筛选出影响预后的指标。

第二节　预后研究常用的临床研究设计

预后研究常用的临床研究设计包括队列研究(前瞻性和回顾性)、病例对照研究、纵向描述性研究、系列病例分析、专家意见和个案报道。不同研究设计所提供的预后研究证据质量水平完全不同。因此,在获取预后研究证据及应用证据前,掌握预后研究的不同设计方法及评估不同方法的优缺点对判断研究结果的真实性非常重要。

一、队列研究

队列研究是研究者对一组或多组没有经历过相关结局,但所有的人都有可能发生其结局的人群进行一段时间的随访,并对其组间结果进行比较。队列研究由病因(暴露、非暴露)推导结局(发病率、治愈率、缓解率、复发率和生存率等),可分为前瞻性队列研究和历史回顾性队列研究,是预后研究主要的研究策略。前瞻性队列研究指研究开始时,暴露因素已存在,但结局尚未发生,在随访过程之中,可获取暴露因素变动情况。而历史回顾性队列研究指研究开始时,暴露与结局均已发生,即研究结局在研究开始时已经发生,从而探讨过去的暴露因素与目前已发生某种疾病结局之间的因果关系;历史资料的完整性和真实性将影响研究的可行性和结果可靠性。

运用队列研究进行疾病预后因素分析时,首先要确定患者是否存在某因素(暴露与否),然后随访一段时间,再确定患者是否出现阳性结局。因此,首先要确定研究因素和结局因素,并记录随访的时间,这是队列研究的三大基本要素。

确定研究因素(暴露因素)是预后因素研究的主要内容,暴露因素必须有明确规定(性质、时间、频率、强度、方式)。最好将暴露定量,明确划分暴露与非暴露人群的界限及暴露因素分级标准。可影响疾病预后的因素很多,不同的疾病不尽相同,应结合专业知识,将各种可能与预后有关的因素,均纳入研究因素,这样预后因素的分析才不会遗漏。一般来说,与疾病关系密切的临床指标,往往比较受研究者的重视。预后因素的研究须注意下列几个方面的因素:人口学和社会学因素,如性别、年龄、种族、职业、受教育程度、经济状况;生活习惯与嗜好,如烟、酒、茶,饮食习惯等;疾病临床特征,如疾病的亚型、症状、实验室检查和其他辅助检查结果;各种治疗措施;各种并发症等。

时间是指从研究起点至研究终点(出现阳性结局)或截尾(随访结束未出现阳性结局)的时间。预后研究需要一定的随访时间,因为时间代表着预后。随访时间必须足够长,使大部分患者有足够时间出现阳性结局,得出结论。一般需要根据疾病自然史或病程了解疾病在一段时间发生结局的概率来确定随访时间长短。由于队列研究的病例入组时间不一致,各个病例到达研究终点的时间也不一致,尽管结束研究的日期是固定的,但由于入组时间不一致,使各个病例从起点到达终点的时间也就不同。因此在队列研究,各研究病例间的时间是不一致的。也正因为如此,才需要运用生存分析的方法。

生存分析是预后研究常用的统计学方法。在临床研究中,我们不能简单地将截尾理解为阴性结局,因为我们不知道会不会在结束研究后马上出现阳性结局。在计算时间生存率、半数生存期等时,由于截尾病例包含有不确定性的结局,所以生存分析的原理是将整个随访期分成许多小的时段,根据每个时段内总的人数、终点人数和截尾人数等,推算截尾资料中有多大的比例归入终点,以校正该时段内的死亡率。生存分析围绕着这样一个精神,有多种计算方法,如寿命表法、Kaplan-Meier法、指数模型法等可以计算生存率,并可画出生存曲线,一目了然地估计不同时间的生存率。除了计算生存率,临床研究更重要的是比较各组间的差异,生存分析可以比较两条或多条生存曲线间的区别,如采用Log-rank检验等。

确定研究的结局(outcome):即随访的终点(endpoint),又称阳性结局。根据具体的研究,确定结局的定义。最客观的结局是死亡,其他的结局可包括致残、脏器功能衰竭、疾病缓解等。只要研究的结局与研究的主题相呼应就可以,关键在于阳性结局必须有一个明确和客观的定义,不能模棱两可,以免出现测量偏倚。如果阳性结局的判断受主观因素的影响,必须采用盲法。结局包括研究终点和截尾。在结束研究时,尚未达到随访终点者,称为截尾。截尾原因必须与阳性结局无关,多数情况是在结束研究时还未出现阳性结局者为截尾,不称为"阴性结局"。一项足够长时间的随访研究100%会出现阳性结局。截尾代表不确定性结局,而不是阴性。

当研究对象因各种原因从原定的研究计划中退出，称为失访。队列研究难免会有失访病例，尤其是随访时间较长的研究。我们需要尽量减少失访，以减低研究的偏倚。失访偏倚影响研究真实性，其影响程度取决于两方面，一是失访人群的质，即失访人群与未失访人群预后因素是否相似；如果失访和不失访者的人口学特征和临床特征较为相近，偏倚较小。二是失访人群的量，如果失访量小于观察人群总数的5%，可认为所产生的偏倚不大；如果失访率大于20%，严重影响结果真实性；如失访在5%～20%之间，根据情况而定，需叙述失访原因。如果失访的原因与结局无关，如患者搬迁或移民，可以记录从随访起点到失访的时间，并将失访归入截尾病例。但是如果失访与结局有关，如因疗效欠佳而失访者，住院患者因病重而放弃治疗者等，不宜轻率地将其归入截尾，否则会导致偏倚。临床预后因素的研究常比较复杂，可有多个预后因素互相作用，从而影响结局。应用单因素分析不能将多个预后因素对结局的影响分析清楚，此时应采用多因素分析方法。多因素分析可以从多个研究因素中筛选出影响疾病转归和预后的主要因素，以及这些因素在决定预后中的相对比重。同时在预后因素中存在不少混杂因素，应该同时对这些混杂因素进行校正处理。多因素分析可以清除有关混杂因素的影响，从而使得出的结论较前可靠。最常见的多因素分析方法是用于前瞻性队列研究的 Cox 比例风险模型和用于历史性队列研究的 logistic 回归模型。Cox 回归与 logistic 回归的主要区别在于：前者与时间有关，后者与时间无关。前者计算 RR 值，后者计算 OR 值。要先对各个研究因素进行单因素分析。对于连续性的数值变量和有明确等级关系的有序分类变量，可以直接进行回归分析；无序分类变量和等级关系不太明确的有序分类变量，则须采用分层回归分析的方法。单因素分析一方面可初步筛选出可能与预后有关的因素；另一方面去除那些根本不可能相关的因素。在建立多元回归方程时，待选变量的标准应该放宽一些，以免遗漏那些由于混杂的影响，导致在单因素分析中被"埋没"的有意义的因素。

知识点

单因素和多因素分析

1. 单因素分析　单独研究每个因素对疾病结果的影响，忽略联合作用的因素，有局限性。须保证观察组和对照组的临床特点和其他非研究的预后因素都相同。为减少混杂性偏倚，可采用限制、配对、分层及标准化等方法加以平衡。

2. 多因素分析　预后因素研究中，往往涉及多个因素，结局的产生不是孤立的，各因素之间往往相互影响，可以相互协同或拮抗；需要从许多临床指标中筛选出若干真正与预后相关的因素。虽然可以用单因素分析将各个因素逐个分析，但如果只用单因素分析，往往会产生混杂偏倚。可以采用多因素分析方法，校正各因素之间的相互混杂。

队列研究的优点：队列研究是研究因素和结局变量之间有一段连续的时间，使之建立清晰的因果关系，为临床的因果关系提供强有力的信息。可以直接测量某些暴露因素发展成结局的危险性；可以避免暴露因素测量时偏倚，因为在测量时尚不知结局因素；也可以同时测量已知的混杂因素，以便在统计分析时加以避免。队列研究还可以用于检测多个结局因素，也可以同时研究一系列的暴露因素。

队列研究的缺点：需要花费很大的人力、物力和时间，尤其对阳性结局发生率较低者或从因至果的周期较长者。由于队列研究的暴露与非暴露是顺其自然，而不是人为干预，因此研究初期确定的暴露组和非暴露组可能经过一段时间后会发生转变，如有些吸烟者戒了烟，而有些原来不吸烟者却开始吸烟了，这常常造成偏倚。队列研究中失访也常常导致研究结果的偏倚。

二、病例对照研究

病例对照研究是以同一疾病的不同结局（死亡与痊愈、并发症有无）作为病例对照研究的病例组和对照组，作为回顾性分析，追溯产生该种结局的有关因素，是由结果倒推至原因的研究方法。病例对照研究仅能提供预后因素的研究证据，而不能对疾病预后进行评价，即不能提供生存率研究的证据。研究结果只提供是否暴露与结局事件出现的比数比（OR），而非相对危险度（RR）。因此，病例对照研究在作疾病预后因素分析时，只能用在那些时间不重要的研究。

三、横断面研究

横断面研究策略难以胜任疾病预后研究。因为它是一次性获取全部研究资料，不能计算时间生存率，一般来说也难以验证暴露因素与结局之间的关系。只有当暴露因素一旦出现，长久不变者，如血型、基因位点、某些微生物感染后出现的终身抗体等，而且是以患某一不可治愈性疾病为结局的研究，方可以用横断面研究策略来推断暴露因素与结局之间的关系。否则患病死亡者无法被纳入研究样本，患病已痊愈者也难以准确归类。在推断研究因素与结局的关系时，不能顾及时间因素。

知识点

几种临床预后问题研究策略的区别

1. 横断面研究 顾名思义横断面，即一次性获取所需的资料，这种资料不适宜作预后研究。
2. 病例对照研究 由结局（病例/对照）推导病因（暴露率），预后研究价值有限。
3. 队列研究 由病因（暴露/非暴露）推导结局（发生率），是预后研究主要的研究策略。

第三节 预后研究的队列设计

1. 研究目的 通过队列研究评估妊娠是否对乳腺癌术后患者的预后产生不良影响，比较乳腺癌诊断后妊娠和非妊娠患者人群的无瘤生存率（DFS）。

2. 病例选择 ①研究组为在非转移性乳腺癌诊断明确后任意时间发生妊娠的患者，流产或引产者均包括在内；需要明确患者雌激素受体（ER）状态、淋巴结状态、术后分期、辅助治疗、年龄及诊断年龄；②妊娠期发生乳腺癌或妊娠前复发的患者排除在外。

3. 对照选择 ①对照组为诊断明确的没有妊娠的非转移女性乳腺癌患者，与病例组来源于相同乳腺癌患者登记中心；②因是否手术、术后分期、激素受体状态、发病年龄等也已证实为乳腺癌强有力的预后因素，所有对照组乳腺癌患者均需以雌激素受体状态、淋巴结状态、辅助治疗、诊断年龄等因素作为对照。需要特别指出的是，由于妊娠乳腺癌患者有特定年龄范围，对照组乳腺癌患者的年龄需限定在一定范围。同时，研究中每一个非妊娠患者必须有一个无病时间窗，这个时间窗口的长度不应少于与之匹配的妊娠女性诊断 - 受孕时间窗口长度。

4. 样本量计算 估计样本含量之前，必须明确一些参数。①P_0：非暴露人群或全人群中被研究疾病在研究随访期间的结局事件发生率；②P_1：暴露人群在研究随访期间的结局事件发生率，$P_1 - P_0$ 差值越大，样本量越小，可以通过查阅文献或预调查获得；③α 值，即所希望达到的检验显著性水平，也就是第一类错误（假阳性错误）的概率，一般取 0.05 或 0.01；④把握度 $1-\beta$，β 为第二类错误（假阴性错误）的概率，$1-\beta$ 即发现这种关系有多大把握度，指能够发现疾病结局与暴露之间确实有关系的概率，把握度定得越高，样本量越大。可通过查表法或公式法确定样本量。需注意的是，确定样本量时应考虑失访问题，通常增大 10% 的样本量；非暴露组样本量不宜小于暴露组。

5. 暴露因素 本研究中的暴露因素为妊娠，无论是足月妊娠，还是流产或堕胎患者均包括在内。妊娠的发生有不同时间段，本研究限定在乳腺癌诊断明确后任意时间段发生妊娠的患者。妊娠期发生乳腺癌或妊娠期复发的患者排除在外。研究中每一个非妊娠患者必须有一个无病时间窗，这个时间窗口的长度不应少于与之匹配的妊娠女性诊断 - 受孕时间窗口长度。

6. 结局因素 本研究为比较妊娠组与非妊娠组无病生存率（DFS）的差异。DFS 定义为自诊断之日起，至肿瘤局部复发或远处转移，或出现第二原发肿瘤，或任何原因所导致的死亡。

第四节 研究报告与问题分析

队列研究结果的报告包括研究背景与目的、方法、结果、讨论与结论四个方面。讨论对研究设计、可能存在的偏倚及可能影响结论的因素进行恰当的分析。

> **研究案例**
>
> THERIAULT R L. Prognostic impact of pregnancy after breast cancer according to estrogen receptor status: a multicenter retrospective study. J Clin Oncol, 2013, 31(1): 73-79.

1. 目的 此前已有 Meta 分析显示诊断为乳腺癌后妊娠的女性患者复发率低,但这一结论很可能是由选择偏倚造成的,因为患者往往在无复发后才选择妊娠。此外,尚无针对雌激素受体阳性的特殊患者人群探究妊娠效应的研究出现。本研究目的是通过队列研究比较雌激素受体阳性乳腺癌诊断后妊娠和非妊娠患者人群的 DFS。

2. 方法 研究者开展了此项多中心回顾性队列研究,研究组为已知雌激素受体状态且在乳腺癌诊断后任意时间发生妊娠的患者,对照组为无妊娠的女性患者,以 1:3 的比例在雌激素受体状态、淋巴结状态、辅助治疗、年龄及诊断年龄的基础上予以匹配。

3. 结果 本研究共有 333 例妊娠患者和与其配对的 874 例非妊娠患者被纳入分析,其中 686 例患者的雌激素受体呈阳性。研究发现,雌激素受体呈阳性的妊娠患者与非妊娠患者在无病存活期方面不存在差异($HR = 0.91$, $95\%CI$ $0.67 \sim .24$, $P = 0.55$),同时雌激素受体呈阴性的两个患者队列间也不存在差异($HR = 0.75$, $95\%CI$ $0.51 \sim 1.08$, $P = 0.12$)。不考虑雌激素受体状态的前提下,妊娠组女性的总体生存率明显更优($HR = 0.72$, $95\%CI$ $0.54 \sim 0.97$, $P = 0.03$)。此外,与 193 例诊断为乳腺癌 2 年或者更长时间后发生妊娠的患者较匹配的对照组,DFS 亦无明显差异。妊娠结果与乳腺癌 - 怀孕间隔也并未对复发风险产生影响。

4. 结论 不管患者的雌激素受体状态如何,乳腺癌诊断后发生妊娠都可被认为是安全的,妊娠不会给她们的预后带来不良影响。

第五节 预后研究证据的评价

对于预后研究的证据,需评价其研究结果的真实性、重要性和适用性。

一、预后研究的真实性

研究对象的来源需详细描述,并具有代表性。准确定义研究对象,有公认的诊断标准。明确研究对象的纳入和排除标准,以便判断研究时有无选择偏倚。叙述研究对象来源的研究地区或医疗机构人口学特征、病情轻重、并发症等,以便了解研究对象的代表性和局限性及选择研究对象时可能出现的几种偏倚(集中性偏倚、倾向性偏倚、转诊偏倚、诊断条件偏倚)。

预后队列研究要求纳入研究对象时,起始点要十分明确,因为患者处在不同病期和病程都将直接影响预后结局。只有保证研究对象纳入时在大致相同的阶段,其预后结果才具有真实性。研究起始点最好在病程早期,至少应在相同病程阶段。

任何疾病都需要经过一段时间才发生最后的结局,因此随访时间的长短直接影响是否能够发现足够样本的结局,而不会因为过多的假阴性结果影响研究结局的真实性。随访时间必须足够长,使大部分可能会出现阳性结局的患者能够达到研究终点。失访率在 5% 以下,偏倚较小;失访率超过 20%,严重影响结果真实性;失访在 5%~20% 之间,根据情况而定,需叙述失访原因。

研究时要根据疾病特点,对疾病终点进行准确定义,预后指标要明确,判断标准要客观,以避免临床医师在判断预后结局时发生意见偏倚。研究终点也称为阳性结局。结局包括研究终点和截尾。研究终点必须有一个明确的定义或标准,不能模棱两可,以免出现测量偏倚。

如果预后结局是用"死亡"或"病残"等硬指标,可不用盲法判断。但如果阳性结局的判断受主观因素影响就必须采用盲法,以避免偏倚。应该由不知情的其他医生判断,以避免疑诊偏倚和期望偏倚。

知识点

疑诊偏倚和期望偏倚的定义

1. 疑诊偏倚 疑诊偏倚(diagnostic-suspicious bias)是指检查者竭力去寻找有关证据来证实假定因素对预后的影响。

2. 期望偏倚 凭主观印象判定预后所产生的偏倚为期望偏倚(expectation bias)。

如果研究亚组中有不同的预后结果,该结论是否可靠?对重要的预后因素是否进行了调整?被观察者在亚组中是否具有真实性?

本研究为多中心回顾性队列研究,纳入病例及对照选择均来源于欧洲五家不同研究中心。纳入研究对象为雌激素受体状态已知的非转移性原发乳腺癌,起点从明确术后病理诊断开始,至以下任一终点:局部复发,远处转移,发生第二原发肿瘤或任何原因所致死亡。为评估妊娠作为独立预后因素对结局的影响,将以下其他与预后相关因素进行分层分析:雌激素受体,淋巴结状态,辅助化疗,辅助激素治疗,年龄(<35岁或≥35岁)。

二、估计预后研究结果的重要性

是否报告了整个病程的预后结局,而不是某一时间点的结局;需要了解在某一段时间内发生的结果事件数,生存率常要求有3种方法。

1. 某一时间点的生存百分率 从疾病临床过程的某一点开始,一段时间后存活的病例数占总观察例数的百分比(比如1年生存率、5年生存率)。

2. 中位生存时间 观察到50%的研究对象死亡的随访时间。

3. 生存曲线 在每一个时间点,研究样本中没有发生该结果的比例。

预后估计的精确度如何?是否报告了预后结局概率95%可信区间。从统计学角度判断预后研究结果估计的精确性,区间越窄,可信度越高。如果95%可信区间不包含1,表明研究结果具有统计学意义。

本研究共有333例妊娠患者和与其搭配的874例非妊娠患者被纳入分析,其中686例患者的雌激素受体呈阳性。中位随访时间妊娠组和非妊娠组分别为4.7年(3.1～6.9年)和4.7年(2.5～7.2年)。最终,共354名患者复发,两组复发率无差别。研究发现,雌激素受体呈阳性的妊娠患者与非妊娠患者在无病存活期方面不存在差异($HR=0.91$,$95\%CI$ 0.67～1.24,$P=0.55$),同时雌激素受体呈阴性的两个患者队列间也不存在差异($HR=0.75$,$95\%CI$ 0.51～1.08,$P=0.12$)。不考虑雌激素受体状态的前提下,妊娠组女性的总体生存率明显更优($HR=0.72$,$95\%CI$ 0.54～0.97,$P=0.03$)。

三、估计研究结果的适用性

该研究与自己患者相似吗?是否差异过大?如无较大差异,可以使用其结论。作者是否将研究对象情况介绍清楚?真实患者与研究对象比较,临床特征、诊断、纳入和排除标准及研究场所是否接近。如果越接近,应用结果越有把握。

研究结果是否有助于对临床治疗作出决策和有助于对患者及其家属进行解释?结论若提供给此例患者,是否会造成临床上重大冲突?如证据显示不治疗预后也极佳,需讨论是否应该开始治疗;证据显示不治疗预后不好,倾向给患者治疗;证据无法决定要不要治疗,这些研究证据也可以提供患者及其家属有关其未来可能的资讯。

本研究是首次尝试在雌激素受体状态已知的患者人群中探讨妊娠与预后关系,同时根据雌激素受体状态设定样本规模,这使得本研究得到足够的统计学数据来检验妊娠对患者结局的影响。本研究最终提供的数据进一步支持有生育意向的乳腺癌患者,妊娠不会给她们的预后带来不良影响。

第六节 临床问题的回答

除了本研究之外,类似队列研究显示了相同结果。美国西雅图Fred Hutchinson癌症研究所的研究人员对 438 例确诊后生育的乳腺癌患者进行了研究,同时选取 2 775 例诊断后未生育的患者作为对照人群。结果发现,与未生育者比较,确诊 10 个月后生育的患者死亡率降低了 46%。但是,这可能并不是生育所带来的益处,而是由于"健康母亲"效应,因为健康母亲似乎更容易怀孕。

除了队列研究之外,还有 Meta 分析的结果也回答了乳腺癌患者妊娠与复发率的关系。该研究显示,诊断为乳腺癌后妊娠的患者复发率低,但这一结论可能是由选择偏倚造成的,因为患者往往在无复发后才选择妊娠。

总体而言,确诊后生育的乳腺癌女性患者的复发率及死亡率与未生育者基本一致。

第七节 文献阅读与评价

研究案例

DIANA, CRIVELLARI, LOREDANA, et al. Prognosis of women with primary breast cancer diagnosed during pregnancy: Results from an international collaborative study. J Clin Oncol, 2013, 31(20): 2532-2539.

1. 背景和目的 本研究旨在对妊娠期确诊的乳腺癌患者预后情况进行确定。

2. 方法 本队列研究对 2003—2011 年间,多个中心(来自妊娠期癌症、勒芬、比利时及 GBG 29/BIG 02-03 登记中心)的妊娠期乳腺癌患者登记情况进行了前瞻性或回顾性整理,并将其与非妊娠患者进行了对比,本研究限制年龄为 45 岁。本研究排除了产后阶段得到确诊的患者。经过对年龄、分期、级别、激素受体状态、人表皮生长因子 2 状态、组织学情况、化疗方式、曲妥珠单抗使用情况、放疗及激素治疗情况等进行校正后,本研究主要通过 Cox 比例风险回归对暴露情况下的无病生存率及总体存活率进行了研究。

3. 结果 最终登记结果包括 447 例女性妊娠期乳腺癌患者,其中多数来自德国及比利时,311 例(69.6%)为分析合格患者。非妊娠组有 865 例女性患者。妊娠组患者的中位年龄为 33 岁,非妊娠组患者为 41 岁。中位随访时间为 61 个月。妊娠组 DFS 风险比为 1.34(95%CI 0.93~1.91, P=0.14),总体存活率(OS)风险比为 1.19(95%CI 0.73~1.93, P=0.51)。Cox 回归估测结果表明,乳腺癌患者 5 年 DFS 率为 65%,假使这些患者未发生妊娠,则估测 5 年 DFS 率为 71%。与之类似,5 年 OS 率也会从 78% 升至 81%。

4. 结论 本研究结果表明,非妊娠患者与妊娠期乳腺癌确诊患者 OS 结果类似。在为患者提供建议时,该信息具有重要意义,并且该结论支持在选择继续妊娠的前提下进行的治疗。

(刘天舒)

第四篇
二次研究与论文报告

第十九章　文　献　综　述

临床案例

患儿，男，5岁，因"反复蛋白尿1月余"来院就诊。患儿1个月前无明显诱因出现眼睑水肿，同时伴有尿量减少。在本院住院治疗，24小时尿蛋白定量为58mg/kg，血清白蛋白25g/L，诊断为原发性肾病综合征。于4周前给予泼尼松2mg/（kg·d），24小时尿蛋白定量无明显好转。

入院查体：血压85/65mmHg，眼睑无明显水肿，咽部无充血，双肺呼吸音清，心律齐，心音有力，腹软，肝脾肋下未及，神经系统检查正常。

第一节　文献综述的基本概念

文献综述是在确定了选题后，在对选题所涉及的研究领域的文献进行广泛阅读和理解的基础上，对该研究领域的研究现状（包括主要学术观点、前人研究成果和研究水平、争论焦点、存在的问题及可能的原因等）、新水平、新动态、新技术和新发现、发展前景等内容进行综合分析、归纳整理和评论，并提出自己的见解和研究思路。"综"即收集"百家"之言，综合分析整理，"述"是对文献的观点和结论进行叙述和评论。文献综述既是医学科学研究的重要基础，也是研究成果之一，做好文献综述是进行学术研究基本前提。

文献综述一般分成两类，即基本文献综述和高级文献综述两种。基本文献综述是较为宏观的，涉及的范围为整个领域、专业或某一大的研究方向，是对有关研究课题的现有知识进行总结和评价，以陈述现有知识的状况。高级文献综述则是较为微观的，这类综述可以涉及相当小的研究方向，谈的问题更为具体与深入，是在选择研究兴趣和主题之后，对相关文献进行回顾，确立研究论题，再提出进一步的研究，从而建立一个研究项目。前者立意高，范围广，易读易懂但不易深入，而后者则与此相反。虽然基本文献综述和高级文献综述所包含的任务有所不同，但是它们呈现知识和提出论题的方式是相似的。

文献综述高度浓缩了几十篇甚至上百篇散乱无序的同类文献之成果与存在问题或争论焦点，对其进行了归纳整理，使之达到了条理化和系统化的程度。其意义在于：①综述前人的研究成果，使读者熟悉现有研究领域中相关研究的进展和问题；②了解前人的研究工作，发现研究空白，确立自己的研究方向，从而避免简单重复；③改进与批判现有研究的不足，推出另类研究，发掘新的研究方法与途径，验证其他相关研究。

知识点

文献综述与其他文体的区别

文献综述与"读书报告""文献复习""研究进展"等有相似的地方，它们都是从某一方面的专题研究论文或报告中归纳出来的。但是文献综述既不像"读书报告""文献复习"那样，单纯把一级文献客观地归纳报告，也不像"研究进展"那样只讲科学进程。其特点是"综"，"综"是要求对文献资料进行综合分析、归纳整理，使材料更精练明确、更有逻辑层次；"述"就是要求对综合整理后的文献进行比较专门的、全面的、深入的、系统的论述。文献综述是作者对某一方面问题的历史背景、前人工作、争论焦点、研究现状和发展前景等内容进行评论的科学性论文。

第二节 撰写文献综述的方法与步骤

写作文献综述一般包括以下六步：选择主题、文献检索、展开论证、文献研究、文献批评和综述撰写。在前述的临床问题中，该患儿确诊为肾病综合征，给予糖皮质激素泼尼松 2mg/(kg•d)，治疗 4 周无效（24 小时尿蛋白定量无好转），表现为激素耐药。

临床上有哪些原因可导致糖皮质激素耐药？针对此类患者需要进行哪些检查？如何选择后续的治疗方案？下面以"Mechanisms of glucocorticoid resistance in idiopathic nephrotic syndrome"为例，通过综述原发性肾病综合征中出现激素耐药的机制来具体讲述如何进行文献综述。

该文章目的是综述，因此在文章中要对肾病综合征激素耐药这一研究领域进行分析，描述前人已经做了哪些工作，进展到何程度，要对国内外相关研究的动态、前沿性问题做出较详细的综述，并提供参考文献。全篇以客观概括地反映事实为主，同时适当加入自己的评论和建议，少量但切中要害。

一、选择主题

选择主题前首先要思考临床上有什么问题需要解决或值得深入研究，也即"提出问题"。理论问题通常是隐藏在纷繁复杂的现实背后，而发现理论问题，则需要运用理论思维的能力。理论思维的训练是一个长期积累的过程。不过初学者也不必望而却步，大体上可以分"三步走"：第一步，先划定一个"兴趣范围"，可以结合自己从事的专业，如肾内科专业研究者可选择激素耐药性肾病综合征的治疗中激素能否预防过敏性紫癜肾损害的发生等，找到其中的"症结"或"热点"。第二步，总结以往的研究者大体从哪些理论视角来分析"症结"或"热点"、运用了哪些理论工具，如有研究者称 *C3* 基因多态性与过敏性紫癜肾损害的发生有关，可以提示基因多态性与疾病相关的研究方向。第三步，考察问题的可研究性，也就是研究的空间和可行性。最后，要进行的是凝练科学问题的过程，科学问题应该是来自临床，服务于临床，而不是为了套理论而"削足适履"。在确定研究方向后，我们在筛选信息和资料时也就有了明确的标准，在这个信息冗余的时代，能够大大提高研究效率。上述文献综述了原发性肾病综合征糖皮质激素耐药的机制，用"idiopathic"限制了文章只综述原发性肾病综合征，继发性肾病综合征不作为综述对象，用"glucocorticoid"限制治疗药物只限于糖皮质激素，以免主题太大。

> 知识点
>
> #### 选题的原则与技巧
>
> 撰写文献综述通常出于某种需要，如学术会议的专题、科研课题的选题、文献资料积累等，因此，文献综述的选题首先需要明确。文献综述选题范围广，可大可小，大到一个领域、一个学科，小到一种疾病、一个方法、一个理论，可根据需要而定。选题的原则：①结合所学知识选自己专长的或有基础的主题，否则难以写出水平较高的综述；②根据所占有文献资料的质和量选题；③选题一定要能反映出新的学科矛盾的焦点，新成果、新动向；④选题不宜过大、范围不宜过宽。

二、文献检索

综述不是写学科发展的历史，而是要搜集最新文献资料，获取最新内容，一般所引用的相关文献应当是 5 年以内的，除非是经典的文献，一般不引用超过 10 年以上的文献。因此，检索和阅读文献是撰写综述的重要前提工作。一篇综述的质量如何，很大程度上取决于作者对本课题相关的最新文献的掌握程度。如果没有做好文献检索和阅读工作就去撰写综述，是不可能写出高水平综述的。

收集文献的方法主要有两种：一是通过各种检索工具进行检索。如常用学术网站 PubMed、EMBASE、CA、中国知网等专业性门户网站；国内外专业期刊网站、中外文电子期刊数据库、国家图书馆及搜索引擎等。目前国内有三种主要的全文数据库，即中国知识基础设施工程网、中国科技期刊数据库和万方数据资源系统。某些特定文献可能需要从论著或杂志中获得，可以利用国家图书馆检索到已出版的该领域的有关专著。也有一些传统的检索方法，如文献索引、文摘杂志检索等，这些传统检索方式现在很少使用，但是可以利用它们检索到一些较为早期的经典文献。二是根据自己所选定的题目，查找内容较完善的近期（或由近到远）期刊，包括综述性文章、专著、教科书、博士论文等，再按照文献后面的参考文献，去收集原始资料。上述文献选择了"glucocorticoid resistance"及"idiopathic nephrotic syndrome"为关键词，分别检索 PubMed 及 EMBASE 等搜索工具，检索出结果后，初步阅读，剔除相同文献及关联度不大的文献。

> **知识点**
>
> ### 文献搜索的技巧
>
> 1. 瞄准主流　主流文献，如该领域的专业核心期刊、经典著作、专业部门的研究报告及有关综述性文章等。查阅主流文献，注意其引用的参考文献，顺藤摸瓜了解该领域的最新研究。其次还要瞄准该领域比较著名的研究者的研究成果。
> 2. 由近及远　检索文献时应由近及远，因为最新研究常常包括以前研究的参考文献，这样可以使研究者更快地了解该领域的研究现状。
> 3. 随时整理　在平时的学习过程中，养成看文献的养成好习惯，看到好的观点摘要时，顺手就把文献的详细信息标注出来，这样会省去以后重新查找文献出处的麻烦。

三、展开论证

对于已经搜集到的文献，要在阅读文献的基础上做进一步的筛选与分类整理，组织好文献进行初步论证。文献应分为通读、细读、精读三种，这是撰写综述的重要步骤，也是咀嚼和消化、吸收的过程。通过阅读文献摘要和文内结论，将与本研究无关的文献去掉。与研究有关的文献，在阅读中，要详细、系统地摘要出文献中研究的问题、目标、视角、方法、结果和结论，并简要评述该文献研究的不足与尚未提出的问题。然后根据研究需要，将搜集到文献根据自己所要研究的问题按照研究领域、研究方法、研究视角、研究的问题等进行分类整理。

四、文献研究

所谓文献研究即是分析、概括、归纳与批判，综合别人的研究成果。综述不应是材料的罗列，而是对亲自阅读和收集的材料，加以归纳、总结，做出评论和评价，并依据提供的文献资料引出重要结论。综述别人的研究成果要先读懂，引用时才能忠实于原意，才能避免错误引用，不会出现断章取义，南辕北辙。先概括要综述的文献（不是重复），然后分析、归纳、比较和对照，目的不是解释已有研究，而是了解、明确本研究相关的已有研究的主要内容。对前人研究的贡献、不同观点和研究的不足进行分析、评论与批判，在此基础上明确研究者的研究主题，这在文献综述中是非常重要的。由于综述是三次文献，不同于原始论文（一次文献），所以在引用材料方面，也可包括作者自己的实验结果、未发表或待发表的新成果。上述文献从激素受体、足细胞分子、免疫系统等三方面横向论述在原发肾病综合征中激素耐药的主要机制，在足细胞分子这个子专题内又横向综述了多种分子，而在各种足细胞分子的概述中则纵向地从发现这个分子开始叙述其研究历史。只有如此，文章才会占有大量素材，经过综合分析、归纳整理、消化鉴别，使材料更精练、更明确、更有层次和更有逻辑，进而把握本专题发展规律和预测发展趋势。

五、文献批评

文献批评即在综合别人研究成果时，尚须兼述自己的研究见解，并提出问题。兼述自己的研究见解，力求正确、明了、清晰、简洁，但此处不必长篇大论，不宜喧宾夺主。特别要指出前人研究的边界，说明需要继续研究的问题。

文献综述的最终目的就是要指出已有研究没有解决的问题是什么，研究的不足之处在哪里，然后提出后续研究要解决的问题。文献综述就是将已有研究的主要观点综述归纳起来予以介绍之后加以评述，说明有哪些研究上的不足和空白点，而这些不足和空白恰恰是以后的研究需要解决的。如在后续的研究中将使用什么新方法或新视角来解决这些问题，或者提出什么新观念、新思想来弥补前人研究之不足。通过文献综述，在回顾和分析的基础上，提出新的研究方向和研究建议。上述文献在综述完一些主要的研究成果之后都会加上一两句简要但不可或缺的评论，这些评论就是该研究方向可能的发展趋势和存在的问题。

六、文献综述撰写

文献综述通常包含以下六部分：题目、摘要、前言、主体、总结和参考文献。论文撰写模式如表 4-19-1 所示。

表 4-19-1　论文撰写模式

导论	开头段落	简介主题，主题的重要性，理清首要问题；简介各篇文章作者，及其不同或互补之处	
主文部分 3 个示范	1.1 分析 A 的理论观点	1.2 分析 B 的理论观点	1.3 比较 A 与 B 的理论观点
	2.1 找出 A 与 B 的共同性	2.2 找出 A 与 B 的差异性	2.3 探讨出一个中心议题
	议题 1：探讨 A 和 B	议题 2：探讨 A 和 B	议题 3：探讨 A 和 B
结论	提出一个比其他更好的理论与立场		
	提出一个优于每一个理论的部分摘要		

1. 题目　题目应对综述内容起到概括和揭示的作用，要确切、简明、一目了然，且文题相符，切不可小题大做或文不对题。题目过大使文章非常空泛，难以落笔，而过小的题目可能造成文献量不足，不足以形成综述。题目字数一般在 20 字之内。

2. 摘要和关键词　综述的摘要主要概述这篇综述将从哪些方面论述某一问题及最终可能得出的结论。摘要要具有独立性和自含性，不应出现图表、冗长的公式和非公知的符号、缩略语。摘要后须给出 3～5 个关键词，中间应用分号"；"分隔。

3. 前言　主要包括以下内容：①首先要说明写作的目的，定义综述主题、问题和研究领域；②指出有关综述主题已发表文献的总体趋势，阐述有关概念的定义；③规定综述的范围、包括专题涉及的学科范围和时间范围，必须声明引用文献起止的年份，解释、分析和比较文献及组织综述次序的准则；④扼要说明有关问题的现况或争论焦点，引出所写综述的核心主题，这是广大读者最关心而又感兴趣的，也是写作综述的主线。上述文献首先描述肾病综合征的发病率，其中激素耐药的比例，说明研究激素耐药对治疗肾病综合征的重要意义，其次描述目前主要围绕哪几个方面对其进行研究，而机制研究结果并不明朗，从而说明综述有助于更好地理解这一问题。

4. 主体　是综述的主要部分，其写法多样，没有固定的格式。可按文献发表的年代顺序综述，也可按不同的问题进行综述，还可按不同的观点进行比较综述。不管用哪一种格式综述，都要将所搜集到的文献资料归纳、整理及分析比较，阐明引言部分所确立综述主题的历史背景、现状和发展方向，以及对这些问题的评述。主体部分应特别注意代表性强、具有科学性和创造性的文献引用和评述。主体部分的内容主要包括论据和论证两个部分，通过提出问题、分析问题和解决问题，比较不同学者对同一问题的看法及其理论依据，进一步阐明问题的来龙去脉和作者自己的见解。当然，作者也可从问题发生的历史背景、目前现状、发展方向等提出文献的不同观点。正文部分可根据内容的多少可分为若干个小标题分别论述。上述文献分为激素受体的改变，足细胞相关分子的变异及免疫系统紊乱等三方面进行横向阐述，在撰写激素受体的改变时，采用历史发展的顺序，从激素受体的基础知识开始介绍，最后提及目前的研究成果。在介绍足细胞相关分子时，全面概况了目前发现的各种足细胞分子突变与激素耐药的关系，其中又详细地从基因、分子组成开始叙述，最后介绍各种报道的典型病例，使读者对这一领域有了全面的了解。

知识点

主体部分的写作方法

1. 搭架填空法　所谓"搭架"，就是先提出论文综述所涉及的各种问题，将这些问题按学科理论的逻辑关系排列,就像造房子一样按总体设计将房子各部分搭起来。然后,将与各"房架"有关的问题归并在一个标题下,对相关资料进行整理和分析写成小"综述"。其次,把这些小综述连接起来。这一写法的关键是各小"综述"(即小标题)的确定和连接,它关系到一篇综述的质量优劣,而抓住综述的专题主线和内容主题间的逻辑联系则是关键的关键。

2. 火车接龙法 这是一种按学科进展的时间顺序进行论述的综述写法,形象化地称之为"火车接龙法"。作者必须对该主题的科学进展非常清楚,可先按历史阶段分别写成小"综述",每个小"综述"内也可按搭架填空法写,最后将各小"综述"联结起来。这种写法在选择和引用资料时,要注意反映所综述的专题的理论发展进程和阶段性的成果。在实际写作过程中,往往是以某一种方法为主,同时穿插运用另一种方法,这取决于综述的内容和所掌握的文献资料。

5. 总结 是对综述正文部分作扼要的总结,作者应对各种观点进行综合评价,提出自己的看法,指出存在的问题及今后发展的方向和展望。内容单纯的综述也可不写总结。

6. 参考文献 是综述的重要组成部分。列出参考文献除了表示尊重被引证者的劳动及表明文章引用资料的依据外,更重要的是使读者在深入探讨某些问题时,提供查找有关文献的线索。综述性论文是通过对各种观点的比较说明问题的,读者如有兴趣深入研究,可按参考文献查阅原文,因此必须严肃对待。一般参考文献的多少可体现作者阅读文献的广度和深度。对综述类论文参考文献的数量,不同杂志有不同的要求,一般以30条以内为宜,以3~5年内的最新文献为主。参考文献建议用 EndNote 或 NoteExpress进行编辑,建议边写边编辑参考文献,在软件里建立一个总的图书馆,可以按综述的版块添加不同的子文件夹。

第三节 文献综述的问题及解决方案

1. 综述的内容与所研究的内容相脱节,为综述而综述。文献综述要紧扣研究的问题,在做文献综述时,要始终明确解决什么问题,哪些问题已解决,是如何解决的,解决的理论依据和实践基础是什么,有没有道理。其目的在于进一步明确自己所研究的问题,寻找研究的切入点,避免重复研究,少走弯路。文献综述不是资料库,要紧紧围绕所研究的"问题",确保所述的已有研究成果与要开展的研究直接相关。一般来说,文献综述采用由宽到窄的综述方法,从大处着手,逐渐把已有研究集中到要解决的问题上去,切忌避免把有关领域无目的地泛泛地进行综述。

2. 文献综述要文字简洁,尽量避免大量引用原文,罗列堆砌文章。很多初学者误认为文献综述的目的是显示对其他相关研究的了解程度,结果导致很多文献综述不是以所研究的问题为中心来展开,而变成了读书心得清单。在综述中需要用自己的语言将作者的观点讲清楚,从原始文献中得出一般性结论。

3. 综述选择的文献水平低,不全面,使研究的基础不牢固。克服方法:①围绕"研究题目"和"关键词"确定综述的范围;②选择学术性强的媒介中的文献进行综述;③可以从本领域知名学者所开展研究的角度了解前沿成果,从这些知名学者的研究入手综述研究文献;④明确综述的目的,整理前人的研究成果,确定自己的概念和研究体例;⑤认真阅读前人的研究成果,避免出现误读或重复遗漏;⑥综述的框架要覆盖主要研究内容,表述体现逻辑性。注意引用文献的代表性、可靠性和科学性。在搜集到的文献中可能出现观点雷同,有的文献在可靠性及科学性方面存在着差异,因此在引用文献时应注意选用代表性、可靠性和科学性较好的文献。

4. 综述时对别人的观点理解不准确、不全面。在文献综述过程中,首先要全面、准确地"综",也就是说,在查阅某一领域的已有研究文献时,一定要全面,确保文献综述完整不偏,尤其是不能遗漏该研究领域的国内外知名学者的研究成果,切忌不能有选择地搜集文献并对其综述。否则,文献综述的结论缺乏可信性。为确保文献的综述准确,最好是查阅第一手文献资料,尽量避免使用别人对原始文献的解释或综述,即第二手文献。仅阅读第二手文献往往容易产生错误。其次是客观地"述",即在评述已有研究成果时,一定要以已有研究的文献为依据,不能脱离文献进行评述,要客观地说明已有研究的研究现状。

5. 综述中只有别人的观点,没有自己的取舍和评价。文献综述不是已有研究成果的重复、罗列和一般性介绍,而应是对以往研究的优点、不足和贡献的批判性分析与评论。文献综述由"综"和"述"构成。"综"对所查阅的文献进行综合的归类、提炼、概括。"述"则需要融入研究者自己理论水平、专业基础、分析问题、解决问题的能力,在对问题进行合情合理的剖析基础上,提出自己独特的见解。

(张爱华)

第二十章 系统评价

临床案例

患者,女,72岁,因"进行性记忆和生活自理能力下降2年"来某院门诊就诊。患者2年前开始出现记忆力问题。初始表现为记不住客人的名字,记不住看过的新闻,做事情丢三落四等。近半年记忆下降逐渐明显,2个月前一次上街,找不到回家的路。记忆力检查提示近事记忆减退明显。头颅CT检查发现皮质性脑萎缩和脑室扩大。临床诊断为"阿尔茨海默病"。曾至多家医院就诊,但主诊医师给予的治疗用药意见却不一致。

第一节 如何获得临床研究问题

【问题1】 面对高年资专家医师的不同诊疗意见,如何为患者选择最有效的治疗?

对于如何为患者提供最有效的个体化治疗,是向经验丰富的老专家请教,还是检索相关的临床RCT研究,是查找相关的系统综述(systematic review),还是去查阅相关的病例报告。说到底,我们如何得到患者所需治疗的最佳证据(best evidence)。

首先,什么是最佳证据呢?最佳证据不是将所有查阅到的文献内容罗列,而是要通过严谨的质量评价、筛查和归纳,有时候需要采用统计方法,将资料合并,得出综合分析结果。最佳证据的一个重要来源是系统综述。

干预研究的常用证据等级如表4-20-1所示。

表4-20-1 干预研究的常用证据等级

证据性质分级	证据水平分级	证据种类
A	1a	高同质性随机对照试验(RCT)的系统综述
	1b	单个RCT(95%*CI*较窄)
B	2a	队列研究的系统综述
	2b	单个的队列研究及质量较差的RCT
	2c	结局研究
C	3a	病例对照研究的系统综述
	3b	单个的病例对照研究
D	4	系列病例分析及质量较差的病例对照研究
E	5	没有分析评价的专家观点

具体临床问题证据的可靠性评估依据相应的标准,其基本要点均需以研究类型等原则来确定。根据上述5个级别进行证据分级后,仍必须根据自己的专业知识和临床流行病学知识等对证据的科学性、实用性和有效性进行评价。

由证据水平分级可以知道,基于RCT的系统综述是治疗性干预中证据等级最高的研究,是为临床决策提供最佳证据的重要来源之一。

系统综述(systematic review),国内亦称系统评价,是一种按照严格的纳入标准,全面地收集关于某一具体医疗问题的所有研究,对纳入研究进行全面的质量评价,并进行定性和 / 或定量分析(多个研究间具有足够同质性时进行定量数据合并),以对该问题进行系统总结的研究方法。

系统评价是高质量证据的来源,其目的是获取所有关于某种特殊疗法或干预措施的真实证据,并由此对疗效进行更准确的量化评价。能为临床医生、患者及其他相关人员提供重要信息。加拿大的流行病学和生物统计学家 Brian Haynes 提出了"5S"模型(图 4-20-1)。"5S"模型有助于决策者快速查找所需的证据,从顶层开始逐层向下寻找相关证据。

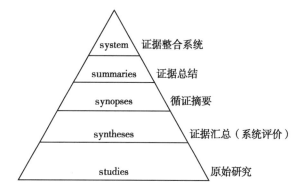

图 4-20-1 Haynes "5S" 模型——循证信息资源分布示意图

常用的系统评价检索资源主要包括:

(1)The Cochrane Library(考科蓝图书馆):http://www.thecochranelibrary.com。

(2)最佳实践 Best Practice:http://bestpractice.bmj.com。

(3)临床指南 Clin-eguide:http://www.clineguide.com/index.aspx。

(4)循证医学指南(EBM Guideline):http://ebmg.wiley.com。

(5)临床证据(Clinical evidence):http://www.clinicalevidence.com。

(6)英国临床指南(NICE):http://www.nice.org.uk。

(7)Evidence-Based Medicine:http://www.evidence-basedmedicine.com。

(8)中国循证医学杂志:http://www.cjebm.org.cn。

(9)医学文献专业数据库:如 PubMed,EMBASE 等。

【问题2】 所有的系统评价结果都可以作为高质量证据来指导临床吗?

经过数据库检索,检索到了多篇相关的系统评价,但其结果也各不相同。那么究竟该选择哪些系统评价作为临床最佳证据呢?

系统评价作为文献研究的一种方法,能够为临床实践提供依据,但使用不当也将影响研究结果的价值,所以系统评价研究的质量需要评价,而不是盲目接受。系统评价研究的质量可从方法学质量和报告质量两个方面进行评价。只有方法学质量(methodological quality)和报告质量(reporting quality)均较高的系统评价,才能作为最佳证据指导临床。

评估系统评价研究的真实性和质量,是考察研究方法学质量的重要指标,主要涉及以下方面。

(1)是否是对相关问题和随机对照研究的系统综述:首先,确定一个合理的主题,与需要解决的治疗问题有关。其次,切忌将随机和非随机研究混杂,否则将可能产生错误的结果。

(2)是否描述了检索相关研究文献的方法:资料收集(data collection)是系统评价中非常重要且较为困难的步骤,"全面"是资料收集的基本原则(包括不同语言,已发表和未发表的研究等),如果收集不全面,带来选择偏倚,就会影响研究结果。电子数据库检索由于错误编码等原因可能使超过半数相关研究遗漏,手工检索是必要的补充手段。

(3)是否有明确的纳入标准:根据研究的主题,需要制订明确系统评价研究的纳入和排除标准(包括研究的类型、受试对象的特征、干预措施和结局指标等)。如果纳入标准制定的不合理,将导致资料收集的偏差。同时资料筛选过程也要注意对选择偏倚的控制,一般至少需要两名研究者独立进行,再核实一致性。

(4)不同研究间是否有同质性:系统评价常采用 Meta 分析对数据进行定量的合并,合并的条件是研究的同质性(homogeneity)(包括临床同质性、方法学同质性和统计学同质性);如果纳入的研究存在异质性(heterogeneity),需要分析产生异质性的原因,而不是一定需要合并。如果试验的异质性很难解释,那么系统评价结果的可靠度就会受到质疑。

知识点

研究间的同质性和异质性

系统评价得到的结果来源于多项研究的效应合并,然而只有那些具有同质的研究才能合并,若研究间差异过大,且未采取一定的方法(严格统一的纳入和排除标准,统计学模型处理等)对其加以控制,结果就不可靠,其结论也不适合用于指导解决相应临床问题的证据。

报告质量(reporting quality)评价关注的是研究者对研究方法、过程和结果等内容的报告情况。Meta 分析报告的质量(quality of reporting of meta-analysis,QUOROM)是系统评价和 Meta 分析的报告规范。近年来国际学术界在 QUOROM 基础上进一步发展,提出了系统综述和 Meta 分析优先报告的条目声明(preferred reporting items for systematic reviews and meta-analyses,PRISMA 声明),被用来评价系统评价的报告质量。此规范包括系统评价的标题、摘要、前言、材料与方法、结果、讨论、结论与资金支持的7个方面27个条目。

由此可见,只有当一篇系统评价的方法学质量和报告质量均较高时,才能很好地为临床决策提供依据。当临床医生将检索到的系统评价证据指导自身临床实践时,需仔细评价系统评价的质量,采纳研究质量较高的系统评价证据应用于临床。

此外,当临床医生或其他研究者进行系统评价写作时,应提高系统评价的方法学质量和报告质量,为其他临床医生、患者和医疗决策制定者提供高水平的循证证据。

知识点

系统评价质量与原始研究质量的关系

系统评价是基于文献的二次研究,结果受原始研究质量的影响。如果纳入的原始研究质量较差,将影响结果的价值,故需要对纳入的研究进行质量评价,以考察其结果的可靠性。研究结论要结合数据分析的结果、研究中存在的问题和纳入研究的质量客观地列述。如果不考虑纳入研究的情况和潜在的问题,可能得出不正确的结论。

但系统评价本身的质量与原始研究质量没有直接关系,系统评价的重要作用在于向读者提供全面和客观的信息,其质量的高低取决于研究过程中对偏倚的评价和报告。如果系统评价能按照规范制作,评价了纳入原始研究存在的问题,在讨论和结论中能结合具体问题,客观报告研究结果,那么系统评价多属于高质量,提供的证据强度水平也较准确。

第二节　系统评价的制作步骤

【问题1】　对于已发现的临床问题,如何制作一篇系统评价?

当你在数据库中进行检索后发现,目前没有一篇系统评价能作为最佳证据来解答你临床的疑惑,那接下来该怎么办?你可以根据目前检索到的 RCT 研究,自己制作一篇系统评价,这样也为其他有类似疑问的临床工作者提供最佳证据。

那如何制作一篇高质量的系统评价呢?

根据 2000 年 David Sackett 等对系统评价的定义"A summary of the medical literature that uses explicit methods to perform a thorough literature search and critical appraisal of individual studies and that uses appropriate statistical techniques to combine these valid studies",系统评价是全面收集所有有关研究,对所有纳入的研究逐个进行严格评价,整合所有的研究结果进行综合分析和评价,必要时进行 Meta 分析,得出综合结论(如有

效、无效、应进一步研究及安全性等），提供尽可能减少偏倚、接近真实的科学证据。

系统评价的制作包含以下步骤：

1. 提出问题，制订研究计划。制作系统评价首先应提出问题，进行科研设计并制订研究方案。明确研究目的、提出研究问题是最重要和最基本的第一步，而且提出问题的过程也是系统复习文献的过程。提出研究问题应包含 5 个要素，即循证医学实践中的 PICO 模式。

确定研究问题后，应制订详细的研究计划书（protocol），包括研究问题的背景材料，文献检索的途径和方法，入选标准（inclusion criteria）和排除标准（exclusion criteria）。拟定入选与排除标准时，除考虑研究设计的类型、报告发表的时间、地区、语种、文献形式外，对每个独立研究，研究对象（年龄、性别、疾病类型、疾病严重程度）的选择、对照组（空白对照、安慰剂对照、标准治疗对照、常规治疗）的设置、药物或暴露（剂型、剂量、用药途径、疗程）的定义、随访的长短、结果的判断标准等均应有明确的规定。此外，还包括统计分析步骤，文献质量评价和结果解释等。

以本章开始提出的临床问题为例，上级医师关于是否给患者使用银杏叶提取物的意见不一，经过检索相关数据库，并未发现有关银杏叶提取物对于痴呆治疗效果的临床证据，因此决定自己制作一篇系统评价。首先，提出研究问题，即银杏叶提取物对痴呆治疗是否有效。根据 PICO 模式，P 痴呆患者，包括阿尔茨海默病、血管性痴呆及混合性痴呆；I 银杏叶提取物；C 安慰剂；O 日常生活能力量表（ADL）、简易精神状态筛查量表（MMSE）。

其次，撰写一份研究计划书（protocol），包含研究背景。纳入研究类型：随机对照试验（RCT）。研究对象：根据公认的标准（如 ICD、DSM、NINCDS/ADRDA、NINDS/AIREN、CCMD）诊断为阿尔茨海默病（Alzheimer's disease，AD）、血管性痴呆（vascular dementia，VD）、混合性痴呆的患者。排除标准：①非人类研究；②综述、报告类及未完整发表的研究；③重复发表、重复收录的研究；④合并其他促认知药物；⑤非安慰剂对照；⑥无对照人群研究等。

2. 检索相关文献　系统而全面地收集与研究问题相关的文献是系统评价有别于传统文献综述的重要特征之一，是完成一篇高质量系统综述的基础。在上一步我们就已经制定了文献检索策略（search strategy），即通过分析研究问题，将其分解为几个方面，写出相应的检索词，并确定检索词与检索词之间的逻辑组配关系。为保证系统评价的质量，应尽可能地查找一切与所研究的主题相关的文献。文献检索的完整性会直接影响研究结果的可靠性。文献检索时最好能找到所有有关的文献（包括未发表的），以减少发表偏倚对研究结果的影响。因此，必要时可以咨询专业图书馆员或信息检索人员，尽量避免漏检和误检。检索文献时可对检索时间段、文章发表的语种、出版年限、出版类型进行必要的限制。很多时候，文献的检索需要专业情报检索人员协助。

一般可通过计算机或手工文献检索进行资料收集。常用的英文医学数据库包括 PubMed、EMBASE、ISI Web of Science、The Cochrane Library 及 EBSCO。常用的中文数据库包括中国期刊全文数据库、中国科技数据库、中国生物医学数据库及万方数据库等。有时需手工检索相关期刊与书籍，收集灰色文献（grey literature），如与同事、专家、药厂联系获得未发表的文献，政府报告，会议专题论文，未发表的学位论文，个人通信等。

首先确定检索词，将英文检索词定为"ginkgo biloba""dementia"；中文检索词定为"银杏叶提取物""痴呆"。为防止漏检，同时使用关键词"GbE 761"或其商品名如"Tanakan，Tebonin，Rokan，Ginkoba"分别替换"银杏叶提取物"（"ginkgo biloba"）扩大检索范围。其次，在确定检索词后，需明确检索哪些数据库，以什么形式检索，手动检索还是计算机检索。通过计算机检索 PubMed、EMBASE、the Cochrane Library、ISI Web of science、中国生物医学文献数据库、中国期刊全文数据库、中国科技期刊全文数据库和万方数据资源系统，并辅以文献追溯方法。最后，确定检索年限，对 1982 年 1 月至 2012 年 9 月公开发表的关于银杏叶提取物对痴呆治疗的文献进行收集。

3. 纳入文献的筛选　检索到相关文献后，必须根据纳入和排除标准进行仔细筛选。由于收集的资料可能很多，可借助文献管理软件（如 EndNote 软件）进行文献筛选和管理工作。通常，研究的选择过程至少要求两名研究人员独立进行，如果有分歧可通过共同讨论决定是否纳入，必要时可由第三位研究者协助解决。

筛选文献一般分两步进行，首先进行初筛，通过浏览检索到文献的题目、摘要等信息可以剔除部分不合格文献。随后通过阅读全文，根据预先制订的纳入和排除标准，仔细甄别筛选，对于存在疑问的文献如经讨论仍无法统一意见,可先纳入,待联系原文作者获取相关信息后再作取舍。

在筛选过程中,为保证纳入文章的同质性(homogeneity)及可重复性(repeatability),不仅要重点关注前面提到PICO模式的五个要点(研究对象、干预手段及对照、结局指标和研究设计),还要考虑文献的研究开展时间或文献发表的年代和语种、样本大小及随访年限、多重发表的处理及提供信息的完整性。

根据研究计划中指定的入排标准,对检索到的文献进行筛选,首先由两位研究者(JL,SL)独立通过文献的题目和摘要进行初筛,初筛后的文献通过阅读全文进行二次筛选,然后交叉核对筛选结果,如果有分歧则通过共同讨论决定是否纳入,必要时可由第三位研究者(LC)协助解决。如果文中信息不全或信息不清楚,与原始研究作者联系获取信息。并绘制具体检索和纳入流程图(图4-20-2)。

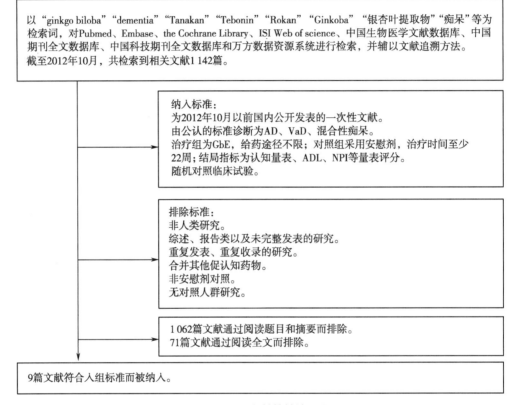

以"ginkgo biloba""dementia""Tanakan""Tebonin""Rokan""Ginkoba""银杏叶提取物""痴呆"等为检索词,对Pubmed、Embase、the Cochrane Library、ISI Web of science、中国生物医学文献数据库、中国期刊全文数据库、中国科技期刊全文数据库和万方数据资源系统进行检索,并辅以文献追溯方法。截至2012年10月,共检索到相关文献1 142篇。

纳入标准:
为2012年10月以前国内公开发表的一次性文献。
由公认的标准诊断为AD、VaD、混合性痴呆。
治疗组为GbE,给药途径不限;对照组采用安慰剂,治疗时间至少22周;结局指标为认知量表、ADL、NPI等量表评分。
随机对照临床试验。

排除标准:
非人类研究。
综述、报告类以及未完整发表的研究。
重复发表、重复收录的研究。
合并其他促认知药物。
非安慰剂对照。
无对照人群研究。

1 062篇文献通过阅读题目和摘要而排除。
71篇文献通过阅读全文而排除。

9篇文献符合入组标准而被纳入。

图4-20-2　文献筛检流程图

4.纳入文献的数据提取　资料提取(data extraction)是从符合纳入要求的文献中摘录用于系统评价的数据信息,所提取的信息必须是可靠、有效、无偏倚的。为保证数据收集的质量,在资料信息提取和计算机录入时应双人独立进行,核查过程中遇到不同之处应经过讨论决定。资料的提取至少应包括研究的文献来源(文章题目、第一作者、发表期刊、名称、发表年限)、研究的设计类型及方法学信息(如分组数、随机方法、盲法、样本量、研究场所等)、研究对象的基本特征(年龄、性别、种族、诊断标准、分期、病例来源等)、干预措施、结局或结果。对于一些纳入文献但原始数据提供不完整的情况,应直接与原作者联系,如仍无法得到原始数据,则应排除此文献。

对纳入的文献,应考虑采用哪些效应指标(effect size)进行合并?合并的指标并非越多越好,而是看哪些指标具有代表性或临床意义重大,即主要结局指标(primary outcome)。通常两组间比较时,连续性变量(continuous variable)用加权均数差(weighted mean difference,WMD)、标准化均数差值(standardized mean differences,SMD)表示效应大小;二分类变量(dichotomous variable)用率差(rate difference,RD)、比数比(OR)、相对危险度(RR)、相对危险度减少(RRR)等表示效应的大小。

当文献筛选结束,则采用EndNote等软件管理文献。制定数据提取表(data collection form)(表4-20-2),由两名研究者对资料进行提取并核对。资料提取包括:①一般资料,研究标题、第一作者、发表年份、平均年龄、性别构成、纳入/排除标准等;②研究方法,干预措施、基线情况、试验时间、入组人数、主要结局指标和次要结局指标等，又由于结局指标为量表评分等计量资料，因此效应指标选取标准化均数差值。

表 4-20-2 纳入研究数据提取表

研究编号	纳入标准	试验时间/周	治疗方案	样本量	平均年龄（标准差）	性别构成（男/女）	测量指标	基线分数值（标准差）
Le Bars 2000	年龄 >45，ICD-10，DSM-Ⅲ-RAD，MID，MMSE 9-26，GDS 3-6	52	GbE 761 120mg，安慰剂	155 154	69（10） 69（10）	76/79 67/87	MMSE ADAS-Cog ADL	MMSE： 21.1（5.8） 21.2（5.5） ADAS-cog： 20.0（16.0） 20.5（14.7）

5. 纳入研究的质量评价　我们前面讲过系统评价的质量评价，对纳入研究的质量评价非常重要。常常通过评价一个研究在设计、实施和分析中防止和减少系统误差（偏倚）和随机误差的程度，来评价其研究质量。并以此为依据在进行敏感性分析时给予不同的权重，用于考察和解释研究间的异质性及研究间结果的差异。

质量评价（quality assessment）一般包括三个方面内容：①方法学质量（methodological quality），研究设计和实施过程中避免或减少偏倚的程度；②精确度（accuracy），即随机误差的程度，一般用可信限的宽度表示；③外部真实性（external validity），研究结果外推的程度。

国际上有很多质量评估的工具，目前广泛认可的是 Cochrane 协助网推荐的针对随机对照试验进行的偏倚风险评估标准，其具体内容包括：①随机分配方案的产生；②隐匿分组；③是否采用盲法；④不完整结果数据的报道；⑤选择性的结果报告；⑥其他影响真实性的潜在危险因素。对每篇随机对照试验进行偏倚风险评估时："low risk"表示低偏倚风险；"high risk"表示高偏倚风险；"unclear risk"表示缺乏相关信息或偏倚情况不确定。

由两名独立的研究人员（JL，SL）根据 Cochrane 协作网推荐的偏倚风险评估方法对每篇 RCT 进行了偏倚风险评估。并进一步基于系统评价的结果，应用 GRADE 系统推荐分级方法评价证据质量，证据质量分级如下。①高质量：进一步研究不可能改变该疗效评估结果的可信度；②中等质量：进一步研究很可能影响该疗效评估结果的可信度，且可能改变该评估结果；③低质量：进一步研究极有可能影响该疗效评估结果的可信度，且该评估结果很可能改变；④极低质量：任何疗效评估结果都很不确定。最后，对偏倚风险评价结果进行编辑、分析和制图（表 4-20-3）。

表 4-20-3 文献偏倚风险评估表

研究编号		随机分配方案的产生	隐匿分组	盲法采用	结果数据的完整性	选择性的结果报告	其他可能偏倚
2000	Le Bars	?	?	?	High	Low	?
2003	Dongen	Low	Low	Low	Low	Low	High
2003	Kanowski	Low	Low	Low	High	Low	High
2005	Schneider	Low	?	Low	Low	Low	High

6. 资料的统计学处理——Meta 分析　Meta 分析作为一种定量系统评价（quantitative systematic review）统计学方法，通过定量合并的方式得到综合的结果估计。对各独立研究结果合并进行统计学分析的基础是假定各独立研究的结果是同质的，即各研究间现有结果的不同仅仅是由于抽样误差造成的。综合各独立研究的结果进行合并，理论上因为增大了样本含量，从而使随机误差减小。但如果各研究结果的差异不仅仅是由于抽样误差造成的，Meta 分析有时就会导致错误的结论。因此，在对结果数据进行统计合并之前，应首先对其进行异质性检验。

进行异质性检验（heterogeneity test）时，异质性程度采用统计量 I^2 表示效应值变异大小。若 $I^2<50\%$ 且 $P\geqslant0.1$，纳入文献被认为同质，采用固定效应模型（fixed effect model）分析；反之说明研究间存在实际异质，

需要查找异质的来源,之后采用随机效应模型(random effect model)分析。

通过对 ADL 量表得分的 Meta 分析,发现异质性较大,$I^2=84\%$,$P<0.0001$,因此采用随机效应模型,得到合并效应值 $SMD=-0.28$,$95\%CI$ 为$(-0.51,-0.05)$(图4-20-3)。

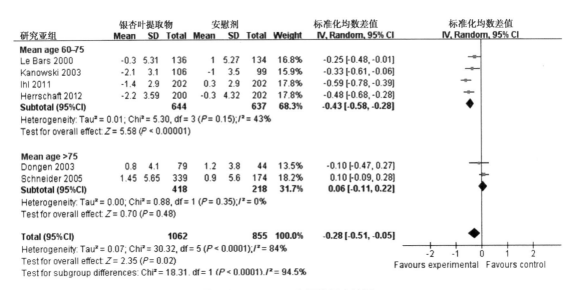

图 4-20-3　Meta 分析结果森林图

知识点

Meta 分析异质性的来源

Meta 分析的异质性来源可从三方面分析:临床异质性、方法学异质性和统计学异质性。临床异质性是指受试对象的不同、干预措施的差异和研究的终点指标不同所导致的变异。方法学异质性是由于试验设计和质量方面的差异引起的,如盲法的应用和分配隐藏的不同,或者由于试验过程中对结局的定义和测量方法的不一致而出现的变异。统计学异质性是干预效果的评价在不同试验研究间的差异波动(变异),是不同研究间临床和方法学上变异联合作用的结果。临床异质性、方法学异质性和统计学异质性三者可相互独立又可相互关联,临床或方法学上的异质,不一定在统计学上就有异质性表现,反之亦然。

7. 敏感性分析　敏感性分析(sensitivity analysis)主要是观察当选用不同模型、按研究质量评价标准从纳入文献中去除低质量文献、根据样本量大小对纳入研究进行分层分析、改变纳入和排除标准时,重新进行 Meta 分析,效应合并值点估计和区间估计的差异,考察结论有无变化,以保证 Meta 分析结果的稳健性。

作者对纳入研究进行敏感性分析,发现文献 Napryeyenko 2007 引起很大的异质性,剔除该文献后 I^2 从 91% 降至 0%,因此在 Meta 分析时剔除此文献,以增加结果的稳健性。有时候,可以采用亚组分析,图4-20-3 中,按照年龄段分成两组(60～75组、>75组)分别进行 Meta 分析,此时,两组的异质性分别是 43% 和 0%,而总体异质性是 84%,表明不同年龄段是呈现异质性来源的一个原因。

8. 结果的分析和讨论　在进行一系列统计学合并分析后,应对所得结果作客观、科学、合理的描述和解释,并写出相应的研究报告。在撰写研究报告时,应详细陈述分析的目的,文献查找方法及取舍标准,所综合的单个研究的特征;说明所应用的统计学方法;提供包含有各个研究统计结果的图表;结论可能遇到的偏倚及处理方法;讨论分析结果应用价值等。

系统评价的讨论部分是对评价结果的解释,其重点应当介绍有助于人们决策的几个方面:证据的强度、结果的可应用性、其他与决策有关的信息、干预措施的利弊和费用的权衡等。

将系统评价的结果应用到临床决策中,除了考虑方法学质量和报告质量外,还要考虑结果的临床重要性,包括纳入的是否为高质量的研究、结局指标是什么、结果是否精确及合并效应量等内容。若纳入的是高质量研究,且数量充足,各研究结果同质性较好,那么结果精确度就越好,证据的强度也较高。

根据 Meta 分析结果,发现银杏叶提取物与安慰剂在改善 60 岁至 75 岁之间痴呆患者的日常生活能力水平方面有统计学差异($n=1\,281$,4 RCT,$SMD=-0.32$,$95\%CI-0.43\sim-0.21$,$P=0.00$),而银杏叶提取物与安慰剂在改善 75 岁以上痴呆患者的日常生活能力水平方面无统计学差异($n=636$,2 RCT,$SMD=0.00$,$95\%CI-0.16\sim0.16$,$P=1.00$)。本研究结果证实了我们的假设:银杏叶提取物与安慰剂在改善 60 岁至 75 岁之间痴呆患者的认知功能和日常生活能力方面有统计学差异,而在改善 75 岁以上痴呆患者的认知功能和日常生活能力方面无统计学差异。这对临床实践而言提供了较为明确和具体的客观数据。但限于纳入研究较少及 9 个研究的总体为偏低质量,故银杏叶提取物的有效性尚需大样本、长程的高质量随机对照临床试验进一步验证。病例中患者 72 岁,因此可以用银杏叶提取物进行治疗。

以上就是制作一篇系统评价的完整过程简介,但在实际操作中,由于 Meta 分析的统计学方法较为复杂,因此在制作过程中,常常借助一些计算机软件来进行 Meta 分析和系统评价撰写。具体操作流程可以参考相应计算机软件的使用手册或相关书籍,我们同样以本章开头的病例为例,在附录中给出了 Cochrane 协作网推荐的 review manager 软件(RevMan)的操作流程。

知识点

常用的系统评价 /Meta 分析软件

1. RevMan　RevMan(review manager)是 Cochrane 协作网提供的一款免费软件,在 Cochrane 协作组织的官方网站可免费下载。目前最新版本为 RevMan5.4。由于 Cochrane 协作网的影响和免费的特点,其应用较多。

2. CMA　CMA(comprehensive meta-analysis)是一款商业软件,其输出的森林图可以自定义编辑,并可输出为 ppt 和 doc 格式文件,是目前应用较广的 Meta 分析软件。

3. Meta Win　商业软件,由美国 Sinauer Associates 公司经销,带有效应计量的计算器。近年应用较少。

4. Meta-Disc　Meta-Disc(meta-analysis of diagnostic and screening tests)是免费软件。界面友好,可进行异质性检验、线性回归和诊断试验的 Meta 分析,图形质量较高。

5. R　R 软件是国际通用的免费统计软件,是一套完整的数据处理、计算和绘图软件系统,通过 Meta 分析扩展包,不仅可以完成经典的 Meta 分析功能,一些新近出现的如网络 Meta 分析等,也可以在 R 中实现。目前用得越来越多。

6. 通用统计软件中的 Meta 分析模块　STATA、SAS 和基于 Bayes 方法的 BUGS 等统计软件都嵌入了 Meta 分析的模块,但是从界面、方便程度、灵活性和输出图形等方面不及上述软件。

第三节　解读系统评价与 Meta 分析

【问题】　对于系统评价的结果和临床意义应该如何做出正确的解释?

对于检索到的或自己制作的系统评价,如何看待评价得到的结果?对临床的指导意义有多大?这主要在于能否对系统评价的结果进行正确的解释。

1. 全面而正确地解释系统评价　主要包括以下五部分。

(1)主要结果的总结:简单归纳所有重要结局指标的结果,包括有利和不利结果,并给出重要结局指标的质量评价。

(2)证据的总体完整性和适用性:明确说明证据的适用人群,重点解释证据在特定环境下不适用的原因,如生物学差异、文化差异、对干预措施依从性的差异,探讨应怎样使用干预措施才能获得收益、风险和成本的平衡。

（3）证据质量：重点从总体上客观评价纳入研究的质量。

（4）可能存在的偏倚或局限性：包括检索策略是否全面、是否进行质量评价、研究的选择和纳入的可重复性、分析方法是否恰当、是否进行发表偏倚评估等方面进行描述。

（5）与其他研究相同点和不同点的解释：与原始研究或其他系统评价进行比较，从中寻找相同或不同的结果，解释其可能发生的原因。

综合以上几点，才有可能得到一个全面而系统的解释，为临床实践提供证据，但如何解读具体的系统评价结果呢？

2. 解读具体的系统评价结果

（1）效应值的解释和临床意义：我们会根据系统评价所基于的原始研究设计类型和数据资料类型，选择不同的效应值（effect size），如适用于计数资料的比数比（OR）、相对危险度（RR）、危险差值（RD）、风险比（HR），及适用于计量资料的加权均数差值（weight mean difference，WMD）和标准化均数差值（standardized mean difference，SMD）。

在这些效应值中，RR 适用于前瞻性研究，包括随机对照试验和队列研究；RD 适用于试验性研究及观察性研究中的队列研究；OR 主要适用于横断面研究和回顾性研究；HR 适用于生存资料研究。对于计量资料，首选 WMD；当纳入研究的结局指标单位不同或均数相差较大的资料时，选择 SMD，但结果解释要谨慎。具体的临床解释见表 4-20-4。

表 4-20-4　各效应值的解读

效应值	无效线 / 界值	临床解释
OR/RR/HR	1	包含无效线 / 界值：差异无统计学意义
WMD/SMD/RD	0	位于无效线 / 界值左侧：对不利结局有保护意义，对有利结局有损害意义；位于无效线 / 界值右侧：对有利结局有保护意义，对不利结局有损害意义

（2）森林图（图 4-20-4）的解释和临床意义：在森林图（forest plot）中主要包含以下内容。①每一条横线代表一个试验结果的可信区间（confidence interval，CI），可信区间是效应值可能存在的范围，反映结果的准确性。横线越长，说明样本量越小，结果欠准确可靠；横线越短，说明样本量越大，准确性越高，结果越可信。②横线中央矩形的中线对应效应值的点估计值，矩形面积大小表示对 Meta 分析的贡献度，即研究权重（weight）。一般来说，对于计数资料采用样本量作为权重的衡量依据，样本量越大，权重越大；计量资料则采用标准差作为权重的衡量依据，标准差越小，权重越大；也有以纳入研究的质量评分作为权重的衡量依据。③最下方的菱形代表多个纳入研究的合并效应值，即 Meta 分析的结果。④垂直线即无效线将森林图分为左右两半，用于判断结果差异是否有统计学意义，横线、菱形与无效线相交则表明差异无统计学意义；若不相交则表明差异有统计学意义，完全在无效线左侧表明对不利结局有保护意义，对有利结局有损害意义，而完全在无效线右侧表明对有利结局有保护意义，对不利结局有损害意义。

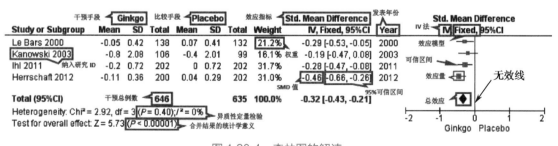

图 4-20-4　森林图的解读

（3）漏斗图的解释和意义：漏斗图（funnel plot）是最常用于判断是否有发表偏倚的方法，也是 Cochrane Handbook 推荐使用的方法。所谓发表偏倚（publication bias）是指"统计学上有意义"的阳性研究结果较"统计学上无意义"的阴性研究结果或无效结果更易被发表。发表偏倚在医学研究中是一种相当普遍的现象，其主要来源于作者、研究赞助者和杂志社编辑。发表偏倚对 Meta 分析结果的真实性和可靠性有很大影响,有可能会使本来没有统计意义的 Meta 分析结果变为有统计学意义的结果。因此,判断纳入文献是否存在发表偏倚也是一项十分重要的工作。

漏斗图是以效应大小为横坐标,样本量或效应值标准误为纵坐标,以"倒置漏斗"形状呈现的散点图,以此来判断是否存在发表偏倚(图 4-20-5)。如果没有发表偏倚,漏斗图上的各个研究呈对称分布于中轴两侧,对称轴即研究效应值的点估计值。小样本研究分布于"倒漏斗"的基底部,随着样本含量的增加,标准误降低,大样本研究分布于"倒漏斗"的顶部。如果漏斗图不对称或不完整,则提示可能存在发表偏倚。但也需注意,导致漏斗图不对称的原因不仅仅是发表偏倚,其他原因有:①低质量小样本研究;②真实异质性;③假象;④机遇。

漏斗图的最大优点是简单易行、直观,缺点是当仅纳入几个小样本研究时,漏斗图的检验效能受到极大限制。因此,制作漏斗图一般要求研究数在 10 个以上;而且漏斗图只能使研究者认识到问题的存在,但不能提供解决问题的办法。

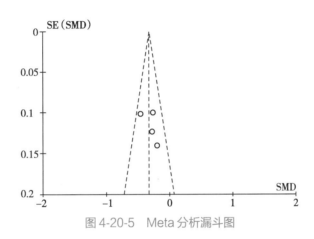

图 4-20-5 Meta 分析漏斗图

第四节 文献阅读与评价

研究案例 1

JIANG L, SU L, CUI H, et al. Ginkgo biloba extract for dementia: A systematic review. Shanghai Archives of Psychiatry. 2013, 25(1): 10-21.

1. 背景 痴呆的疾病负担不断增加,而且缺乏有效的治疗方法,因此有些国家就推荐使用银杏叶提取物(ginkgo biloba extract, GbE)来治疗痴呆。有关 GbE 疗效的研究结果尚不一致。

2. 目的 针对银杏叶提取物对痴呆患者认知功能和日常生活能力改善的作用进行 Meta 分析。检索国内外数据库,找出 1982 年 1 月至 2012 年 9 月发表的关于银杏叶提取物治疗(不少于 22 周)痴呆患者的随机安慰剂对照研究的文献报告。根据 GRADE 系统推荐的方法进行文献质量评估并提取资料。采用 RevMan 5.1 软件进行异质性检验、敏感性分析并评估发表偏倚。对连续性变量的合并效应值采用标准均差(SMD)表示,对分类变量则采用相对危险度(RR)表示,Meta 分析的合并结果采用森林图显示。

3. 结果 有 9 项研究共计 2 578 例患者符合入组和排除标准。其中 6 项研究共计 1 917 例患者纳入 Meta 分析,结果发现仅在样本年龄相对较低(平均年龄 75 岁以下)的研究中 GbE 在延缓认知功能衰退和防止日常活动能力下降方面优于安慰剂。组间脱落率及治疗中总的不良事件发生率均无显著差异。然而,不同研究结果间存在明显的异质性(主要是因为研究对象的年龄差异),文献存在可能的发表偏倚(大多数是医药公司资助的),因此总体证据强度属于"低"。

4. 结论 Meta 分析表明,现有对此重要问题的研究证据依然极其薄弱。GbE 对 75 岁以下存在痴呆的人群可能有效。需要大样本、安慰剂对照的随机研究来验证上述结果，今后的研究应当聚焦在程度较轻的痴呆（包括轻度认知功能障碍）人群，比较不同剂量 GbE 的效果，并且随访更长的时间（至少 1 年）。

5. 评价　这是一篇比较系统、全面的系统评价研究，按照系统评价的原则和要求，完整、恰当地进行了结果报告，并分析可能存在的偏倚。因此，我们用这篇研究作为示例，在本章中进行讲解。临床问题是银杏叶提取物是否能够改善痴呆患者认知功能和日常生活能力。

研究案例 2

LI C，XIA J，WANG J. Risperidone dose for schizophrenia. Cochrane Database Syst Rev，2009，7（4）：CD007474.

1. 背景　利培酮作为临床常用的治疗精神分裂症药物，如何在最佳治疗效果和最少不良反应中获得平衡是一项十分重要的工作。

2. 目的　研究利培酮在治疗精神分裂症和类精神分裂症中的剂量反应关系。

3. 数据收集与分析　搜索策略和纳入标准：搜索在 Cochrane 精神分裂组研究注册系统中的所有参考文献；纳入所有相关的随机对照研究。两位作者独立提取纳入文献数据，如遇分歧则同第三位作者讨论决定。当所需数据不完整时，与原文献作者联系索取。对于同质的二分类变量，则在意向性分析基础上计算固定效应的 RR 值及 95%CI；对于连续型变量，则计算加权均数差值。

4. 结果　研究发现对于极低剂量组（<2mg/d）的利培酮与其他剂量组比较，更多的患者因为无明显效果而结束治疗 [$n=456$，1 RCT，同标准低剂量（4～6mg/d），比较 RR 12.48，95%CI 1.43～4.30]。效果不显著主要反映在对精神状态的评估中。低剂量组（2～4mg/d）同标准较高剂量组（6～10mg/d）和高剂量组（≥10mg/d）相比，仍会有更多的患者因为效果不显著而退出研究（4～6mg/d：$n=173$，2 RCT，RR 4.05，95%CI 1.09～15.07；≥10mg/d：$n=173$，2 RCT，RR 1.92，95%CI 1.36～2.70）。标准较高剂量组（6～10mg/d）的结果更偏向于“没有明显症状改善”（$n=272$，2 RCT，RR 2.26，95%CI 0.81～6.34），此组的不良反应（如锥体外系反应）较高剂量组少（$n=261$，2 RCT，RR 未特指，EPS 0.56，95%CI 0.31～0.99）。

5. 结论　目前仍缺乏足够的证据来确定最佳临床剂量。试验质量评价显示有高估临床疗效的可能。其中标准低剂量组（4～6mg/d）似乎有最佳临床效果和最低不良反应。微弱证据证明低剂量组（2～4mg/d）对首发患者效果较好，而高剂量组（≥10mg/d）临床效果并没有优于其他组且引起较多不良反应，尤其是运动障碍。极低剂量组（<2mg/d）似乎无治疗效果。有待更多试验对特定人群进行研究，及开展利培酮长期最佳剂量的研究。

6. 评价　此文献是发表在 Cochrane Library 并完全按照要求完成的一篇标准系统评价。主要研究的临床问题是探索不同剂量的利培酮对于精神分裂症的治疗效果及不良反应的评价。

研究案例 3

LI C，HE Y，YU D，et al. Morita therapy for anxiety disorders（protocol）. Cochrane Database of Systematic Reviews，2010，7：CD008619.

1. 目的　搜集目前所有有关森田疗法治疗焦虑障碍的研究，评价森田疗法治疗焦虑障碍的疗效和不良反应。

2. 评价　本文为一篇系统评价的研究计划书（protocol），通过阅读此文献，学习系统评价科研计划书的形式和内容，为今后制作系统评价奠定基础。

附：RevMan 软件操作示例

以本章系统评价的临床案例为例，应用 RevMan 软件进行系统评价制作示例。

通过在 Cochrane 协作网对 RevMan 软件进行下载，目前版本为更新于 2014 年 3 月 28 日的 RevMan 5.4，下载地址：http://tech.cochrane.org/revman/download 下载后按照指令对软件进行安装，安装完毕后双击打开，进入 RevMan 5 程序的主界面（图 4-20-6）。

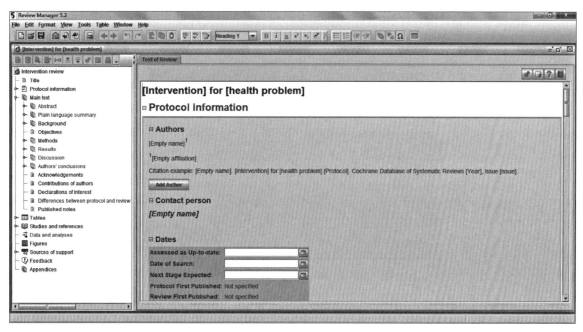

图 4-20-6 RevMan 5 的界面

（一）创建新的系统评价

1. 选择菜单"File"—"New"，弹出"New Review Wiazard"对话框，点击"Next"。

2. 在"Type of Review"中选择系统评价的类型（图 4-20-7），最常用的为创建 Cochrane 干预评价。选择后，点击"Next"。

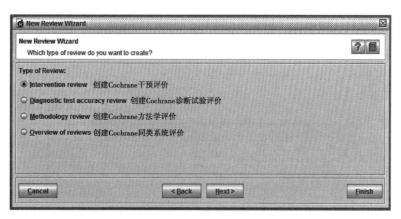

图 4-20-7 系统评价创建类型的选择界面

3. 在"Title"中输入系统评价的标题（图 4-20-8），输入完成后，点击"Next"。

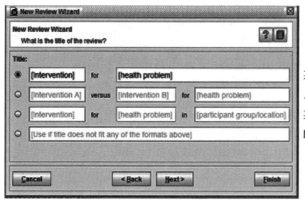

某个干预措施对某个健康问题的影响

A干预措施与B干预措施相比对某个健康问题的影响

某个干预措施对某个人群的某个健康问题的影响

自定义

图 4-20-8 系统评价标题的输入界面

4．在"Stage"中选择系统评价的阶段（图 4-20-9），一般选择全文阶段。选择后，点击"Finish"，"New Review Wiazard"对话框关闭。

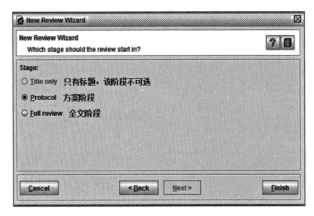

图 4-20-9　系统评价阶段的选择界面

（二）添加新的纳入研究

1．在 RevMan 界面左侧的树形目录中点击"Tables"旁边的钥匙状图标，展开"Tables"下的 3 个子目录，再点击"Characteristics of studies"旁的钥匙状图标，展开其下的 4 个子目录。

2．右键单击"Characteristics of included studies"，在弹出菜单中选择第一项"Add Study"（图 4-20-10），弹出"New Study Wizard"窗口。

3．在弹出的"New Study Wizard"的"Study ID"一栏中填入研究名称，通常为第一作者名称加发表时间。输入完成后点击"Next"添加研究的特征信息，或者点击"Finish"完成研究的添加（图 4-20-11）。

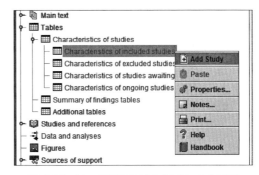

图 4-20-10　树形目录"Add Study"界面

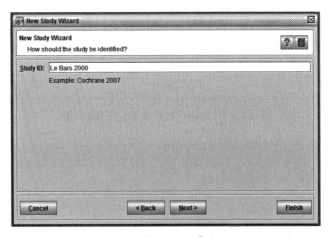

图 4-20-11　"Study ID"填写界面

4．如点击"Next"，在"Data Source"中选择数据的来源。

（1）published data only（unpublished not sought）：来源于公开发表的文献（为查找未公开发表的文献）。

（2）published and unpublished data：来源于公开和未公开发表的文献。

（3）unpublished data only：来源于为公开发表的文献。

（4）published data only（unpublished sought but not used）：来源于公开发表的文献（查找到未公开发表的文献，但未使用）。

选择后，点击"Next"添加研究的特征信息，或点击"Finish"完成研究的添加。

5. 如点击"Next"，在"Year"中填入研究的发表时间。输入完成后点击"Next"添加研究的特征信息，或者点击"Finish"完成研究的添加。

6. 如点击"Next"，在"Identifiers"中选择研究的识别码（图4-20-12），添加完成后点击"Next"添加研究的特征信息，或者点击"Finish"完成研究的添加。

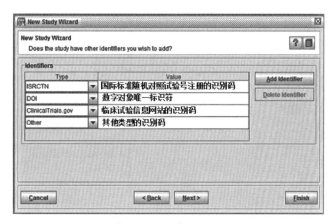

图 4-20-12 "Identifiers"研究识别码添加界面

7. 如点击"Next"，需要选择完成该研究添加后的下一步行动：选择"Nothing"后，点击"Finish"完成研究的添加；选择"Add a reference for the new study"后，点击"Continue"，在"New Reference Wizard"中完成参考文献信息；选择"Add another study in the same section"后，在"New Study Wizard"中继续按照以上的步骤纳入新的研究。

（三）添加新的比较

1. 在左边的树形目录中，右键单击"Data and analyses"，在弹出菜单中选择第一项"Add Comparison"，弹出"New Comparison Wizard"向导窗口（图4-20-13）。

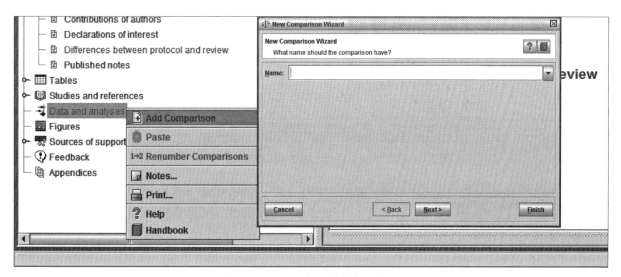

图 4-20-13 添加新比较向导窗口

2. 在"Name"中输入比较的名称，通常为治疗措施比对照措施，输入完成后，点击"Next"完善比较信息，或点击"Finish"完成比较的添加。

3. 如选择"Next"，需要选择完成该比较的添加后的下一步行动：选择"Nothing"后，点击"Finish"完成研究的添加；选择"Add an outcome under the new comparison"后，点击"Continue"，在"New outcome wizard"中完成结局指标的添加；选择"Add another comparison"后，在"New Comparison Wizard"中继续重复以上步骤的操作。

（四）添加结局指标

添加结局指标有两种方法：添加完比较后选择"Add an outcome under the new comparison"后，点击"Continue"（图4-20-14A）；在左边的树形目录中点击"Data and analyses"旁边的钥匙状图标，展开其下的子目录，右键单击比较名称，在弹出菜单中选择第一项"Add Outcome"（图4-20-14B）。均会弹出"New Outcome Wizard"向导窗口。

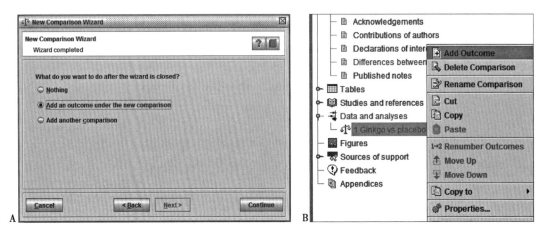

图4-20-14　添加结局指标的方法

1. 在弹出的"New Outcome Wizard"向导窗口中，选择"Data Type"即结局指标的数据类型，最常用的数据类型为二分类变量和连续型变量。选择后，点击"Next"完善结局指标信息，或点击"Finish"完成该结局指标的添加（图4-20-15）。

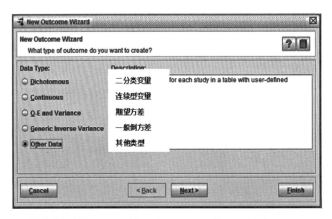

图4-20-15　"Data Type"结局指标数据类型选择窗口

2. 如选择"Next"，在"Name"中输入结局指标的名称，在"Group Label 1"中可以重命名干预组（"Experimental"）的名称；在"Group Label 2"中可以重命名对照组（"Control"）的名称。点击"Next"完善结局指标信息，或点击"Finish"完成该结局指标的添加。

3. 如选择"Next"，弹出分析方法选择界面（图4-20-16），可接受默认选项，点击"Next"完善结局指标信息，或点击"Finish"完成该结局指标的添加。

4. 如选择"Next"，弹出分析方法细节选择窗口，可接受默认选项，点击"Next"完善结局指标信息，或点击"Finish"完成该结局指标的添加。

（1）"Totals"：选择显示总合并效应量和亚组合并效应量（"totals and subtotals"）结果、只显示亚组合并效应量（"subtotals only"）结果或不显示合并效应量（"no totals"）。

（2）"study confidence interval"：选择纳入研究显示的可信区间范围90%、95%或99%。

（3）"total confidence interval"：选择合并效应量显示的可信区间范围90%、95%或99%。

（4）"advanced options"：高级选项，可检验亚组间差异、对换事件和非事件数。

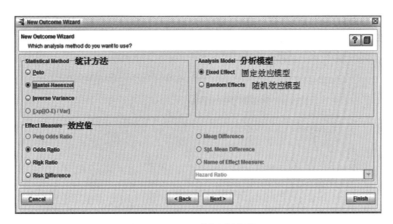

图 4-20-16　分析方法界面

5. 如选择"Next"，弹出森林图细节窗口。可在"Left Graph Label"中更改森林图中线左侧图例，在"Right Graph Label"中更改森林图中线右侧图例，在"Scale"中更改森林图数据显示范围，在"Sort By"中更改纳入研究的排列顺序。选择完成后，点击"Next"完善结局指标信息，或点击"Finish"完成该结局指标的添加。

6. 如选择"Next"，需要选择完成该结局指标添加后的下一步行动：选择"Nothing"后，点击"Finish"完成结局指标的添加；选择"Edit the new outcome"后，点击"Finish"弹出结局指标编辑界面，可进行编辑；选择"Add a subgroup for the new outcome"后，点击"Continue"弹出"New Subgroup Wizard"，可进行添加；选择"Add study data for the new outcome"后，点击"Continue"弹出"New Study Data Wizard"，可进行添加；选择"Add another outcome for the same comparison"后，点击"Continue"弹出"New Outcome Wizard"继续以上过程操作（图 4-20-17A）。

（五）添加结局指标数据、绘制图表

添加结局指标数据有两种方法：添加完结局指标选择"Add study data for the new outcome"后，点击"Continue"（图 4-20-17A）；在左边的树形目录中点击"Data and analyses"左侧的钥匙状图标，展开其下的子目录，点击比较名称左侧的钥匙状图标，展开其下结局指标子目录，右键单击结局指标名称，在弹出菜单中选择第二项"Add Study Data"（图 4-20-17B）。均会弹出"New Study Data Wizard"向导窗口。

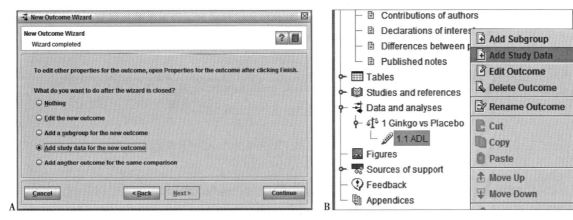

图 4-20-17　添加结局指标数据的方法

1. 在弹出的"New Study Data Wizard"向导窗口中"Included Studies"栏选中添加数据的名称。点击"Finish"将选中研究加入右侧编辑界面（图 4-20-18）。

2. 在右侧编辑界面的表格中输入相应的数据（图 4-20-19）。

3. 效应值和统计模型的选择

（1）二分类资料的效应值：表格上方的效应值选择键，可在和中进行选择。

（2）连续型资料的效应值：表格上方的效应值选择键，可在和中进行选择。

（3）统计模型：表格上方的统计模型选择键，可在（固定效应模型）和（随机效应模型）中进行选择。

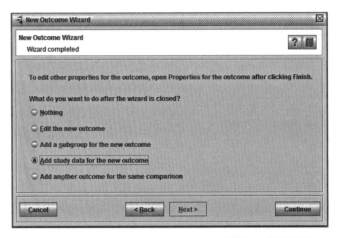

图 4-20-18　"New Study Data Wizard"纳入研究选择界面

Study or Subgroup	Ginkgo			Placebo			Weight	Mean Difference	Year ▵
	Mean	SD	Total	Mean	SD	Total		IV, Fixed, 95% CI	
☑ Le Bars 2000	0	0	0	0	0	0		Not estimable	2000
☑ Kanowski 2003	0	0	0	0	0	0		Not estimable	2003
☑ Ihl 2011	0	0	0	0	0	0		Not estimable	2011
☑ Herrschaft 2012	0	0	0	0	0	0		Not estimable	2012
Total (95% CI)			0			0		Not estimable	
Heterogeneity: Not ap...									
Test for overall effect: ...									

图 4-20-19　数据输入界面

（4）在数据输入及效应值和统计模型选择完成后，即可在表格中获得相应效应模型的并效应量（图 4-20-20）。

Study or Subgroup	Ginkgo			Placebo			Weight	Std. Mean Difference
	Mean	SD	Total	Mean	SD	Total		IV, Random, 95% CI
☑ Le Bars 2000	-0.05	0.42	138	0.07	0.41	132	21.2%	-0.29 [-0.53, -0.05]
☑ Kanowski 2003	-0.8	2.08	106	-0.4	2.01	99	16.1%	-0.19 [-0.47, 0.08]
☑ Ihl 2011	-0.2	0.72	202	0	0.72	202	31.7%	-0.28 [-0.47, -0.08]
☑ Herrschaft 2012	-0.11	0.36	200	0.04	0.29	202	31.0%	-0.46 [-0.66, -0.26]
Total (95% CI)			646			635	100.0%	-0.32 [-0.43, -0.21]
Heterogeneity: Tau² = 0.00; Chi² = 2.92, df = 3 (P = 0.40); I² = 0%								
Test for overall effect: Z = 5.73 (P < 0.000 01)								

图 4-20-20　随机效应模型合并效应量 SMD 界面

4. 点击表格上方的森林图绘制键，弹出"Forest plot"（图 4-20-21），可点击和进行保存、复制和打印。

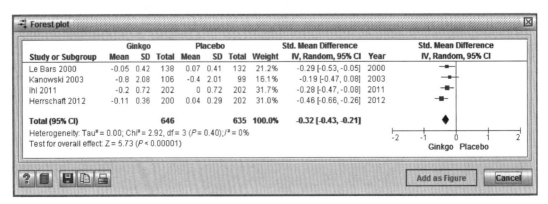

图 4-20-21　森林图窗口

5. 点击表格上方的漏斗图绘制键，弹出"Funnel plot"（图 4-20-22），可点击和进行保存和复制。

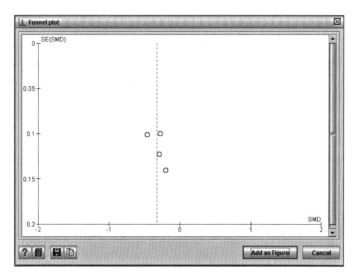

图 4-20-22　漏斗图窗口

（李春波）

第二十一章　文献分析研究

第一节　文献分析研究的概述

文献分析研究是一种对文献资料进行客观、系统、量化分析的科学研究,其研究目的是针对某一主题的文献,通过文献计量分析法或内容分析法,阐明文献资料中该主题的发展状况,揭示文献所含有的隐性知识内容,并可对该领域发展给出相应的趋势预测。医学文献分析研究,顾名思义是指在医学领域内,采用上述文献分析研究方法,分析领域内的研究历史或最新进展,识别热点前沿主题,从而为医学科研管理人员研究人员了解学科发展态势提供参考。

文献分析研究主要是以文献计量分析法和内容分析法作为方法和基础,两者既有相似性也有所区别,本小节重点阐述两者的定义、研究对象和内容及主要研究方法。

1. 文献计量分析法概述

(1)定义:文献计量分析是采用数学、统计学等定量研究的方法,研究文献的分布规律、数量关系及文献之间的内在联系,揭示研究主题的规律、特征和结构的一门科学。文献计量分析方法体系中的词频分析法、引文分析法、共引分析法等应用最广泛,其应用领域也从图书情报学拓展到医学、社会学、预测学、科学评价和科技管理等相关领域,为科学管理和决策提供定量依据。

(2)研究对象和内容:文献计量分析的研究对象主要以图书、期刊及电子出版物这三种文献的外部特征为主,其类目体系具有直观、稳定和系统化的特征。其主要研究内容是某一主题的核心期刊、文献量、作者、机构、词频分布、引证情况、合作者网络、趋势分析等。

(3)研究方法:主要采用数学、统计学、系统科学等自然科学中的方法。具体按照研究所依据的文献数据源和性质划分,则有书目分析法、引文分析法等;按照研究手段划分,则有文献统计分析法、数学模型分析法、系统分析法、矩阵分析法、网络分析法等。

2. 内容分析法概述

(1)定义:内容分析法是一种对传播内容进行客观、系统的定性与定量相结合的描述与分析的方法。其基本信息处理单元是符号群,最常用的符号群是语词,即通过对文献中所使用符号群的定性或定量分析研究,揭示或解释主题范围内的某些现象或规律。其应用领域广泛,包括新闻传播学、社会学和政治学、心理认知科学及其他研究领域。

(2)研究对象和内容:内容分析法的研究对象是以任何形态被记录和保存下来而且具有传播价值的内容特征,包括文字记录形态(报纸、期刊、书籍等)、非文字记录形态(广播、唱片、演讲录音等)、影像记录形态(电影、电视、幻灯等)。其研究内容的类目体系不够稳定和系统,通常需要研究者根据不同研究目的而自行设定类目。

(3)研究方法:由于内容分析法是定性与定量分析相结合,因此既需要使用哲学的方法,如推理方法、比较方法,又需要使用一些数学方法,如统计学方法等。按推理类型分有趋势推理、共变推理和因果推理,按比较方法分有趋势比较、不同内容群比较和内容内比较及有标准的内容比较等,彼此间可交叉与综合应用。

3. 文献分析研究的特征与优势　与试验性研究、临床研究或其他普通的文献综述等研究方法相比,文献分析研究由于是以已发表的文献或其他可获取的具有传播价值的客观资料作为研究对象,具备翔实可靠的理论和方法学基础,且具有定性与定量综合应用分析的性质,因此文献分析研究拥有如下特征与优势。

（1）客观性：文献分析研究对所分析单元的定义和操作规则有明确规定，要求研究者根据预先设定的研究步骤进行，研究结果不受研究者主观态度影响，应当具有很高的可操作和可重复性。

（2）非接触性：文献分析研究不是以人作为研究对象，研究者与被研究事物之间没有互动关系，研究对象不易受研究者主观态度干扰。

（3）定量与定性结合：这是文献分析研究最基本的优点，它以定性研究为前提，寻找能反映文献内容的一定本质的量的特征，并将它转化为定量的数据。但定量数据只是将定性分析已经确定的关系性质转化成数学语言，不管数据多么完美无缺，仅是对事物现象方面的认识，不能取代定性研究。因此，文献分析研究通过定量与定性结合，能够达到对文献内容所反映"质"的更深刻、更精确、更全面的认识，得出科学、完整、符合事实的结论，获得一般从定性分析中难以找到的联系和规律。

（4）隐性知识的揭示：文献分析研究可以揭示文献内容的本质，阐释某个阶段内某个主题的客观事实和变化趋势，追溯学术发展的轨迹，描述学术发展的历程，鉴别文献内容的优劣，反映个人与团体的态度、兴趣及关注的焦点。

第二节　文献分析研究的实施步骤

一、文献分析研究的主要流程

不同学科的研究者带着各自的知识背景和应用目的，开展不同的文献计量分析研究或内容分析研究。虽然各研究的主题不同，但研究的主要流程基本一致，下文将分别介绍两种文献分析研究方法的基本流程。

1. 文献计量分析法　基本流程包括理论分析阶段、收集数据并建立模型、估计参数与检验、解释相关问题等步骤。

（1）理论分析阶段：主要包括明确研究目的，确定需要分析的问题，选择合适的分析工具和数据源。文献计量分析的研究目的是分析影响因素，揭示各因素间内在的相互关系及这些因素对研究目的影响程度。工具和数据源的选择也影响着后续模型建立和结果检验等过程。

（2）收集数据并建立模型：在理论分析基础上，把主要研究的问题作为数据收集的目标，确定数据收集的时间范围，选择合适抽样方式，将主要因素作为自变量，次要因素作为随机误差项，问题作为因变量，然后将收集到的数据进行分组整理与排列，根据描绘的图形，选择已有或相近的数学函数建立模型。

（3）估计参数与检验：利用选定的数学方法或模型估算出参数，并计算和检验相关系数。

（4）解释相关问题：利用模型描述与解释现状，分析模型应用的范围与局限性，并给予合理的预测，从而分析未来发展趋势、查明学科研究重点迁移和推测合作者关系演变等。

2. 文献内容分析法　基本流程包括提出研究问题或假设、确定研究范围、抽取样本、选择分析单元、建立分析类目、定量处理与计算、解释与检验等步骤。

（1）提出研究问题或假设：研究人员要对研究目标加以清楚的表述，确定研究主题并建立假设，即需要明确研究目的。

（2）确定研究范围：要详细说明所分析内容的界限，对研究对象制定出明确的可操作性的定义，即指定主题领域和确定研究时间段。

（3）抽取样本：由于无法做到对整个文献信息的总体进行研究，就需要采用抽样方法。样本选择的标准是符合研究目的、信息量大、具有连续性、主题内容基本一致的文献。主要包括对原始资料内容进行抽样、确定分析样本的起止时间及选择内容三个阶段。

（4）选择分析单元：分析单元是内容分析中的实际计算对象和最小元素，这些元素应当与研究目的关联，例如在文字记录形态中，分析单元是与研究目的相关的独立的字、词、符号、主题、整篇文献等。

（5）建立分析类目：内容分析的核心问题在于建立分析内容的类目体系。在有效的类目体系中，所有设立的类目都应与研究目的紧密相关，且具有互斥性、完备性和信度。互斥性是指一个分析单位可以且只可以放在一个类目中，完备性是指所有分析单元都应有所归属，信度是指类目体系应具有可信度，即不同的编码者对分析单位所属类目的意见应有一致性。

（6）定量处理与计算：在采用计算机处理数据的情况下，首先要对分析单元进行编码，把数字语言转换成计算机能识别的符号，再使用统计分析法统计各类别出现的频数、语义强度或空间数额。内容分析中不仅会使用统计描述，如百分比、平均值和中位数，也会进行统计检验或参数估计，如方差分析、卡方检验、相关和回归分析等。此外，在需要时还可能使用判别分析、聚类分析和结构分析等多元统计分析方法。

（7）解释与检验：研究人员通过上述方法获得定量化的数据后，需要作出合理的解释和分析，并与文献的定性研究结合起来，提出自己的观点和结论，分析结果还需经过信度和效度的检验。

二、文献计量分析法与内容分析法的比较

文献分析研究主要利用的文献计量分析法和内容分析法既有相似性也有不同之处。两者均为客观、系统和定量或定性的特征描述，在研究目的、性质和理论方法具有相似之处。

文献计量分析法和内容分析法的研究目的都是通过对研究对象特征量的统计分析，找出其发展变化的趋势和规律。在理论方法上，虽然二者的方法论基础不同，但都离不开数学、哲学等方法的支撑。文献计量分析需要应用数学与统计学方法来建模，并利用推理和比较方法对文献的分布结构、增长规律进行预测和分析；在内容分析法运用过程中，需要使用推理和比较等哲学方法对事物发展趋势进行研究，而对分析结果正确性与有效性的验证则借助数学和统计学方法来完成。在研究性质上，两者都涉及某些量化过程，通过将文献特征表示成一些数量指标来进行统计和推测，都具有用事实和数据阐述问题的特征，具有客观性。两者的分析对象都是大量、系统化的具有一定历时性的文献。

文献计量分析法和内容分析法除了上述相似点外，在研究对象和范围、分析侧重点、具体研究步骤和应用领域上存在着一定的差异。

（1）研究对象和范围：文献计量分析法的研究对象是文献的外部特征，如作者、关键词、文摘、引文等，研究其分布规律；内容分析法的研究对象是文献信息的内容特征，既包括显性的信息内容也包括潜在的或隐含的信息内容。从研究对象的范围来看，文献计量分析以科技文献为主，内容分析法研究的范围则较宽广，既包括期刊论文，也包括报纸中的新闻、报道、评论，还包括各类广告、多媒体节目等，资源类型涵盖文本、图像、音频、视频等。

（2）分析侧重点：文献计量分析侧重于分析文献外部特征的"量"，主要研究科技文献的分布特征、变化规律、数量关系等。内容分析法则侧重于分析文献信息内容特征的"量"，重点是对研究对象所包含的语义信息进行分析。

（3）具体研究步骤：文献计量分析步骤为理论分析后收集数据并建立模型，估计参数与检验、解释相关问题。内容分析法的研究步骤为提出研究问题或假设、抽取样本、选择分析单元、建立分析类目、定量处理与计算和解释与检验。

（4）应用领域：文献计量分析最初是在图书情报领域得到了充分应用，如测定学科核心期刊、研究建设情报检索系统、编制领域主题词表等，随着其理论方法的创新和发展，文献计量分析的应用领域也已扩展到医学、自然科学、社会科学、科技评价和管理等领域，为科学管理、政府决策提供定量依据。内容分析法因其研究对象的特殊性，可被应用于研究任何文献或有记录的传播交流事件，其应用领域更广泛，包括新闻传播学、社会学和政治学、心理认知科学及很多其他研究领域，在不同领域中发挥着不同的效用。

三、文献计量分析法与内容分析法的发展趋势

文献计量分析法与内容分析法作为文献分析研究的常用方法，随着图书情报学等支撑学科的发展也在不断的发展变化中。文献计量学在网络时代衍生出了网络信息计量学，它是由网络技术、信息资源管理、文献计量分析方法等相互结合，交叉渗透而形成的一门新兴学科，已成为文献计量法在网络环境中的一个新的发展方向，网络信息也成为内容分析法的研究内容和重点应用方向。

由于文献计量分析法和内容分析法两种分析方法各有侧重点，在实际工作中采用单一研究方法得出的结论难免具有片面性，在网络信息环境下科学研究方法呈现多元化与综合化的发展趋势，将文献计量分析法与内容分析法结合起来开展文献分析的综合研究将是主流选择，两者的综合应用可以有效弥补各自的不足，提高分析效率，增强分析结果的可靠性与准确性。

第三节　文献分析研究的常用工具

随着计算机技术的不断发展，文献分析研究对计算机的依赖性与日俱增，从数据收集、数据整理到数据统计分析，各个环节都在计算机的辅助下完成。利用计算机软件工具，可以针对某一特定学科或课题，进行文献信息的统计、分析、模拟、推理，并给出相应的统计分析结果。同样，在医学文献分析研究领域，也可以综合利用统计工具和可视化工具对不同数据进行分析处理，从而获得医学领域文献分析研究的结论。目前文献分析研究的常用的工具和软件包括期刊引用报告 JCR（Journal Citation Reports），基于引文分析的软件 Histcite，基于内容分析的 RefViz、CATPAC、TDA（Thomson data analyzer）等，还有 VOSviewer、CiteSpace 等可视化工具和知识图谱绘制软件及常用的统计软件等。

（1）JCR：美国科学信息研究所（Institute for Scientific Information，ISI）编辑出版的期刊分析与评价数据库，是科学、技术和社会科学领域期刊评估的权威工具，可以根据期刊之间的相互引用数据反映期刊的重要程度，可查询期刊的影响因子（impact factor，IF），也是查询期刊引文数据的重要来源。

（2）Histcite：由汤森路透（Thomson Reuters）公司开发，是用来处理从 Web of Science 输出的文献索引信息的文献引文分析软件。Histcite 能够帮助研究者迅速发现某一领域的文献历史发展，发现关键研究和关键学者，并帮助绘制出该领域的发展、合作关系、研究人员等文献历史关系图。

（3）RefViz：是 Thomson ISI Research Soft 和 OmniViz 公司于 2003 年合作推出的一款可视化文本分析和数据挖掘工具软件，可用于计算机文本分析和作为可视化工具。在网络环境下运用该工具，可以对大量的文献加以分析，从而可以获得有关该领域文献直观的内容概览。

（4）CATPAC：是由伽利略软件公司开发的智能化文本分析软件，该软件可阅读文件并输出多种结果，包括词频分析、文章主题内容概况，揭示单词使用模式并输出词总数、串分析点阵图及交互分析，基于附加程序 Thought View 还可以生成二维或三维的基于 CATPAC 分析结果的概念图。

（5）TDA：是美国汤森路透公司提供的具有强大分析功能的文本挖掘软件，可对文本数据进行多角度的数据挖掘和可视化全景分析。该软件主要功能包括数据导入、数据清理、数据分析和分析结果，能够帮助用户从大量的专利文献或科技文献中发现竞争情报和技术情报，为洞察科学技术的发展趋势、发现行业出现的新兴技术、寻找合作伙伴，确定研究战略和发展方向提供有价值的依据。

（6）VOS viewer：是由荷兰莱顿大学开发的一款免费的文献计量分析软件，也是一个知识图谱可视化工具，它基于文献的共引和共被引原理，具有可视化能力强、适合于大规模样本数据的特点，可以帮助用户轻松构建各个知识领域的科学知识图谱。

（7）Cite Space：是由美国 Drexel 大学陈超美教授开发的免费的科学知识图谱绘制软件工具，时区视图展示科学研究的全景及演化进程，突现检测用于发现科学研究的前沿，具备强大的文献共被引分析功能。随着版本的更新，其算法和功能不断优化，现已被广泛应用于计算机科学、信息科学及医学等 60 多个领域。

（8）其他软件：除上述软件外，其他医学基础和临床科研中常用的 SAS、SPSS、PEMS、EXCEL 等通用统计软件也可以综合应用于文献分析研究。

第四节　医学文献分析研究实例介绍

本节以一篇已发表论文作为实例，对医学文献分析研究进行介绍。该文以 Cite Space 和 VOS viewer 作为分析工具，对 1998—2018 年间发表的关于肠道菌群的文献进行二次文献计量分析，从而寻找肠道菌群领域的研究与发展趋势。

HUANG X Q，FAN X W，YING J，et al. Emerging trends and research foci in gastrointestinal microbiome. Journal of translational medicine，2019，17（1）：67.

（1）问题提出：虽然已有大量关于肠道菌群的研究，但尚缺乏从文献分析角度来评价肠道菌群领域研究趋势变化的文献报道。

（2）研究目的：本研究采用 CiteSpace 和 VOSviewer 作为分析工具，对 1998—2018 年期间发表的关于肠道菌群的文献分析研究，梳理肠道菌群在消化疾病领域的研究与发展趋势。

（3）数据收集和结果：选取 Web of Science 核心合集（WoSCC），日期限度 1998.01.01—2018.06.23，设置检索词为"gastrointestinal microbiomes"及其所有下位词，并将主题范围限定为"gastroenterology and hepatology"，共获得 2 891 篇原始文献。

（4）分析工具和方法：应用 CiteSpace V 和 VOSviewer 1.6.8 作为文献计量分析工具，对纳入的 2 891 篇原始文献，从作者、期刊、机构、国家、关键词、突发检测和研究趋势预测等几个方面进行文献分析研究，并通过纳入的 2 891 篇原始文献获得 70 169 篇引文，经分析筛选获得 676 篇高共被引引文，再针对共被引文献进行共被引网络和聚类分析。

（5）年度文献量分析：通过对 2 891 篇原始文献逐年统计发文量，发现 1998—2009 年肠道菌群的年发文量呈稳定上升趋势，2010 年开始显著上升，直至 2016—2017 年达到一个峰值。

（6）核心期刊分析：通过对 2 891 篇原始文献的来源期刊进行分析，发现共涉及 112 种期刊，列出发文量位居前 10 位的期刊，这些期刊的出版商都为欧美公司，其中发文量前 3 位的是 *Digestive Diseases and Sciences*、*World Journal of Gastroenterology* 和 *Gut*。

（7）国家和机构分析：通过对 2 891 篇原始文献的来源国家和机构进行分析，发现共有 41 个国家和机构涉及肠道菌群研究，排名前 10 位的国家和机构共发文 2 692 篇文献，说明研究机构相对比较集中，其中最高产的国家为美国，其次是意大利和中国，发文量最多的机构分别为 the University of North Carolina（64 篇文献）、Harvard University（53 篇文献）、Mayo Clinic（41 篇文献）、French National Institute for Agricultural Research（40 篇文献）及 Massachusetts General Hospital（39 篇文献）。

（8）关键词共现分析：利用 VOSviewer 对 2 891 篇原始文献的关键词进行共现分析，结果筛选出 247 个至少重复 20 次的关键词，并主要可分成 5 个 clusters，即 gut microbiota、inflammatory bowel disease、probiotics、double-blind、irritable bowel syndrome（图 4-21-1）。

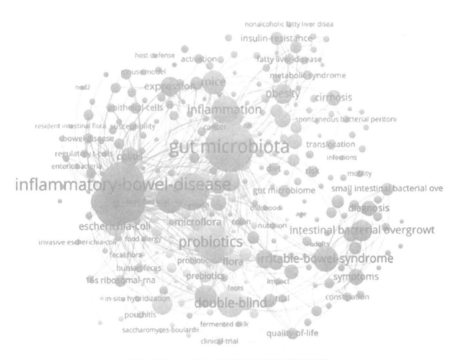

图 4-21-1 纳入文献的关键词共现图谱

（9）被引文献的共引分析和聚类分析：利用 CiteSpace 对纳入的 2 891 篇原始文献进行相应的引文分析，通过被引文献的共被引分析获得 676 篇高被引文献，其中 Sokol et.al 2008 年发表于 PNAS 的文献引用量最高（168 次），进一步基于对数似然比（*LLR*）算法，对这些高共被引文献进行聚类分析，结果显示 obesity、irritable bowel syndrome、IBD、innate immunity、probiotics 是最常见的聚类，再对上述获得的聚类联合时间线进行时区视图分析，结果显示 Cluster #0 obesity 和 Cluster #2 Faecalibacterium prausnitzii 是近年来的引用热点，提示对肠道菌群的研究热点可能从炎症性肠病转向肥胖和肝病（图 4-21-2）。

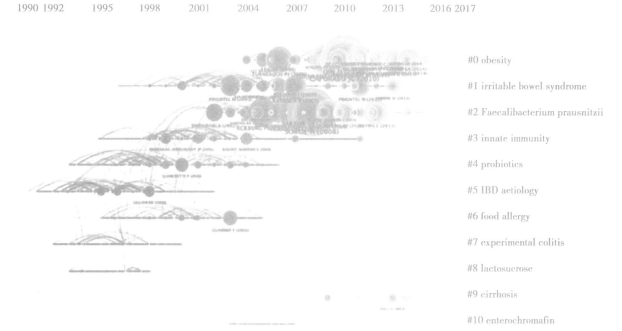

图 4-21-2　共被引文献的聚类时区视图

（10）突发检测和趋势分析：通过对 2 891 篇文献中 191 个最常出现的关键词进行突发检测，以时间线为分析维度，标记起始年和结束年及突发强度系数，结果发现 dysbiosis 突发系数最强，接下来是关键词 clostridium difficile infection、16s rRNA、IL-10 deficient mice 和 fecal microbiota transplantation，自 2016 年以来，bile acid、obesity 和 akkermansia muciniphila 成为新的热点（图 4-21-3）。

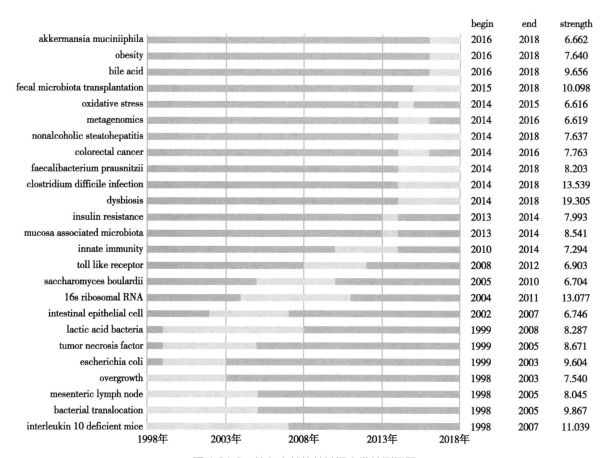

图 4-21-3　纳入文献的关键词突发检测视图

167

　　（11）研究结论：综上所述，通过对过去 20 年内消化疾病领域肠道菌群方面的文献进行计量分析及可视化分析，我们对肠道菌群领域目前的研究现状与发展趋势进行了初步总结，为相关领域研究人员将来的研究思路和方向提供参考。

（应　峻）

第二十二章 临床实践指南的评价

第一节 临床实践指南的概念

1990 年美国医学研究所（Institute of Medicine，IOM）对临床实践指南（clinical practice guidelines，CPGs）给出了具体定义——系统开发的多组指导意见，用来帮助医生和患者针对具体临床问题做出恰当的决策和处理。但在之后的 20 年间，评估指南制定的最佳方法发生了巨大的变化，因此美国医学研究所在 2011 年出版的 *Clinical Practice Guidelines We Can Trust* 中更新了对临床实践指南的定义，即"通过系统综述生成的证据及对各种备选干预方式进行利弊评价之后提出的最优指导意见"。这一新定义强调了循证证据的重要性，明确了临床实践指南与其他形式指南（如专家共识等）的差异。

临床实践指南要求寻找相应的证据和通过系统评价来制定临床实践指南，并对证据进行分级；对于证据的应用，需要给出推荐意见，并注明建议的等级，让读者可以权衡建议的可靠性。临床实践指南将对规范临床诊疗、指导临床决策、提高医疗质量、改善地区间医疗水平不均衡性、节约医疗成本和医疗保险政策制定等方面都有至关重要的作用。表 4-22-1 为常用的临床实践指南检索数据库，读者可以方便的检索需要的指南信息。

表 4-22-1 常用指南检索数据库

类型	内容
指南数据库	美国国立指南文库（NGC）（http://www.guideline.gov）
	国际指南协作网（http://www.g-i-n.net）
	英国国家卫生与临床优化研究所（NICE）（http://www.nice.org.uk）
	苏格兰校际指南网络（http://www.sign.ac.uk）
	世界卫生组织（http://www.who.int/en）
	中国临床指南文库（http://cgc-chinaebm.org）
医学文摘的数据库	PubMed
	EMBASE
	万方
	中国知网

目前国内外各大专业都有层出不穷的指南，但是各类指南的质量参差不齐。在我国，现阶段制定的指南中基于循证证据的高质量临床实践指南少之又少，大多都是专家共识或非循证临床实践指南，甚至很多指南都是直接在国外指南基础上进行翻译和简化，所以质量差异较大。因此临床医务人员在引用和阅读指南时同样要对指南的质量的评价体系有所了解，而且为了临床医疗服务的规范化，有必要建立我国临床实践指南文库。

第二节 临床实践指南制定的标准流程

临床实践指南的制定需要一定的规范和流程，才能保证指南质量。现在有多个组织机构发布了各自的制定指南的标准方法，本节我们将以英国国家卫生与临床优化研究所（National Institute for Health and Care Excellence，NICE）指南为例，了解指南制定的标准流程。

1. NICE 临床指南简介 NICE 创立于 1999 年，2010 年以前是英国国家卫生体系（National Health

Service，NHS）的一个部分，目前具备独立的法人资格。NICE 是一个为促进健康和防治疾病而提供国家性指导意见的独立机构。英国国家临床指南中心（National Clinical Guideline Centre，NCGC）是一个由 NICE 资助的多学科卫生服务研究团队，代表 NICE 制定循证临床实践指南，以改善英格兰及威尔士国家卫生服务体系中患者保健质量。NCGC 的每部指南均由独立的指南制定小组监管，其成员包括由 NCGC 技术团队支持的卫生保健专业人员，及患者和照护者代表，他们定期会面评审证据，制定指南推荐意见。所有的指南制定过程严谨，交由利益相关者进行讨论，以确保在指南发表前已纳入所有可得证据和观点。

2. NICE 指南的主要形式和步骤　NICE 指南有多种形式（表 4-22-2），适用于不同的临床需求。

表 4-22-2　NICE 指南的各种形式

指南形式	适用范围	举例说明
临床指南（clinical guideline）	对某一大类疾病的综合诊断和多种治疗方法提出循证建议	慢性肾脏疾病贫血的治疗（CG114*）
技术评估指南（technology appraisal guidance）	对新药、生物制剂等进行疗效和卫生经济学评估	阿扎胞苷治疗骨髓增生异常综合征、慢性粒单核细胞白血病和急性髓系白血病（TA218*）
干预措施指南（interventional procedures guidance）	新的治疗措施的疗效和安全性评价	1 型糖尿病异体胰岛细胞移植（IPG257*）
医疗技术指南（medical technologies guidance）	新医疗技术评估	管道栓塞仪器治疗颅内动脉瘤（MTG10*）
诊断指南（diagnostics guidance）	新的诊断技术的效果和成本评估	Elucigene FH20 和 LIPOchip 诊断家族性高胆固醇血症（DG2*）

注：* 是指南类型的缩写及指南序号。

NICE 循证临床实践指南的制定流程有 10 个步骤（图 4-22-1），一般开发周期为 10～18 个月，各步骤的具体内容包括：

（1）确定临床指南范围（scope of guideline）：指南范围可以明确界定该指南包含和不包含的内容、必须包括哪些重要的临床问题，提供工作框架。需要完成选择关键的临床问题、指南范围的文献检索、拟定指南范围草案和组织小组讨论并最终确定范围四方面的工作。

（2）成立指南制订小组：由 13～15 人组成，成员主要包括主席、临床医师（包括专科医师和全科医师）、护理专业人员、患者或其照护者、系统评价专家、卫生经济学家、信息学家、项目经理。

（3）形成系统评价问题：系统评价问题由临床指南范围转化而来，一般确定 15～20 个具体的综述问题，常见的是治疗、诊断、预后三方面的问题。每个问题均采用 PICO 进行提炼。提出问题后，还需要写出进行各个问题系统评价的具体方案，包括综述问题、目的、纳入研究的标准、文献检索方法和策略、系统评价的方法（如 Meta 分析方法）。

（4）寻找证据：文献检索的过程就是搜集证据的过程。由信息学家制订文献检索策略，尽量查全、查准，保证检索证据的过程是透明的、全面的、可重复的。每次都要完整记录检索问题、检索日期、检索策略、使用的数据库、检索的结果等。为保证证据的全面性，我们需要采纳利益相关者的建议，比如制药公司也是证据的提供者。

（5）证据综述：完成文献检索后需要阅读、筛选、评价所检索到的证据，采用系统评价的方法进行证据的综述，保证指南的推荐意见是基于最佳的证据。主要包括四个步骤：选择相关研究，评价研究质量，整合证据和解释结果。整合证据时应尽量采用系统评价的方法（包括 Meta 分析）进行证据的合成。指南推荐意见基于 GRADE（grades of recommendation，assessment，development and evaluation）证据质量分级标准。除了关注疗效以外，指南应该十分重视成本效果分析（cost effectiveness analysis，CEA），保证在有限的医疗资源情况下获得最大限度的健康效应，为临床医师治疗决策提供合理的依据。

（6）形成指南建议：根据上述证据综述，指南制订小组在证据分级和经济学证据的基础上做出相应的指南建议，权衡干预措施的好处和坏处、健康获益和卫生资源后决定推荐的强度。指南中不要用模棱两可的词句，建议用"必须使用"（或"不准使用"）、"应该使用"（或"不应使用"）和"可以使用"等明确的推荐意见。当证据质量很差或证据不足时，可根据专家共识形成指南建议，同时可以提出研究建议。

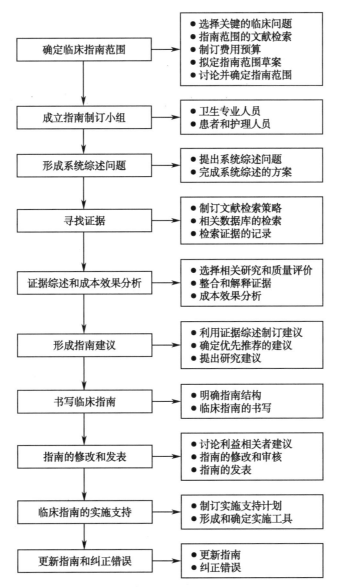

图 4-22-1 NICE 循证临床实践指南的开发流程图

（7）撰写临床指南：指南应简明扼要，容易被读者理解，使其容易转化为临床实践。应该将重点集中在临床需要实施的措施上，反映推荐意见的证据强度，明确药物的使用标准（药物剂量，不同剂量的疗效）。

（8）指南的修改和发表：发表前重视和讨论利益相关者的建议，重视审核，重视媒体和出版社的作用。

（9）临床指南的实施支持：制订实施支持计划，实施支持计划主要是促进指南建议的领会和理解，该计划的制定由指南小组主席、实施支持顾问、经济分析师及其他人员（可包括利益相关者）组成的实施支持小组制定。开发指南实施工具的主要目的是推动指南应用，如基线评估工具、临床审计工具、成本计算工具等。

（10）更新指南和纠正错误：一般每3年更新指南，可及时补充新的内容和修正错误。

以上为NICE指南制作的主要步骤，更多详细内容和示例可以参照NICE官方网站 https://www.nice.org.uk/。

3. GRADE 证据质量评价和分级　在临床实践指南制定的步骤中，有关证据质量评价和推荐强度的分级是非常重要的环节，目前主要推荐使用 GRADE 方法。GRADE 是一个简单易懂的结构框架，用于制定和展示对证据的总结，并提供一种为临床实践指南制定推荐强度评级的系统性方法。在给证据质量进行分级和制定推荐方面，GRADE 是使用最广泛的工具，全世界已有 100 多家机构正式认可。

GRADE 将证据级别分为四类，也被称为证据质量，分为极低、低、中等和高（表 4-22-3）。来自随机对照临床试验（RCT）的证据默认从高质量开始，而观察性研究的证据默认从低质量开始。当证据存在偏倚风险、不精确性、不一致性、间接性和发表偏倚中的某一种风险时，研究者可以选择将证据质量降低一个级别或两个级别。当证据的效应量很大，存在明显的剂量效应关系，或当残余混杂因素可能减小效应量时，研究者可以选择将证据质量上升一个级别或两个级别。

表 4-22-3　GRADE 证据质量评价分级

证据质量	定义
高质量（A）	非常确信估计的效应值接近真实的效应值，进一步研究也不可能改变该估计效应值的可信度
中质量（B）	对估计的效应值确信程度中等，估计值有可能接近真实值，但仍存在二者不相同的可能性，进一步研究有可能改变该估计效应值的可信度
低质量（C）	对估计的效应值的确信程度有限，估计值与真实值可能大不相同；进一步研究极有可能改变该估计效应值的可信度
极低质量（D）	对估计的效应值几乎没有信心，估计值与真实值很可能完全不同；对效应值的任何估计都很不确定

在 GRADE 中，推荐强度可以是强推荐或弱推荐，支持或反对使用一种干预措施（表 4-22-4）。强推荐表明所有人或几乎所有人都会选择某种干预措施，弱推荐表明知情者所做出的决策可能存在重大差异。在选择推荐强度的时候，需要综合考虑经济性、可行性、公平性、患者偏好和价值观等因素，经过指南制定小组专家共识会议表决形成。

表 4-22-4　GRADE 证据推荐强度分级

推荐强度	具体描述
强推荐（1 级）	明确显示干预措施利大于弊或弊大于利
弱推荐（2 级）	利弊不确定或无论质量高低的证据均显示利弊相当

在使用 GRADE 方法时，作者首先需要确定临床问题是什么，明确该问题的 PICO。然后，作者对证据质量进行评价（A- 高、B- 中、C- 低、D- 极低），最好对每个结局进行评价，因为各结局的证据质量级别常常存在差异。总体的 GRADE 质量分级适用于一系列的结局证据，通常采用对决策有关键作用的所有结局中的最低证据质量。同时，作者还需要综合考虑后对证据推荐分级（1- 强、2- 弱）。最终基于 GRADE 证据系统和推荐强度为依据的指南推荐意见用 1A、1B、2A 等形式表示，数字和字母分别表示推荐强度和证据质量。例如，1A 表示基于高质量证据，强烈推荐；2B 表示基于中等质量证据，弱推荐。

GRADE 方法明确定义了证据质量等级和推荐强度的定义，在证据质量与推荐强度之间有清楚的分割。并且突破了过去主要从研究设计角度考虑证据质量的局限性，综合考虑了研究设计、研究质量、研究结果和干预的利弊平衡等方面。

第三节　临床实践指南的评价

临床实践指南的潜在益处取决于指南本身的质量。在指南开发过程中采用适当的方法和严密的策略，对于保证最终形成合适的推荐建议十分重要，然而很多指南的质量良莠不齐，有些指南甚至没有达到最基本的标准。为了科学地评估指南的开发方法是否严谨和透明，来自加拿大、英国等 13 个国家的研究人员成立的临床指南研究与评价国际工作组开发并于 2003 年首次出版了指南研究与评价工具（appraisal of guidelines for research and evaluation，AGREE），2009 年该协作组在旧版的基础上更新并推出了 AGREE II 评估工具，目前该工具是国际上公认评价指南的"金标准"。AGREE II 工具目前已被翻译成多种语言，并得到了多个卫生健康组织的支持和认同。关于 AGREE II 工具相关出版物、多语言版本及有关的在线培训资料都可以在 AGREE Research Trust 网站（https://www.agreetrust.org/）上查询。

AGREE II 评估系统可以用来评价地方、国家、国际组织或联合政府组织发布的指南，包括各种初版指南和更新版指南。AGREE II 评估的目的包括：①评估指南的质量；②为新指南的开发提供方法学策略；③明确什么信息应当在指南中加以报告及如何报告。

AGREE II 评估工具具有通用性，适用于一切卫生保健环节中任何疾病领域，包括诊断、健康促进、治疗或干预。AGREE II 的目标使用者包括卫生保健提供者、指南开发者、政策制定者和教育者。该评价工具包含 1 个使用手册，6 个领域，23 个条目及 2 个总体评估条目（表 4-22-5）。每个领域针对指南质量评价的一个特定问题，主要包括：范围和目的、参与人员、严谨性、清晰性、应用性和独立性。AGREE II 的每一个条目和两个全面评价条目全部按照 1～7 分打分,1 分代表指南完全不符合该条目,7 分代表完全符合该条目,当条目报道不能满足全部标准或条件时,则根据不同情况给予 2～6 分。AGREE Ⅱ条目没有针对每一分值等级提供明确的解释,因此需要评价人员有较高的判断水平。AGREE Ⅱ要求至少 2 人,最好 4 人来评估指南,增加评估的可靠性。

表 4-22-5 AGREE Ⅱ指南研究与评价标准

领域	条目	计分	内容
领域一:范围和目的	1. 明确描述指南的总目的		
	2. 明确描述指南涵盖的卫生问题		
	3. 明确描述指南的适用人群(患者、公众等)		
领域二:参与人员	4. 指南开发小组包括了所有相关专业的人员		
	5. 收集目标人群(患者、公众等)的观点和选择意愿		
	6. 明确规定指南的使用者		
领域三:严谨性	7. 应用系统方法检索证据		
	8. 清楚描述选择证据的标准		
	9. 清楚描述证据的强度和局限性		
	10. 清楚描述形成推荐建议的方法		
	11. 形成推荐建议时考虑了对健康的益处、副作用及危险		
	12. 推荐建议和支持证据之间有明确的联系		
	13. 指南在发布前经过外部专家评审		
	14. 提供指南更新的步骤		
领域四:清晰性	15. 推荐建议明确,不含糊		
	16. 明确列出不同的选择或卫生问题		
	17. 容易识别重要的推荐建议		
领域五:应用性	18. 指南描述了应用时的促进和阻碍因素		
	19. 指南提供应用推荐建议的意见和 / 或工具		
	20. 指南考虑了推荐建议应用时潜在的相关资源		
	21. 指南提供了监督和 / 或审计标准		
领域六:独立性	22. 赞助单位的观点不影响指南的内容		
	23. 指南开发小组成员的利益冲突要记载并公布		

指南全面评价条目
1. 指南总体质量的评分
2. 我愿意推荐使用该指南:是 / 是(修订后)/ 否

在完成了 23 个条目评价之后,AGREE Ⅱ用户还应当完成 2 个指南的全面评价条目。全面评价需要评价者考虑到每个评估标准,对指南的质量做出一个准确的综合判断,并要求回答他 / 她是否推荐使用该指南。

诸多国内学者的研究表明对于多数 AGREE Ⅱ工具可能并不完全适用于评价中国开发的指南,对于多数临床医师而言,应用该工具进行评价存在一定的难度。为推动符合我国临床实践的高质量临床实践指南或共识的推广和应用,更好地满足临床的实际需求,复旦大学循证医学中心王吉耀教授团队在 AGREE Ⅱ框架下制定了中国临床实践指南评价体系(AGREE China,2017)。

与 AGREE Ⅱ相比,AGREE China 在领域、条目、计分方法等方面做了调整,AGREE China 评价工具中包括 5 个领域(科学性、严谨性,有效性、安全性,经济性,可用性、可行性,利益冲突),共包含 15 个条目、1 条整体评价(指南的整体印象:强推荐、弱推荐、不推荐)。每个条目的评分采用李克特(Likert)等级评分量表方法(0～5 分),根据条目的重要性不同,给予不同的权重。在计分方面,该工具既可以计算不同领域的总分,也可以计算整个量表的总分,分数越高,质量越高。此外,AGREE China 给出了各条目评分的具体细则,应用时更简单、高效,适合国内临床实践。

除上述两种工具外,目前国际上还有其他协作组开发的多种指南评价工具,如 ADAPTE(Guideline Adaptation:A Resource Toolkit,2010),CAN-IMPLEMENT-Guideline Adaptation and Implementation Planning Resource(2012)等,这些工具评价的侧重点、覆盖领域、条目等既有交叉又有差异。

(刘天舒)

第二十三章 数据库再利用

21世纪临床研究面临着经费不足,研究持续时间有限,人群研究的应答率和依从性低,大多数临床干预证据仅依赖于有限的信息等困境。随着大数据时代的到来,基于医疗管理目的的、既往其他研究目的的各种医疗或生物医学公共数据库井喷式涌现,为回答临床科学问题提供了海量的数据资源。但由于上述数据的不是基于研究者目前特定的研究问题而收集。因此,如何基于特定的科学问题,正确地再利用上述医疗大数据是亟待解决的问题。

数据库的再利用方式可分为三大类:二手数据分析(secondary data analysis),补充研究(ancillary studies)和系统综述(systematic reviews)。其中二手数据分析是完全基于现有的数据回答新的科学问题;补充研究则是在现有数据的基础上,选择其中部分研究对象,补充新的测量数据,实现对新的科学问题的回答;而系统综述作为获得最佳证据来源的方法之一是通过全面地收集关于某一具体研究问题的所有研究,在全面的质量评价之后,对具有足够同质性的研究进行定性分析和/或定量数据合并,从而实现对该问题的系统总结。本书的前面章节已经详细讨论了如何开展系统综述,因此本章节主要围绕二手数据分析和补充研究介绍进行数据库的再利用。

一、数据资源

基于数据产生的目的不同,我们可以把目前可用的数据资源分为两大类。一类是基于非研究目的产生的数据,如基于医疗管理、公共卫生服务等产生的数据库,包括但不仅仅限于医保数据库、电子病历数据库、肿瘤登记数据库、死亡数据库等。第二类是基于研究驱动而产生的数据库,可以包括基于个体研究者或基于某些机构的研究驱动产生的数据库。根据数据库的所有权及获得方式的不同,也可将数据库分为基于公立、私立机构及个人研究者的数据库。不同数据库获得的途径和方式都不同。下面对常用的几种数据库进行简单的介绍。

(一)肿瘤登记数据库

最富盛名的肿瘤登记数据库是美国监测、流行病学及预后数据库(surveillance, epidemiology and end results, SEER),该数据库(https://seer.cancer.gov/)由美国政府资助,收集了覆盖全美四分之一人口的癌症发病、治疗及结局数据。该数据库对公众公开,可以获得基于人群的流行病学数据和基于个体的诊疗数据,因此除了开展生态学相关研究之外,还可以开展包括预后评价在内的临床研究。我国的全国肿瘤登记系统自1960年建立,截至2014年该系统扩增到308个,覆盖约3亿人,但目前很难获得个案信息,因此大多数研究者只能通过年报开展基于群体的生态学研究人群。

(二)死因监测数据库

不同国家和地区死因监测数据库的覆盖范围不同,其在研究中的价值也不同。以美国为例,其死因数据库(the national death index, NDI)包含了美国自1978年之后的所有居民的死亡(包括死因及时间)信息,因此可以利用该数据库实现对所有队列人群的死亡结局的随访。我国的全国疾病监测系统(disease surveillance points system, DSPs)基于多阶段分层整群抽样,具有全国和地区(东中西及城乡不同地区)代表性,但未能覆盖全人群,因此除了部分地区之外,很难基于该数据库实现对所有队列的随访,但可以利用该数据开展基于群体的生态学研究。世界卫生组织死亡数据库(WHO Mortality Database, http://www.who.int/healthinfo/mortality_data/en/)提供了基于各个成员国居民登记系统的年龄、性别和死因汇编数据,可以开展不同国家和地区死亡,包括死因别死亡率的比较研究。

(三)基于医疗管理产生的数据库

基于医疗管理产生的数据库包括医保数据库及电子病历数据库(electronic health records, EHRs)等,可以为某一医院、某一区域，甚至是全国范围的数据集；其覆盖人群的代表性和信息收集的准确性决定了其在研究中的价值。医保数据库中通常包括疾病的诊断信息、包括用药在内的治疗及费用信息，可开展疾病的流行率（患病率、发病率）、治疗模式及经济负担分析，但其前提必须要明确其来源的目标人群。同时，我们也可以通过医保数据库对接肿瘤监测数据库或死因监测数据库来开展不同暴露状态下的疗效评价。EHRs 包含了人口学、生命指征、诊断、实验室检查、用药、影像学，甚至一些病史及其他暴露信息的文本描述，可以开展一系列的从病因到疗效的观察性研究、类自然试验及实用性临床试验。例如，英国临床实践研究数据库（clinical practice research datalink，CPRD）建立于 1985 年，覆盖了全英国 7% 的人群；亚洲的日本、新加坡及泰国等已经开始建立基于全国的 EHRs；我国的福建厦门、浙江宁波的鄞州也已经建立了区域性的 EHRs。

（四）生物医学公共数据库

各种生物医学公共数据库，例如美国癌症基因组图谱（the cancer genome atlas，TCGA）、基因表达库（gene expression omnibus，GEO）、基因组变异数据库（database of genomic variants，DGV）、人类染色体不平衡和表型数据库（database of chromosomal imbalance and phenotype in humans using ensemble resources，DECIPHER）、比较基因组数据库（comparative toxicogenomics database，CTD）等，为基础医学和转化医学研究者提供了海量的基因组、转录组、蛋白组、表观遗传组数据与其关联的临床数据宝藏。临床医生和方法学家通过系统分析，可以找到致病组的微小变异，挖掘有意义的组学变化，发现疾病的发生、发展、转移等生物学机制，在此基础上取得新的诊断和治疗方法，可为循证实践及临床研究提供了系统的证据支持和宝贵的第一手资料。

二、数据库再利用案例分析

利用已有的数据库，可以实现对疾病发生发展、转归及诊疗全过程的评价。包括描述疾病的流行特征及分布，探讨疾病的疗效或病因，评价疾病治疗的疗效，尤其是远期疗效等。不同数据库所覆盖的人群、收集的变量信息及数据质量不同，其可以解决的科学问题不同。同时，针对同一科学问题，采用不同数据库可能结果也不同。

（一）描述疾病流行特征及分布

基于已有的肿瘤监测数据、死因监测数据、医保数据及 EHRs 可开展基于疾病的流行现状分析，包括患病率、发病率、死亡率、疾病特征及其治疗模式、趋势分析，但前提是必须了解上述数据库的数据质量及其覆盖的目标人群。目前最常见的是基于肿瘤监测及死因监测数据的疾病发病率、死亡率及其趋势研究方法已经很成熟，这里不再赘述。但要强调的一点是，当基于上述数据开展趋势性研究时，必须要考虑相同监测系统在不同时点覆盖的监测点数、监测人口人群特征及监测点数据质量对于不同时点流行率趋势分析的影响。同时，基于肿瘤监测或死因监测数据通常只能回答相对常见的疾病流行率，而医保数据和 EHRs 中涵盖了大量患者的临床诊断及检验信息，为我们在较低成本下描述疾病，尤其是罕见病的发病率及患病率等提供了可能。

（1）患病率估计：以利用 EHRs 估计炎性肠病患病率为例，该研究通过基于中国香港特别行政区 13 家医院的电子病历数据库中 1981—2014 年就诊的炎症性肠病患者的信息，以每年上述 13 家医院的炎症性肠病（IBD）就诊人群除以当年中国香港特别行政区人口数获得每年 IBD 的患病率。上述估算的前提是上述 13 家医院覆盖了 95% 中国香港特别行政区的 IBD 患者，即能否依靠 EHRs 来估计疾病患病率的前提是能确定产生病例的"源人群"。同时，诊断的准确性也是利用 EHRs 及医保数据库开展流行率估计的前提和基础。不同的疾病及不同的数据库其诊断确诊的方法不同，该研究将"数据库中至少三次诊断为炎症性肠病"定义为 IBD。如果数据可行，我们可以依托于可获得的变量信息，建立诊断确诊算法来实现对疾病的确证。在我国，医保数据库，如基于全国的城镇职工医保数据库由于有明确的分母（医保人群），也为患病率，尤其是罕见病的患病率提供了可行性。但是，由于诊断名称的非标准化，相当部分省市的医保数据库中无诊断编码；以及无其他的用药信息或检查信息可以对诊断进行确证等问题，成为利用该数据库开展患病率研究的瓶颈。

需要注意的是，由于不能确定某单一医疗机构的 EHRs 中病例来源的目标人群，即不能获得计算患病率所需的分母，此时我们只能计算构成比而非患病率。同时，即使我们能获得 EHRs 对应的目标人群，其最终获得的患病率估计与人群调查获得的患病率之间仍然会存在差别，其差别的方向与影响患者是否到医院就诊或是否到某个医院就诊的因素，如患者的年龄、性别、疾病严重程度、地域特点、医疗保险状态等密切相关,即入院率偏倚。因此,在使用 EHRs 开展临床研究时,有必要对患者年龄、性别、种族及其他相关的人口学特征与总体中的患者人群比较,从而来评价研究对象的代表性。

(2)发病率估计:医保数据库和 EHRs 作为一个针对患者临床诊疗相关健康信息的纵向电子记录,从原则上来说研究者可利用其来构建回顾性、前瞻性或双向队列来估计发病率。除了诊断准确性外,依托于上述数据库进行发病率估计的更大困难在于我们不能仅仅依赖上述数据库中的诊断信息来区分新发和现患病例。虽然我们可以采用补充调查的方法来确认,但工作量大,费时费力。目前研究者提出了多种方法来解决 EHRs 新发病例确定的问题。最简单的方法是确定洗脱期,根据洗脱期是否被诊断来判断患者是否为新发,但其前提是该数据库能长时间覆盖某个区域或全国的人群。以依托于医保数据库估计炎症性肠病的发病率为例,假设洗脱期为一年,则在进入医保数据库一年内被诊断为炎症性肠病的患者不能被判断为新发。洗脱期的确定需要依赖于特定疾病的特征或者也可依托于数据的特征来提示洗脱期的长短。例如,可以根据不同的洗脱期的长短来估计发病率;并采用 Joinpoint 绘制以不同洗脱期为横坐标,发病率为纵坐标的曲线,观察发病率随洗脱期的变化;变化的拐点,即发病率开始稳定所对应的洗脱期即为合适的洗脱期时长。更复杂的如基于回溯的生存分析或等候时间分布的分析方法等也越来越多地应用于基于医保或电子病历数据库中新发病例的确定。

(3)疾病临床特征及诊疗模式研究:基于电子病历数据库亦可开展临床诊疗模式研究。以基于 2015 年我国的住院病案首页数据库为例,由于住院病案首页中涵盖了包括人口学(年龄、性别、医疗付费方式)、临床特征变量(出院主要诊断及出院次要诊断)、诊疗变量(药物治疗、介入治疗和手术治疗等方式)、住院结局变量等,因此可开展消化性溃疡(peptic ulcer,PUD)住院患者的临床特征与住院结局分析。具体的步骤如下。①提取数据库:考虑到 PUD 被诊断错分的可能性,可通过"出院主要编码"为检索依据,提取当年所有编码为 PUD(ICD-10 K25-K27,共 409 049 人次)及非特异性消化系统疾病(ICD-10 K31、K63、K65、K27,共 822 523 人次)的病历;②诊断确证:结合病案首页库中"其他诊断信息"及"病理、手术信息诊断"进行 PUD 及其亚分类的确证,最终纳入 443 433 人次开展研究;③统计分析:结果显示约 61% 的 PUD 住院患者伴有并发症,其中伴出血者 46.5%,伴穿孔者 14.7%;治疗方面,96% 以上单纯性或伴有出血的患者仅接受了药物为主的内科治疗;64.2% 伴有穿孔的患者接受了手术治疗;1.6% 伴有出血及 0.59% 伴有穿孔的患者采用了内镜下止血或导管介入栓塞止血等介入治疗;PUD 患者的总体院内死亡率为 0.35%。同时我们还可以分析城乡、不同地区、不同级别医院及不同医保类型患者上述特征的差异。但要注意的是,2015 年我国共有 7 186 家二级及以上综合和专科医院,但当年仅有 4 440 家医院上报了病案首页,因此,需要充分考虑没有上报数据库的医院对研究结果的影响。同时,我们也可以通过基于空间地理位置加权的方法来获得全国二级及以上医院 PUD 患者的诊疗分布。

(二)疾病疗效评价

目前可以用来开展疗效评价的数据库很多,包括 SEER、医保数据库、EHRs 等。不同的数据库在疗效评价时的优缺点不同。

1. 基于 SEER 数据库的疗效评价　以"放疗是否能提高伴有大血管侵犯的肝细胞癌患者的生存率"为例。该研究期望依托于 SEER 数据库来回答目前临床尚没有解决的"如何提高伴有大血管浸润的肝癌患者生存率"的问题。研究者按照诊断信息中的 ICD-10 编码及国际肿瘤学疾病分类提取 SEER 数据库中 2004—2013 年的 5 166 名的肝细胞癌伴大血管侵犯的患者数据,排除多发原发性恶性肿瘤、缺乏生存数据、诊断后一个月内死亡者或行手术切除者,同时由于研究目标是比较放疗与非放疗患者生存率的差异,因此排除了那些不可能进行放疗的患者,保证所有的入选人群均有放疗的可能性;最终纳入了 308 名放疗和 2 873 名非放疗的肝癌伴有大血管侵犯的患者。考虑到放疗和非放疗患者在影响结局的其他因素分布不可比,研究者分别采用了多因素 Cox 回归及基于倾向性评分匹配的方法来校正混杂因素的影响。最终结果显示,倾向性评分匹配前后均看到放疗组较非放疗组 3 个月、6 个月、1 年、3 年和 5 年的生存率显著提高。不同种族、肿瘤大小及不同的放疗方式分层下均看到一致的结果。

利用 SEER 数据库来回答上述问题仍然有其局限性。以上述研究为例,目前只是基于协同阶段数据收集系统编码说明(collaborative stage data collection system coding instructions)对肝细胞癌伴大血管侵犯进行简单的分类,但没有详细的关于侵犯门静脉的不同分支、是否形成肿瘤血栓等信息,而上述不同状态下患者对放疗的效应可能不同。同时数据库中也缺乏放疗的具体信息方案(如放疗的位置、间隔、剂量),化疗的信息也未提供具体的药物名称和化疗方案，这些都可能对疗效与结果判断产生影响。

2. 医保数据库或EHRs 以Wu CY等基于中国台湾地区全国健康医保研究数据库开展的"核苷类似物抗病毒药物治疗（以下简称"抗病毒治疗"）是否能减少慢乙肝患者肝癌的发生风险"的研究为例。该研究纳入了1997年1月1日～2010年12月31日被诊断为慢乙肝（ICD-9 070.2、070.3及V02.61）至少3次，同时使用核苷类药物或者保肝药物的患者；排除合并其他病毒性肝炎、艾滋病病毒感染及在随访前三个月发生了肝癌的患者。其中使用核苷类药物至少3个月者被定义为抗病毒治疗者，小于3个月者被定义为非抗病毒治疗者，最终72 458名患者纳入研究。对于使用抗病毒治疗者，队列随访起点为首次核苷类药物处方时间，而对于非抗病毒治疗者，以首次使用保肝类药物为随访起点；随访终点为发生肝癌、死亡或2010年12月31日。采用倾向性评分匹配的方法控制了潜在的选择偏倚后，最终研究显示，抗病毒治疗者发生肝癌的风险较没有抗病毒治疗者减少63%（$HR=0.37$，95% CI 0.34～0.39）。但该研究有其开展的前提，首先，上述研究是基于区域性医保数据库，中国台湾地区1997年开始强制性全民医保覆盖，保证人群代表性；第二，同时所有乙肝抗病毒药物及保肝药均可报销，保证了所有可能使用抗病毒药物者的纳入；第三，能明确获得慢乙肝诊断时间和用药时间，保证了暴露信息及随访起点的可获得性；第四，该医保数据库中"灾难性疾病患者登记数据库"可以获得所有医保人群肿瘤结局信息，保证了结局信息的可获得性；这也是利用医保数据或EHRs开展疗效评价最常用的方法，即通过与肿瘤监测或死因监测数据库对接，实现对人群的长期随访，但前提是上述监测系统能覆盖当地所有人群。

3. 同时，无论基于国家或区域性数据，或单中心的EHRs开展疗效评价时，需要在研究设计、收集整理以及资料分析中注意控制偏倚的发生。

（1）选择偏倚：最常见的为现使用者偏倚（prevalent user bias）和永恒时间偏倚（immortal time bias）。在基于二手数据开展研究时，如果选择目前使用药物者为研究对象，与曾经使用但未能入组的人群相比，目前使用药物者可能有更好的依从性，或更能从药物获益，或更少经历药物的不良反应，由此产生的偏倚为现使用者偏倚。因此在研究中，建议选择首次用药病例，可以是新诊断病例，或停药足够长时间后再次用药者为研究对象，而非目前使用药物者。

即使选择首次用药病例，如果对治疗状态和随访时间的确定不当，仍有可能发生包括"永恒时间偏倚"在内的选择偏倚。在一项使用医保数据库评价"使用他汀类药物对于预防口服降糖药的糖尿病患者疾病进展"的研究中，以"纳入医保报销的两种口服降糖药的新用药者"为研究对象构建队列，队列起点为降糖药处方时间；并进一步将研究对象分为他汀药物组（定义为在口服降糖药之后持续使用他汀类药物一年及以上者）和非他汀组（定义为口服降糖药之后使用非他汀类降脂药或者使用他汀类药物不到一年者）；并排除了洗脱期（口服降糖药用药前三年或用药后半年内）使用过他汀或非他汀降脂药物者来保证所有降脂药使用者均为新用药者；均随访至结局的发生（开始使用胰岛素作为糖尿病进展的替代指标）、退出医保数据库或死亡。结果发现，使用他汀类药物者发生糖尿病进展的风险下降26%。基于上述研究设计，使用他汀类药物者随访时间为开始使用降糖药至发生结局时间，其中开始使用降糖药至使用他汀类药物的时间为永恒时间（即根据研究设计，结局不可能在这段时间内发生）。在该"永恒时间"内发生了结局的人被排除在研究对象之外（6个月内使用过降脂类药物者）；更为重要的是，他汀类和非他汀类药物使用者的永恒时间不可比，最终导致了结果的偏倚。

为了验证上述永恒时间偏倚的存在，在上述数据库中使用相同的研究对象以及暴露的定义，但选择非甾体抗炎药和胃酸抑制剂等与糖尿病进展无关的治疗者为比较组时，结果没有发现他汀类药物对于延缓糖尿病进展的保护作用。因此，为了避免永恒时间偏倚的发生，合适的阳性对照组的选择至关重要，或者也可以采取基于随访时间匹配的巢式病例对照研究、或以永恒时间幸存者为研究对象来控制永恒时间偏倚的产生。

（2）信息偏倚：由于数据来源单位、建设时期不同而导致的数据标准不统一、结局事件报告的不规范或漏报、整体用药，尤其是院外用药数据不明确等都可能导致暴露变量、重要协变量以及结局变量的错分，从而导致信息偏倚的发生。尤其是差异性错分更是亟需控制的偏倚。通过数据的基础建设实现数据的标准化是控制变量错分，尤其是差异性错分的重要手段。美国观察性医疗结果合作组织（Observational Medical Outcomes Partnership，OMOP）建立的通用数据模型（common data model）为标准化数据整合提供了可行的研究方法。目前法国、奥地利已经开展了一系列的尝试利用OMOP通用数据模型实现对不同来源数据，如电子病历或医保报销数据库，以及不同结局如癌症的标准化。除了实现数据的标准化，针对重要的暴露变量、协变量以及结局指标开展确证也是控制信息偏倚的重要手段。但这里要注意的是，相同的疾病在不同的数据库中，以及相同数据库中不同疾病的诊断方法可能不同，需要针对疾病的特征以及不同来源数据库资源的可获得性采用合适的诊断方法。

（3）混杂：充足且合理的混杂控制是正确的分析与解释药物 - 疗效因果关联的另一关键要素。最常见的如指示性混杂（confounding by indication），即患者选择何种治疗措施受到病人的症状、社会经济状况等多种与结局同时相关的因素影响；健康依从者效应，即治疗依从性高或选择更健康生活方式的患者更倾向于寻求或参加干预性治疗，从而导致观察到的不良反应更低，疗效更好。如果上述潜在的混杂因素如症状、依从性、生活方式等可以被收集，我们可以采用一系列的控制混杂的方法，如分层、多因素分析、倾向性评分等风险校正模型进行校正。但是如果上述潜在的混杂因素，如生活方式（吸烟、饮酒、体力活动）、身体质量指数、非处方用药、功能障碍、认知障碍、以及疾病严重程度特异性标记物等未能被收集到，即存在未测量混杂，则有可能导致结果被歪曲。敏感性分析是目前最常用的对于未测量混杂的控制方法，被认为是"在研究设计、数据收集和资料分析的各个阶段尽一切努力消除、减少或控制偏倚后，防止偏倚的最后一道防线"。常见的包括基于同一研究人群的交叉设计、限制性设计以及工具变量（instrumental variables）分析、基于两阶段抽样的外部校正的通用分析框架及策略、以及 Vanderweele 等开发的 E 值（E-value）等。

（三）探讨疾病病因

数据库再利用还表现在可以基于各种生物医学公共数据库和临床资源数据库，开展疾病的发生、发展及转移等生物学机制研究。以 TCGA 和 GEO 数据库挖掘探讨肝硬化如何进展到肝癌 ceRNA 的调节机制为例，该研究结合 TCGA 和 GEO 数据库挖掘从肝硬化进展到肝癌的过程中异常表达的 mRNA 和非编码 RNA，并在细胞和组织上进行验证，找出潜在的调节机制。具体实施步骤是（图 4-23-1）：①根据科学问题，选择 TCGA 和合适 GEO 数据库；②将 TCGA 和合适 GEO 数据库的原始数据转化成表达量的数据即标准化，标准化的数值在 0～14 之间；③根据课题需要将 TCGA 和单个或多个 GEO 数据库联合分析（图 4-23-1 仅将 TCGA 和单个 GEO 数据库联合分析），利用 R 软件，进行基因组、转录组、蛋白组、表观遗传组的组学分析、绘制图片（图 4-23-1 仅进行了基因组和转录组水平的分析）；④在细胞和标本水平上对基于公共数据获得的结果进行验证。

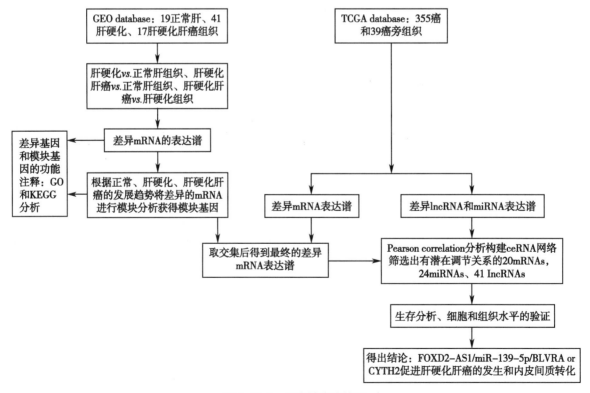

图 4-23-1　研究技术路线图

如果不能获得个体数据,我们也可以基于群体数据开展生态学研究和病因探讨。例如,现在广泛开展的基于空气污染与心血管疾病、肿瘤及死亡的关系研究等。

三、小结

综上所述,基于二手数据开展临床研究通常包括以下几步:①确定可以回答某一个特定科学问题的数据资源;②获得必要的批准,包括伦理委员会、数据的监管机构和资金来源方;③确定需要的变量,获得数据(包括数据链接)并对数据库进行清洗;④评价数据库的质量,并选择合适的统计分析方法;⑤整理数据与评价结果、撰写论文。基于二手数据开展研究,通常需要多个不同学科的专业人员共同完成,包括数据库管理人员、程序员、统计人员和临床专业人员等。同时,获取许多常用数据库需要大量费用,因此可能还需要寻求基金资助。更为重要的是,在基于二手数据开展研究时,必须考虑到不同二手数据库的局限性,包括其覆盖的人口学特征,数据准确性和完整性、可收集到的协变量信息及其上述因素可能对研究结果的影响,及由此带来的各种系统误差,包括选择偏倚、信息偏倚和混杂因素的控制。

总之,大量二手数据的出现为开展临床研究,尤其是基于大样本的人群研究提供了低成本高效率的愿景和机遇,但我们在基于二手数据开展研究时仍需要回归到临床研究最基本的方法学的本质,结合数据库的具体特点和所提出的科学问题,充分考虑研究设计、数据分析等过程中出现的偏倚,并结合巧妙的设计和合理的统计分析方法才能真正实现数据库的有效再利用。

(王　丽)

第二十四章 如何撰写研究计划书

研究计划书是研究者将课题的研究目标、研究意义、研究方法、工作计划等内容付诸于文字的研究文件，即研究的详细书面方案。无论是研究生在课题开始之前撰写的开题报告，还是研究人员向各种科研基金管理部门申请科研经费时撰写的申请书，都属于研究计划书的范畴。

撰写研究计划书是临床科研工作的第一道工序，对研究的成败起着举足轻重的作用。通过撰写科研计划书，研究者可以在课题开始之前把研究的各个要素组织在一起，逐一明确和完善，增加了研究的科学严谨性，提高了研究成功的概率。科研计划书也是各级科研基金管理部门对项目的优秀程度进行评审，从而决定是否予以经费支持的书面依据。如果计划书被批准，课题得以正式确立，科研计划书就可以作为开展研究的指导性方案，对今后的研究工作产生直接的影响。因此，撰写研究计划书是所有从事临床研究人员必备的能力。

第一节 撰写研究计划书前的准备工作

撰写研究计划书是一份艰苦的工作，在动手撰写研究计划书之前也需要做大量认真的准备工作。"磨刀不误砍柴工"，细致认真的准备工作可以避免在撰写过程中走弯路，节省时间和精力。

一、确定临床研究问题

1. 提出临床研究问题 提出一个好的临床研究问题是开展一项好的临床研究的第一步，也是撰写研究计划书的第一步。临床实践中的各种问题是凝练临床研究问题的根本来源。临床医生应该通过积极的观察和思考，不断提高自己从临床实践问题中发现临床研究问题的能力。各种临床实践中的问题归根结底可以归结为四大类，即与诊断相关的问题、与治疗相关的问题、与预后相关的问题和与病因相关的问题。

临床案例

35 岁男性，肥胖，患 2 型糖尿病 2 年，不吸烟，无高血压、血脂异常病史。查体：脉搏 70 次 /min，血压 120/80mmHg。

生化检查：血清总胆固醇（TC）5.3mmol/L，甘油三酯（TG）1.28mmol/L，低密度脂蛋白胆固醇（LDL-C）3.2mmol/L，高密度脂蛋白胆固醇（HDL-C）1.0mmol/L；空腹血糖 6.7mmol/L，餐后血糖 8.1mmol/L，糖化血红蛋白（HbA1c）6.5%。

用药：二甲双胍 0.5g，2 次 /d。

临床问题：糖尿病患者心血管病风险显著升高，通常需采取更严格的调脂治疗来预防心血管病。那么，该年轻糖尿病患者是否应服用他汀类调脂药物来降低心血管病的发病风险呢？

此病例中"年轻糖尿病患者是否应服用他汀类调脂药物预防心血管病"就是一个与治疗相关的问题。大量研究显示，糖尿病患者心血管病风险显著升高。随机对照试验显示 40～75 岁糖尿病患者调脂治疗可以显著降低发生心血管事件的危险。《中国 2 型糖尿病防治指南（2017 年版）》建议，对于糖尿病病程较长或老年 2 型糖尿病患者，应采取调脂治疗降低 LDL-C，以减少心血管病的发病和死亡的风险。《中国成人血脂异常防治指南（2016 年修订版）》则具体建议 40 岁及以上糖尿病患者血清 LDL-C 水平应控制在 2.6mmol/L 以下，但是对于 40 岁以下的年轻 2 型糖尿病患者，尚无临床试验证据支持调脂治疗可降低心血管病风险。因此，年轻糖尿病患者是否应服用他汀类调脂药物预防心血管病仍是一个尚需研究的临床问题。

2. 构建临床研究问题　　构建临床研究问题就是把一个临床问题转化为一个明确、具体的科学问题。例如，上述"年轻糖尿病患者是否应服用他汀类调脂药物预防心血管病"一例中，"年轻"是指哪一年龄范围？"糖尿病"是指哪种类型？"他汀类调脂药物"是指哪种药物？"预防心血管病"是针对哪一观察终点？按照PICO格式，可将上述内容进一步明确为：

（1）患者或人群（P）：40岁以下的2型糖尿病患者。

（2）干预措施（I）或研究指标（indicator）：阿托伐他汀。

（3）对照（C）：安慰剂。

（4）研究结局或观察终点（O）：主要心血管不良事件，包括心血管死亡、心肌梗死或脑卒中。

因此，具体研究问题即可以描述为"40岁以下2型糖尿病患者阿托伐他汀治疗与安慰剂相比是否可降低主要心血管不良事件的风险"。

3. 选择和确定研究问题　　初步构建临床研究问题之后，需进一步判断该研究问题是否值得做，是否可以做，即评价该研究问题的合理性、重要性、创新性和可行性，最终选择一个构建完整清晰且合理可行的临床研究问题，准备撰写针对该研究问题的研究计划书。

二、掌握研究计划书的撰写要求

各学校和科研基金管理部门对研究计划书的格式和内容一般都有明确的规定，有些则直接给出了计划书的模板，研究者应认真学习，撰写计划书的整个过程都要以此为依据。一些机构还在官方网站上介绍了如何撰写研究计划书及基金评审的原则，可作为研究者的重要参考资料，非常具有学习价值。

三、阅读文献

研究者在撰写计划书之前必须经过认真的文献复习。通过阅读文献，研究者可以了解与研究问题相关的国内外研究现状，进一步凝练研究问题，明确研究目的，了解研究意义，确定研究方法。因此，阅读文献是撰写计划书前重要的准备工作，计划书的立项依据和研究方法部分通常都需要有大量参考文献的支持。

四、确定研究设计

在撰写计划书之前，研究者应该对研究有清晰的思路或构想，应该遵循临床研究设计"代表性、真实性、可比性和显著性"的原则确定研究的设计。临床流行病学研究常用的类型包括横断面研究、病例对照研究、队列研究、临床试验等。在动笔之前，研究者可以与同行或老师讨论，充分征求他们的意见和建议，进一步完善研究设计。

五、完善研究基础和条件

在撰写计划书之前对研究所必需的前期基础和人、财、物的条件进行梳理，保证研究的可行性。必要时还需进行预试验。

六、制订撰写计划

研究者可按照相关指南和规定的要求，把计划书的规定内容（包括附件中的证明材料等）列成一份提纲，设定各项内容的完成时间。注意应留出充足的时间对计划书进行讨论和修改。

第二节　临床研究计划书的撰写

在完成上述准备工作之后，就可以正式动笔开始撰写科研计划书了。临床科研计划书主要需阐明三个问题：What，即要做什么研究，要准确、具体地说明研究问题；Why，即为什么要做这项研究，要提供充分的立项依据；How，即如何做这项研究，要给出合理的研究方案。具体而言，一份完整的临床科研计划书一般应包括题目、内容摘要、立项依据、研究目标、研究内容、研究方案、可行性分析、研究创新性、研究基础和工作条件、年度计划、预期结果和考核指标、经费预算和伦理审批等其他内容。

一、题目

题目是一份研究计划书的窗口和灵魂，它给了读者对计划书的第一印象。此外，题目还应有助于检索和学科分组。题目是对研究问题的高度概括。本章第一节已经论述了如何提出、构建和选择研究问题，本节则重点介绍如何将一个研究问题凝练为一个好的研究题目。撰写科研计划书的题目时需要注意几个问题。

1. 题目要能够反映研究问题　包含构成研究问题的基本要素，如研究对象、研究措施、研究指标、研究结局和研究类型等。例如，针对上述案例中"40 岁以下 2 型糖尿病患者阿托伐他汀治疗与安慰剂相比是否可降低主要心血管不良事件的风险？"这一具体研究问题，研究题目可概括为"年轻 2 型糖尿病患者他汀治疗预防心血管病疗效的随机对照试验"。由题目可知本研究的研究对象是年轻的 2 型糖尿病患者；研究措施是他汀治疗；研究结局是心血管病；研究类型是随机对照试验。至于对每一个要素的具体说明则可以在研究方案中详细描述。

2. 题目要简洁明了　研究计划书的题目多为名词或名词性短语，字数不宜过多，应避免使用缩写。必要时可以辅以副标题。副标题和正标题是一种功能互补关系，正标题用于表达研究的主题，副标题则补充说明研究的类型、对象或范围，突出研究重点。例如上例"年轻 2 型糖尿病患者他汀治疗预防心血管病疗效的随机对照试验"一题也可改为"年轻 2 型糖尿病患者他汀治疗预防心血管病的疗效研究：随机双盲安慰剂对照试验"。

二、内容摘要

内容摘要是对研究计划书主要内容的概括介绍。内容摘要是计划书中举足轻重的部分，撰写时需注意以下几方面。

1. 高度概括　摘要需高度概括计划书中最重要的内容，主要包括：

1）研究问题的重要性。

2）研究问题相关的国内外研究现状。

3）申请人及其团队既往与研究问题相关的研究发现。

4）明确提出本研究的目标或研究假设。

5）简述研究方法，包括研究设计类型、评价指标、样本量等。

6）介绍将要研究的主要内容。

7）说明研究预期影响和意义。

2. 言简意赅、便于理解　多数计划书的格式对摘要有明确的字数规定，一般为 250～500 字，因此摘要的撰写需字斟句酌、言简意赅。摘要的文字还应便于理解，因为读者不仅包括本专业的同行专家，还包括科研管理人员和一些其他领域的大同行专家，因此需避免在摘要中使用过多晦涩的专业词汇。

三、立项依据

立项依据部分应说明为什么要进行这项研究，研究有哪些意义，即研究的重要性和必要性。立项依据是整个研究的立论基础，为整个计划书设定了方向，为计划书其他部分的内容提供了依据。通常包括以下五个方面。

1. 拟研究疾病的危害　临床研究的目的在于解决某种疾病在诊断、治疗、预后或病因方面存在的问题，或增加相关的知识。因此，立项依据部分通常会首先说明该疾病的危害程度。需注意的是这些描述应直接与研究问题相关，切忌泛泛而谈。

2. 上述疾病在临床实践中面临的主要障碍或问题　每种疾病在临床实践中都会面临许多障碍或问题，立项依据中对该内容的论述应该紧密围绕拟研究的问题展开。

3. 针对上述主要障碍或问题的国内外研究现状　该部分首先需介绍国内外针对上述主要障碍或问题已经进行了哪些研究，并在此基础上总结出尚需进一步研究的问题，为下一部分提出本项目拟解决的问题做好铺垫。

4. 拟申报项目具体要解决的研究问题　在总结相关领域研究现状的基础上，明确提出本次申报项目要解决的研究问题,与上述研究现状部分总结出的尚未解决的问题相呼应。

5. 研究的获益 重点阐明研究问题解决后,将有哪些益处,获益范围有多大,获益者是谁。例如,研究的结果可以带来哪些诊断、治疗、预后或病因研究方面的改变,可以增加哪些知识?是可以提高对疾病的诊断和治疗水平,还是可以改善对病因的认识,或是可以为临床指南或卫生政策的制定提供依据?

介绍国内外研究现状时必须有参考文献支持,并在立项依据的文字部分之后列出所引用的文献。参考文献的引用要有逻辑性和针对性,引用的文献必须与本研究问题密切相关,对文献的回顾应该自然地引出本研究要解决的问题,要突出本研究的起点和在当前研究中的位置、优势和突破点。应尽量引用本领域最有影响力的指南、Meta 分析、典型研究或本研究团队既往发表过相关的文章。总之,参考文献的引用要体现出申请人对目前该领域的研究现状和发展趋势有充分的认识。同时,参考文献的引用要避免偏倚,不能只引用支持自己观点的文献,或断章取义。对于与本研究论点不一致的文献或有争议的文献也要引用,并对产生不同结论的可能原因加以分析。参考文献要反应研究领域的最新进展,多数应为最近几年的研究,且务必包括与本研究问题密切相关的最新文献,这一要求在强调创新性的研究中更为突出。

四、研究目标

研究目标是研究拟达到的具体目的,或对研究问题的回答将达到的预定效果,为全文设定了基调,是研究计划书的精髓,计划书的其他部分都应该围绕这部分进行组织。此部分撰写时需注意以下几点。

1. 注意区分目标与目的 研究目的是研究的最终宗旨,通常是方向性的、定性的。与研究目的相比,研究目标更为具体,是为了最终达到研究目的而需要完成的具体的、可操作、可评估、可量化的任务。

2. 可以分别设立总体目标和若干具体研究目标 多个具体目标之间要有内在联系。不同目标可以是从不同角度、在不同阶段、以不同方法来回答研究问题。多个具体目标均实现后即可从整体上实现预定的总体目标。

3. 研究目标要与研究内容相呼应,如果有多个具体目标时,每个目标可以对应一个研究内容。

4. 目标不要过大,要保证在研究期限内和研究条件下能够实现。

5. 撰写研究目标常用一些短语,如评价……作用、影响,明确……关系、效果,探索……方法、指标,建立……理论、体系,揭示……规律,阐明……原理、机制,提出……方法、参数、界值、切点等。

五、研究内容

研究内容是指在研究目标下具体要做什么,是与研究目标相对应的、具体的、可操作的研究点。同一目标可通过几方面的研究内容来体现;有时可将一个课题分为几个子课题,每个子课题针对一个具体研究目标和相应的研究内容,这也是一种简单明了的陈述方式。研究内容的撰写需注意几项原则。

1. 紧扣研究目标 研究内容完成后应当可以实现研究目标。

2. 表达具体明确 研究内容的表述应该具体详实、明确中肯,切忌笼统、模糊;如果有多项研究内容可以加小标题,然后再把内容细化。

3. 紧扣研究结果 研究内容要在预期结果中予以体现,通过完成研究内容可达到预期结果。

4. 内容合理适当 研究内容的设定要适当,确保研究预算可满足需要,研究期限内能完成。

5. 与研究方法有区分 要注意区分研究内容和研究方法,不能把研究方法作为研究内容。研究内容是"做什么",而研究方法是"怎么做"。

六、研究方案

研究方案即如何进行这项研究,要说明研究类型、研究对象、研究方法、技术路线、质量控制措施等内容。这是研究计划书中篇幅最大、读者最关注的部分。研究方案的缺陷通常是计划书未被批准的重要原因。如果计划书被批准,该部分则可作为制订项目实施方案的依据。撰写研究方案的总体原则是合理、可行、有针对性。具体而言,即要求研究方法能够解决研究问题,达到研究目标;在研究期限和现有的经费、人员和设备的条件下,研究方法是可行的。此部分的撰写原则细述如下。

1. 研究类型 研究方案部分首先应说明该研究的类型。这样做有助于读者理解接下来将要介绍的具体研究方法,初步判断研究方案的合理性,甚至评估研究的价值。临床研究常用的类型包括横断面研究

（cross-sectional study）、病例对照研究（case control study）、队列研究（cohort study）、临床试验（clinical trial）等。

2. 研究对象 包括研究对象的来源、纳入和排除标准、入选方法和样本量的大小等内容。

（1）研究对象的来源：研究对象来自什么地区，是社区人群还是患者，是住院患者还是门诊患者、来自单中心还是多中心。这些问题直接影响样本的代表性，因此必须说明。

（2）研究对象的纳入标准和排除标准

1）纳入标准：入选研究对象时，必须明确规定哪些人可以入选。研究对象为一般人群时，入选标准通常要考虑的是年龄、性别、地区、种族等一般特征。研究对象为某种疾病的患者时，入选标准中必须明确说明疾病的诊断标准。诊断标准最好选择金标准、指南规定的标准或临床公认的标准。必须对既往标准加以修改或尚无公认标准需要自行制订时，则要说明修改或制订的依据。

2）排除标准：研究方案中要预先说明哪些人不能进入研究，已进入研究的对象在研究过程中出现哪些情况时应该退出等。

（3）研究对象的入选方法：首先应说明样本的入选是采用随机化方法还是非随机化方法，抽样框架是什么，随机抽样采取的是哪一种随机方法。随机化分组的研究应说明随机数字是如何产生的，随机化是如何执行的，分组隐匿是如何实施的。涉及匹配的病例对照研究应说明匹配的条件和比例。

（4）样本量：样本量即在保证科研结论具有一定可靠性的前提下，所需研究对象的最小例数。不同类型的研究有不同的公式用来计算样本含量。样本量的大小和分组方法应在研究对象部分说明，样本量的具体估算方法可以在统计方法部分详细说明。

3. 研究方法

（1）资料收集内容和方法：这一部分要说明为实现研究目标需要收集哪些数据、如何收集。资料收集的方法包括研究中使用的调查方法、干预方法、实验室检测和辅助检查方法等。方法的介绍要详尽，具体，层次清楚，应使读者了解研究者的技术水平。注意此部分的叙述要与可行性和创新性分析相一致，既让读者相信这些方法是可以实现的，同时又强调和论证了创新的方法。此部分还应说明每一种资料收集的方法要观察或测定的具体指标。指标的选择要求是可测量的、稳定的、客观的、特异的。指标的测量方法和定义应该是经过验证、有据可依的，最好是相关指南或既往研究发表的方法，并给出参考文献。

（2）统计方法：统计方法是在综合考虑研究目的、研究方法和收集数据的性质等因素的基础上，对数据整理和分析的计划及具体分析方法的描述。统计分析方法要与研究设计相统一。研究需用到的统计方法都要介绍，而研究不需要的方法则不应提及。介绍新的统计方法或非常规的方法时要有具体说明，并附参考文献。统计方法中还应说明资料分析所使用的软件名称和版本号，统计学检验的显著性水平、单侧检验、双侧检验等内容。

样本量的估算方法通常作为统计方法中的一个独立部分。研究者可直接按照公式计算，也可采用查表法，或借助专门的统计软件来计算。样本量的估算应给出具体参数，包括主要研究指标，第一类错误的概率 α、第二类错误的概率 β、允许误差 δ 或差值、总体误差或总体率 π。

4. 技术路线 技术路线即研究的流程，具体而言，即研究者通过文字、流程图等形式对研究时间和研究步骤之间的内在逻辑关系的描述。技术路线要与研究设计和研究内容相符合。以流程图形式说明技术路线比文字说明更为一目了然，有助于读者在短时间内了解研究的总体框架。

5. 质量控制措施 质量控制的过程就是要找出可能影响研究质量的环节，并采取措施加以预防。研究所涉及的各个环节均有相应标准，各操作环节均有标准操作规程。通用的质控措施包括制订工作手册和标准操作规程、人员培训、质量考核等。几个重要研究阶段的质控措施如下。

（1）现场调查或临床研究过程的质控：此部分涉及的质控内容包括调查员的培训和考核、预调查、调查问卷和量表的信度和效度分析、调查资料的完整性和准确性评价等。临床试验，特别是盲法的临床试验还需对药品的标签、分配、储存、发药和回收等各个环节进行质控。

（2）检查和检测过程的质控：实验室检测和辅助检查过程涉及的质控内容包括仪器设备的校准、检测人员盲法测定（检测人员不知道研究对象的分组和其他临床检查的结果）、使用内部和外部质控血清并绘制质控曲线、重复样本的盲样检测、检查者自身和不同检查者之间的质控等。

（3）数据整理过程的质控：整理原始数据的过程需要遵循4项原则。①真实性原则，及时核实数据的真伪；②标准性原则，审查每项指标是否按规定要求收集；③准确性原则，检查资料是否有填写错误或逻辑性错误；④完整性原则，各项指标是否收集齐全。将原始数据录入计算机的过程常用的质控措施包括由两名录入员分别录入，进行两次录入的对比查错，还可设计一定的计算机程序对已录入的数据进行逻辑查错等。

七、可行性分析

可行性分析就是要说明本研究设计能够确保内容的完成和目标的实现。可行性分析一般包括四部分。

1. 技术上的可行性　技术上的可行性评价的是解决研究问题的具体技术方案是否可以实现，以及研究设施和人员的可及性。技术可行性分析是对技术手段、设施和人员的总结分析，具体技术细节和人员、设备的详细介绍则一般在"研究基础和工作条件"部分进行描述。

（1）研究技术：现有的技术是否可以解决研究问题？这些技术是否成熟，是经过验证的吗？如果将采用新技术？新技术是否经过预试验的验证？

（2）研究设施：研究所需的场地、设备等条件是否已具备？如果尚不具备，有何解决措施？

（3）研究人员：申请人本人和研究团队是否具有相关的经验，是否掌握相关的技术？研究团队在经验和专业上的搭配是否合理，是否有技术上的互补？研究人员是否有充足的时间参与本研究？

2. 操作上的可行性　操作上的可行性是指在现有组织形式下研究计划是否可行。此部分应回答的问题包括：研究方案是否可以被相关组织和个人接受而得以实施？是否符合医学伦理？例如，如果计划在某大学进行有关 AIDS 的调查，首先应获得研究机构伦理委员会的批准，还要征得学校管理部门的同意，也要获得被调查者的知情同意。

3. 经济上的可行性　经济上的可行性评价的是研究计划的费用效益。此部分应回答申请课题的经费支持是否可满足研究的需要？有些计划书会要求在"经费预算"部分对此做详细分析。此外，对于推广应用性的研究，此部分还应说明研究将有哪些有形的或无形的获益，研究的获益是否超过对研究的投入？

4. 时间上的可行性　时间上的可行性评价的是研究计划是否能在截止日期前完成。此部分应回答的问题包括：研究计划是否可以按期完成？影响研究进程的关键步骤是什么？有何措施保证该步骤可以顺利实施？如果不能顺利实施而影响了研究进程，对完成研究的总体目标有何影响？

八、研究创新性

创新性往往是科研计划书中撰写难度较大的部分。研究者常常感到无从落笔，因此只能空洞地套用"国内首次……""填补……的空白"等词句。其实，科学发展至今，几乎所有的科学研究都不是凭空产生的，都是基于已知的科学原理、技术和方法。因此，创新性应该是在对既往研究进行充分分析的基础上提出的。任何有别于既往的研究问题、研究方法，或在既往研究的基础上提供了新的知识，或推动了临床问题的解决，都具有不同程度的创新性。具体而言，创新性可以体现在以下三个方面。

1. 研究问题的创新　一个有创新性的研究问题不一定是既往从未被研究过的问题，但一定是既往研究尚未完全解决的问题。它可以是一个新的研究问题，也可以是对既往研究问题从深度和广度上的进一步补充，或者是既往有争议的研究问题。

2. 研究方法和材料的创新　采用一种全新的方法或材料，或是对现有方法或材料的改进，或是现有的方法或材料在不同领域的应用，都属于创新。

3. 预期结果的临床价值　临床研究不同于基础研究，临床研究主要是为了解决临床实践中的问题，因此，其创新性还应该体现在研究结果是否将在不同程度上推动临床问题的解决，是否将带来诊断、治疗或预后的改变。例如，如果是有关疾病诊断的问题，那么研究更准确、更早期、更便捷、更安全、更经济、创伤更小的诊断方法都属于创新。

九、研究基础和工作条件

说明课题组主要成员既往主要工作基础和实验室支撑条件，并进行客观的自我评价。此部分是对可行性分析中有关技术、设备和人员的分析给出具体的说明资料，一般包括以下几个内容。

1. 工作基础　应说明课题组主要成员既往从事的与本课题相关的研究工作和已取得的研究工作成绩。工作基础的介绍应该注意：

（1）着重介绍与本课题相关的工作，而不是罗列所有既往从事的研究。

（2）应说明既往工作与本课题之间的联系。例如，为本课题奠定了方法学的基础，提供了研究人群，或是收集了前期数据等。

（3）如果进行了前期研究或预试验，即使尚未发表文章，也应该介绍取得的初步结果，并评价这些前期工作对本课题的作用。

2. 工作条件　研究方法中要求的条件都应具体说明，包括已具备的实验条件，尚缺少的实验条件和拟解决的途径。提出利用国家重点实验室或部门开放实验室，但应说明计划与落实情况。

3. 申请人和课题参与者简介　简要介绍申请人和课题主要参与者的学历和工作简历，说明申请人和课题主要参与者在本项目中承担的任务，提供近期（一般为近 3 年）已发表的与本项目有关的主要论著、获得学术奖励情况和承担科研项目的情况，论著目录要求按标准的参考文献格式，科研项目应注明项目的名称和编号、经费来源、起止年月、本人承担角色等。

十、年度计划

年度计划部分重点说明研究的进度，即研究方案的具体时间安排。年度计划不仅规划了研究的实施进度，也常被科研管理单位用来评价研究进展情况。年度计划应该具体、可操作。撰写年度计划时应将研究内容合理拆分至各个年度完成，在内容安排上具有合理性，在时间和经费安排上具有可行性。

十一、预期结果和考核指标

预期结果即研究的可能产出，考核指标是对研究产出的量化。二者都是科研管理机构对课题进行监督、考核和评价的依据。

预期结果通常包括：完成研究内容并达到研究目标、预期成果的应用前景和将产生的社会效益和经济效益、学术交流和人才培养等。

考核指标即针对预期结果制订的具体、量化的指标。具体包括以下几项。①完成研究内容：将研究内容转化为具体、可测量的指标，与研究目标相呼应；②研究成果：介绍本课题计划产出多少论文、专著、新方法、新技术、新产品、专利、软件、成果奖等；③国内外学术交流：包括参加国内外学术会议、以发言或壁报的形式汇报本课题的研究结果、出国培训学习、邀请国外专家来华讲学等内容；④人才培养：包括可培养多少研究生、主要研究人员的职称和业务水平如何提高等。

十二、经费预算

经费预算部分要说明完成本课题的研究目标所需要的费用，并给出相应的依据。如果是申请科研基金，在撰写计划书之前就要知道该课题资助力度有多大，有时资助力度在课题申报指南中会有明确说明，有时则需参考既往该类课题的资助力度。制订预算需注意以下几点。

1. 经费预算要与研究内容相符　目前科研经费的预算基本采用零基预算，即不考虑过去的预算项目和收支水平，以零为基点编制的预算。因此，制订预算时要根据研究需要和客观实际情况，对各个项目逐条分析，按照成本效益原则，确定预算支出项目和数额。预算相对研究内容过少，可能无法保证课题的完成；如果预算相对研究内容过多，漫天要价，则可能导致研究计划被否决。

2. 经费预算要清楚分类　研究的总预算一般包括设备费，材料费，测试化验加工费，燃料动力费，差旅费，会议费，国际合作与交流费，出版、文献、信息传播、知识产权事务费，劳务费，专家咨询费，管理费。确定各项开支的定额是编制零基预算的基本要求。多数科研管理部门要求不同类别间的费用不能大比例转移，因此每一类的预算都要有一定的依据。一些基金申请时还要求提供设备和试剂的报价单、测试化验加工的委托合同等，需注意提前准备。

十三、其他内容

计划书一般还要求包括伦理委员会批准书、单位意见、合作协议书和推荐信等文件，通常作为附件资料。

1. 伦理委员会批准书和知情同意书　所有以人为对象的研究必须经伦理委员会审议同意并签署批准意见。有些项目在申请时还要求提供知情同意书的全文。

2. 单位意见　研究者所在单位应提供对课题的审查意见，通常内容包括对本人的评价，对本课题的评价,是否可以提供人、才、物等方面的支持等。

3.合作协议书或意向书 如涉及与其他单位的合作,计划书中还要附有双方的合作协议书或意向书,对合作的形式、双方的责任、权利、义务及经费使用和知识版权等内容做出详细约定。

4.专家推荐信 研究生和初级职称研究人员申报课题时常需要有两位具有高级职称的同行专家推荐,推荐者应实事求是地对申请人的业务能力和研究基础做出评价。

总之,撰写研究计划书是一项具有挑战性的工作。从研究问题的凝练到具体的目标、从整体的构思到具体的方法、从可行性分析到对结果的预期,研究计划书整合了科学研究的方方面面。一份研究计划书是否优秀,不仅取决于研究本身的价值,也取决于研究者的撰写水平。因此,撰写研究计划书是一种至关重要的科研能力。

（刘 静）

第二十五章　数据收集、数据管理与统计分析

临床医师通过多年的临床实践,积累了大量的临床经验,而不同的医师,经验可能不同,因此如何对不同的临床技能进行评估,促进临床诊治,是迫切需要解决的问题。临床经验的总结,需调查和收集大量的数据,然后对数据进行整理分析,通过合理的统计学方法进一步验证。严格控制原始数据的收集质量、熟悉收集方法、数据来源和数据性质、不同类型数据间相互转换、完善数据管理,确保数据的完整、准确、一致,是临床研究的基本要求,也是临床科研工作者及初入临床的住院医师要面对的问题。

第一节　数 据 收 集

一、数据收集的意义和对收集数据的要求

数据收集(data collection)过程,就是按照研究设计所拟定的方法与过程,通过对研究对象的观察及试验,测量并记录其结果,以形成研究效应的原始统计数据。

原始数据的收集,不仅构成了统计分析的基础,也是决定调查研究成败的关键,是调查研究至关重要的一步。因此作为临床医生,熟练掌握临床数据的来源与收集方法非常重要。对疾病而言,数据收集的意义主要体现于利用所获数据描述疾病的特征,如地区分布、时间分布、人群分布及对人类健康的危害程度等,为有效治疗疾病积累宝贵的临床经验。

无论采用何种研究方法,所需资料均应具备真实性、完整性、可靠性和可比性等条件,而且数据收集要遵循及时、准确、完整的原则。

二、数据来源与收集途径

医学领域的统计资料主要来自三个方面。

1. 统计报表　如医院工作报表、法定传染病报表等。统计报表由国家统一设定,是由指定的医疗卫生机构定期上报的反映居民健康和卫生服务需求状况的主要数据。

2. 经常性的工作记录　日常医疗卫生工作记录及有关的报告卡。日常医疗卫生工作记录如门诊病历、住院病历、健康检查记录、病理检查、各种生化指标及影像学检查指标等,这些资料均来自于医院的病案室或相应的各科室;有关的报告卡如传染病或非传染病报告卡、职业病报告卡、出生报告、死亡报告等。此类资料原始记录由于涉及多人,需要注意以下几方面的问题。

(1)资料可能存在选择偏倚:限于医院的水平、规模、性质、专业性等不同,收治的患者也各有差异,如三甲医院收治的患者大多病情严重或疑难病例,最终统计数据会出现病情偏重、治愈率偏低的现象;由于医院所处地理位置不同或医疗水平不同,导致即使从不同医院中收集到的资料有年龄、性别、职业的差别,但也不能代表一般情况,因此在进行不同医院资料比较时,注意这种偏倚造成的影响。

(2)医院的病史资料不能代表所有病例的情况:一个地区医院病史资料的总和也不能反映该地区总的发病全貌。

(3)不同时期对医院病史资料的影响:时期不同,对医院的病史资料往往也有影响。如随着医疗水平和诊断水平的提高,疾病的诊断标准也随着变化,势必影响该地区发病率高低的判断;另外医院的床位数增减、医疗设备更新、医务工作者业务水平、服务态度、护理质量等对治愈率均有影响。

3. 专题调查(实验或试验)　是指专门通过专题调查或实验获得的数据,如疾病的病因学研究、临床干

预措施效果评价、疗效分析等。这类数据难以从常规的医疗工作中获得，必须根据研究目的，通过专题调查、现场调查或实验研究获得，需要花费大量的人力、物力和财力，而且对调查或实验数据，要特别注意指标的说明、数据的准确度与精确度。例如，在动物实验中会出现动物中途死亡，在临床试验中有的患者会中途退出试验，对这些情况都应该详细记录，以便分析和判断时间的发生是否与试验药物有关。

知识点

资料收集要点

资料的收集方法应详细介绍，是通过医院已有的病史资料还是制订调查表直接向患者询问调查。如果是采集实验室的数据，须介绍标本采集的方法和时间，以保证实验室数据采集的正确性，如被检对象某些情况可影响检测结果，则须制订相应的措施以控制这些影响因素。在科研设计报告书中应附有该课题研究的调查表和观察表，并且要附有填写这些调查表的须知及计算机编码说明等。如进行询问调查，应注明调查者，以及调查者是否经过培训等情况。

三、调查表

调查表(questionary)是临床流行病学研究中收集可靠信息、资料，进行统计分析的重要工具。它是记录调查内容的原始表格，通过调查表收集的信息质量直接影响到整个调查研究的质量。一份好的调查表需要调查者不断地修改和完善。

调查表又称调查问卷或询问表，是以问题的形式系统地记载调查内容的一种格式。问卷可以是表格式、卡片式或簿记式。设计问卷是询问调查的关键。完美的问卷必须具备两个功能，即能将问题传达给被调查者和使被调查者乐于回答。要完成这两个功能，问卷设计时应当遵循一定的原则和程序，运用一定的技巧。

知识点

调查表的设计原则

1. 有明确的主题　根据主题，从实际出发拟题，问题目的明确，重点突出，没有可有可无的问题。

2. 结构合理、逻辑性强　问题的排列应有一定的逻辑顺序，符合应答者的思维程序。一般是先易后难、先简后繁、先具体后抽象。

3. 通俗易懂　问卷应使应答者一目了然，并愿意如实回答。问卷中语气要亲切，符合应答者的理解能力和认识能力，避免使用专业术语。对敏感性问题采取一定的技巧调查，使问卷具有合理性和可答性，避免主观性和暗示性，以免答案失真。

4. 控制问卷的长度　回答问卷的时间控制在 20 分钟左右，问卷中既不浪费一个问句，也不遗漏一个问句。

5. 便于资料的校验、整理和统计。

---

1. 调查表的种类与结构　一般来说，调查问卷的问题有两种类型：开放式问卷和封闭式问卷。

（1）开放式问卷：临床资料的信息有些是开放式信息，如患者体征、主诉、图像信息（如 X 线片、B 超、CT 等），有些是闭合式信息如调查问卷。

开放式问卷又叫无结构问卷，是问卷设计者提供问题，由被调查者自行构思自由发挥，从而按自己的意愿回答问题。

开放式问卷的特点：项目的设置和安排没有严格的结构形式，所调查的问题是开放性的，只是结构比较松散或较少。这种类型的项目较少作为单独的问卷使用，往往是在对某些问题需要做进一步深入调查时与结构型问卷配合使用，或者是用于研究者对某些问题尚不清楚的探索性研究中。

在采用开放式问题时，应答者可以用自己的语言自由地发表意见，在问卷上没有已拟定的答案。

例如：您抽香烟多久了？您胃不舒服多长时间了？有何症状？显然，应答者可以自由回答以上的问题，并不需要按照问卷上已拟定的答案加以选择,因此应答者可以充分地表达自己的看法和理由,并且比较深入,有时还可获得研究者始料未及的答案。通常而言,问卷上的第一个问题采用自由式问题,让应答者有机会尽量发表意见,这样可制造有利的调查气氛,缩短调查者与应答者之间的距离。可以收集到范围比较广泛的资料,可以比较深入的发现和探究一些特殊问题,探寻到特殊群体的意见和观点。

然而,开放式问题亦有其缺点。例如调查者的偏见,因记录应答者的答案是由调查者执笔,极可能失真,或并非应答者原来的意思。如果调查者按照他自己的理解来记录,就有出现偏倚的可能。但这些不足可以运用录音机来弥补。开放式问题的第二个主要缺点是资料整理与分析的困难。收集到的资料很难量化,难以进行统计分析,要求研究者有较强的资料分析能力。不适合文化程度不高,文字表达有困难的研究对象。由于各种应答者的答案可能不同,用词各异,因此在答案分类时难免出现困难,整个过程相当耗费时间,而且免不了夹杂整理者个人的偏见。因此,开放性问题在探索性调研中是很有帮助的,但在大规模的抽样调查中就弊大于利了。

(2) 封闭式问卷:封闭性问答题,又称有结构的问答题,它规定了一组可供选择的答案和固定的回答格式。

封闭式问题的优点包括:①答案是标准化的,对答案进行编码和分析都比较容易;②回答者易于作答,有利于提高问卷的回收率;③问题的含义比较清楚。因为所提供的答案有助于理解题意,这样就可以避免回答者由于不理解题意而拒绝回答。

封闭式问题也存在一些缺点:①回答者对题目理解不正确的,难以觉察;②可能产生"顺序偏差"或"位置偏差",即被调查者选择答案可能与该答案的排列位置有关。研究表明,对陈述性答案被调查者趋向于选第一个或最后一个答案,特别是第一个答案,而对一组数字(数量或价格)则趋向于选中间位置的答案,为了减少顺序偏差,可以准备几种形式的问卷,每种形式的问卷答案排列的顺序都不同。

2. 调查技巧 面对被调查者"不愿答"的问题,有几种原因:一是答卷人要花大力气来提供资料;二是调查的某些问题与调查背景不太符合(例如普通商品的消费与个人隐私问题放在同一问卷中就不相衬);三是调查目的不合理,被调查者不愿意配合没有合理目的的调查;四是敏感的问题。鼓励被调查者提供他们不愿提供信息的方法如下。

(1) 将敏感的问题放在问卷的最后:此时被调查者的戒备心理已大大减弱,愿意提供信息。

(2) 给问答题加上一个"序言":说明有关问题(尤其是敏感问题)的背景和共性——克服被调查者担心自己的行为不符合社会规范的心理。

(3) 利用"第三者"技术来提问:即从旁人的角度涉入问题。

知识点

抗结核药物不良反应调查问卷

一、患者基本信息

1. 患者登记号:□□□□□

2. 患者姓名:_____

3. 患者住址:_____省_____地/市_____区/县_____(社区)村

4. 联系电话:_____

5. 性别:(1)男 (2)女

6. 出生年月:_____年____月

7. 民族:(1)汉族 (2)回族 (3)藏族 (4)蒙古族 (5)壮族 (6)其他(请注明)_____

8. 文化程度:(1)小学及以下 (2)初中 (3)高中 (4)大学及以上

9. 职业:_____

10. 婚姻状况:(1)未婚 (2)已婚 (3)离异或丧偶 (4)其他

11. 2011年家庭总收入_____元,家庭实际(一个家庭实际居住的)人数_____个

12. 既往病史:(1)无 (2)有(请注明)_____(包括心脏病、高血压、血液病、肝炎等)

13. 过敏史:(1)无 (2)有(请注明药品名称)_____

14. 饮酒(指白酒)情况:(1)从不 (2)过去饮,现在不 (3)现在饮(平均每天_____两)

15. 吸烟情况:(1)从不 (2)过去吸,现在不吸(烟龄_____年,以前每天平均吸_____支)
(3)现在吸(烟龄_____年,每天平均_____支)

16. 是否因为其他疾病(非结核病)使用过下列药物?
(1)链霉素 (2)利福平 (3)卡那或阿米卡星 (4)氟喹诺酮类 (5)以上均未使用

17. 是否因使用上述药品出现不良反应?
(1)否 (2)是(请注明)_____

二、本次诊疗情况

18. 肺结核发病时间_____年____月

19. 本次症状:(1)咳嗽或咳痰 (2)发热 (3)盗汗 (4)食欲下降 (5)其他(请注明)_____
(6)无症状

20. 确诊时间_____年____月

21. 确诊机构:(1)县医院 (2)县疾控中心结防门诊 (3)市级及以上综合医院 (4)结核病专科医院 (5)其他(请注明)_____

22. 诊断:(1)原发性肺结核 (2)血行播散性肺结核 (3)继发性肺结核 (4)结核性胸膜炎 (5)其他肺外结核

23. 是否有肺结核家族史:(1)否 (2)是

24. 是否有肺结核接触史:(1)否 (2)是

25. 本次医疗费用支出类型:(1)自费 (2)公费医疗 (3)医疗保险 (4)新农村合作医疗 (5)其他(请注明)_____

调查员姓名　　　　调查日期　　　　年　　月　　日

第二节　数据管理

从病历、调查表中收集到医学研究的相关数据后,数据的管理工作十分重要。数据管理的目的是保证数据的准确性、完整性、逻辑性与一致性。对数据进行整理与清洗,使其系统化、条理化,以保证数据质量、满足分析需求、便于数据的保存和传递并提高工作效率。

对于临床试验来说,其数据管理常通过专门的数据管理系统进行,并且要求研究者、监察员和专业数据管理员的密切配合。完整的临床试验数据管理流程一般包括病例报告表的接收,病例报告表的跟踪或记录,数据库的建立,数据的录入与校对,数据核查,数据清理与疑问表管理,数据更改和数据库的锁定等内容。整个临床试验数据管理过程受到严格的审查、检查或质量控制,需要根据《药物临床试验质量管理规范》《临床试验数据管理工作技术指南》等标准进行操作,读者可参考相关的标准和资料,本书中不再详细介绍。

在日常工作中,临床医师也常常采用观察性研究的方法进行科学研究。对于观察性研究来说,其数据管理过程虽然难以完全按照临床试验数据管理要求进行,但是也应尽可能地保证数据的质量。为保证其研究数据质量,一般需要考虑以下问题。

一、如何建立数据库

1. 选择数据管理软件　数据管理软件有很多,如 Excel、Assess、EpiData、Oracle,还有许多自行开发的临床电子数据采集系统(electronic data capture,EDC)等。对于临床医生来说,Excel 和 EpiData 具有简单、好用、实用的特点,便于在日常的科研工作中进行简单的数据管理。

(1)利用 Excel:Excel 是一种常见的办公软件,可以利用它制作简易的数据文件。直接将收集到的各个指标录入到 Excel 中,就可以形成一个简易的数据库。但是为了便于数据的分析,要注意数据的格式和数据编码。

(2)利用数据管理软件:EpiData 3.1 数据管理软件是一款免费的数据录入与管理软件,广泛应用于医学研究中需要数据采集、录入与管理的许多领域,如实验室研究数据的录入与管理、新药临床试验数据管理等。

一个典型的 EpiData 数据库包含 3 个核心文件:QES 文件,用来定义数据库的结构;REC 文件,用于录入数据、存放数据及已经定义好的编码;CHK 文件,用来定义数据录入时进行字段控制的有效性规则,可以在一定程度上保证录入数据的质量。利用 EpiData 软件建立数据库的过程如下:

通过简单的文本来定义数据库结构(QES 文件),然后将其转化为录入界面(REC 文件),最后通过对录入设置严格的条件(CHK 文件)来进行质量控制。

对于所建立的数据库来说,准确地储存数据和导出数据是对数据管理系统的最基本的要求。此外,建立数据库需要综合考虑的其他因素有:①符合研究方案的流程,易于数据的录入;②数据导出的样式全面且内容完整,易于统计分析;③数据在系统内可进行较为完整的检查,以便及时发现"问题"数据;④符合数据库应用软件的要求。

2. 确定数据库结构　确定数据库结构时应充分考虑研究的目的,符合临床操作的次序,数据录入的便利和统计分析的要求,尽可能减少数据录入的错误,并保证数据完整和正确。如果数据是利用调查表收集的,根据调查表来构建数据库结构比较方便。

(1)确定 Excel 数据库的结构:在 Excel 中通常在第 1 行中输入变量名,每一列表示一个变量,从第二行开始,每一行表示一个观测,即一个研究对象的信息。如果不同模块的信息存储在不同的工作表(sheet)中,要注意同一研究对象用相同的 ID 标识,以方便查找信息与分析数据。

知识点

变量名的设定

为了方便数据管理和分析,建议采用简单的英文变量名并保证变量名的可识别性。如血红蛋白的英文全称为 Hemoglobin,因此可命名为 Hb。

变量名不要太过于简单或者没有任何含义,如 A1、A2、A3;也不宜赋予过长或过于复杂的变量名。为了方便数据处理,变量名不宜以数字开头,也不宜在包含空格、短横(-)、斜杠(/)等特殊字符。

可通过 Excel 的"设置单元格格式"功能对变量的类型及格式进行定义(图 4-25-1)。

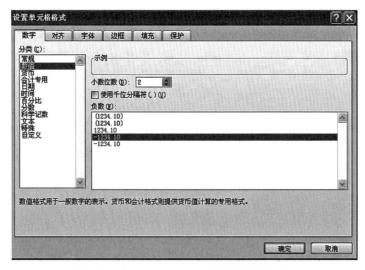

图 4-25-1　Excel 定义变量的类型及格式

对于数字型变量,如果是计量资料,可以按原始资料直接录入,但是要注意单位的统一,小数点位数等;如果是无序分类资料或者等级资料,则在录入前需进行编码,转化为便于计算机分析的数据,再录入到数据库中。对于字符型变量,需要设置其长度,以保证全部信息都能录入数据库。

知识点

编码

编码是指将信息从一种形式或格式转化为另一种形式的过程。例如，性别为无序分类资料，收集的原始资料为"男性"或"女性"。在编码时，可将"男性"转化为数值"1"，"女性"转化为"2"。通过编码，可方便数据的处理和分析。在编码时，需要对可能出现的各种情况考虑周全，例如妊娠检查结果，通常将"阴性"编码为数值"0"，"阳性"编码为"1"。但是需要考虑到绝经期妇女和男性是不适用的，因此，可将"不适用"编码为"2"，否则无法区分"不适用"与真正的缺失情况。

知识点

资料的类型

医学研究中通常将资料分成三种类型：计量资料、无序分类资料和有序分类资料

1. 计量资料　计量资料（measurement data）又称为定量资料（quantitative data），是检测每个观察单位某项指标的汇总结果，表现为数值大小，具有度量衡单位。

根据指标（变量）的类型不同，分为连续型和离散型两种。连续型资料是连续型变量（continuous variable）的测量结果，在一定区间内的取值为无限个。如身高值（cm）、体重值（kg）。离散型资料是离散型变量（discrete variable）的测量结果，只能取整数值，在一定区间内的取值为有限个，并且可以列举。如家庭人数，可以是1个、2个、3个等。

2. 无序分类资料　无序分类资料（unordered categorical data）是指变量值为某种属性，其取值无次序关系，相互独立。分为二分类和多分类两种：二分类资料（binary categorical data）的属性为两个相互对立、互不相容的类别，如性别（男性、女性）、过敏史（无、有）；多分类资料（multiple categorical data）的属性为多个互不相容的类别，如婚姻状况（未婚、已婚、离异、丧偶或其他）。

3. 等级资料　等级资料（ranked data）又称为有序分类资料（ordinal categorical data），是指变量值为某种属性，且其取值存在次序关系，具有半定量性质，表现为等级大小或程度。如文化程度（小学及以下、初中、高中、大学及以上），疗效评价（痊愈、显效、有效、无效），检查结果（－、±、＋、＋＋、＋＋＋）。

（2）确定 EpiData 数据库的结构：在 EpiData 数据库中，通过 QES 文件构建数据库的结构。运行程序后，进入软件主界面。该界面除有菜单可供进行功能选择外，还专设了流程栏引导，以方便用户使用。要建立一个新的 QES 文件可通过调用主菜单"文件"下的"生成调查表文件（QES 文件）"子菜单项或直接点击流程栏"1 打开文件"下的"建立新 QES 文件"（图 4-25-2）。

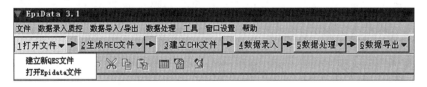

图 4-25-2　建立新 QES 文件

一个新的 QES 文件就类似一个空白的 txt 文件，用户可以在其中定义字段（即数据库中的变量），其格式可考虑采用以下形式：字段标签 - 字段名 - 字段类型及长度 - 注释。例如性别这个变量的定义格式为：性别 {SEX} #（男 = 1，女 = 2）。

其中，"性别"表示字段标签，即对应变量所代表的含义。"{SEX}"表示定义字段名，即变量的名称，主要用于统计分析用。EpiData 软件只识别英文变量名，不识别中文变量名，因此，在实际工作中，对以中文为语言的调查表，最好直接指定英文字段名，而将中文变量名作为变量标签（label）。

字段类型的定义可应用软件提供的"字段编辑器"按钮实现。将鼠标置于字段名之后，在进行数据录入

的位置插入字段类型。调用主菜单"编辑"下的"字段编辑器",打开"字段编辑器"对话框(图4-25-3)。

软件提供的常用变量类型有数字型、文本型、日期型和特殊型等,数字型变量只允许变量值为数字,字符型变量允许变量值为中文、英文字母、各种符号和数字,此时的数字被当作字符处理,无法进行计算。"字段编辑器"可对字段的长度和形式等内容进行设定。如上文中的"#"表示"SEX"这个字段为数值型,且长度为1个字节。

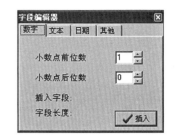

图 4-25-3　定义 EpiData 数据库中的字段

同样地,对于数字型变量,需要对其中的无序分类资料或者等级资料进行编码,转化为便于计算机分析的数据。对每个编码所代表的含义可在字段注释中说明,方便数据录入和核查。如"(男=1,女=2)"说明如果录入数值为"1",则表示为男性,如果录入数值为"2",则表示为女性。除编码含义外,注释中还可以包括很多其他内容,如数值型变量的单位,数据录入的特殊要求等。

设计好 QES 文件后,可调用主菜单"REC 文件"中的"生成 REC 文件"下子菜单项或直接点击流程栏"2 生成 REC 文件"下的"生成 REC 文件"(图4-25-4),命名并保存,即可生成与"QES 文件"完全匹配的 REC 文件。

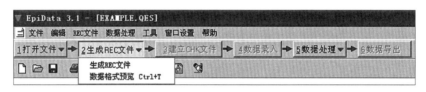

图 4-25-4　建立新 REC 文件

利用 REC 文件可录入并存储数据,但在录入数据之前,需要对所构建的数据库进行测试,以保证其中数据文件结构符合要求。

3. 数据库测试　建好的数据文件结构经过测试运行正常后才能使用。首先对数据录入界面进行检查,确认数据结构中包括了所有的变量。录入几个测试数据后,确认数据库采集数据的准确性。比如,变量的类型是否与事先设定的一致。如果是数字型变量,检查录入测试数据的位数是否符合要求;如果是字符型变量,检查事先设定的长度是否足够,可以将收集到资料中较长的字符型数据录入,检查是否能显示完整。

将测试数据导出,检查导出数据的格式是否与预先设定的格式一致。Excel 中的数据可直接被 SAS、SPSS 等统计分析软件利用,而 REC 文件中的数据需要进行导出。在 EpiData 的"数据导入/导出"菜单中点击"数据导出"可实现多种形式的数据导出,可以选择将数据输出为文本文件、dBaseⅢ文件、Excel 文件、Stata 文件、SPSS 文件、SAS 文件等(图4-25-5)。

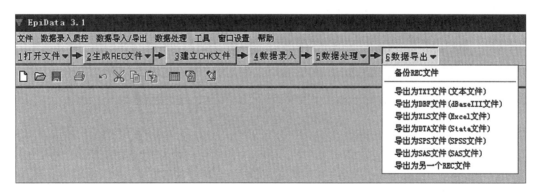

图 4-25-5　导出 EpiData 中的数据

二、如何录入数据

数据录入的基本要求是准确性,即"看见什么就录入什么"。

数据录入的方式有一次录入、二次录入等。从质量的角度来说，建议使用二次独立录入，即由两个录入员对相同的数据分别独立地录入。双份录入比对是减少错误发生的有效方法，即用软件对由两名数据录入员分别录入的数据文件进行比较，并打印出不一致的部分。由于两人对同一数据录错并错得一样的概率极小，因而可以保证数据录入的准确性。EpiData（validate 程序）和 SAS（proc compare）等软件具有对双份录入数据进行比较并打印出不一致部分的功能。不一致的部分将由录入员对照原始的资料分别进行修改。

三、如何保证研究数据的准确性

对于 Excel 数据库，可通过 Excel 自带的"数据有效性设置"在数据录入时进行简单的质量控制（图 4-25-6）。

对于 EpiData 数据库，可通过 CHK 文件在数据录入时对输入的内容进行质控，如果输入内容不满足条件就无法录入，以初步保证数据的质量。调用主菜单"数据录入质控"中的"添加 / 修改录入质控程序"或点击流程栏的"3 建立 CHK 文件"，选择需要进行核查的数据文件，即可进入编写数据录入核查文件（CHK 文件）编辑界面（见上文图 4-25-2）。

此时会弹一个"编辑核查文件"对话框（图 4-25-7）。在这个对话框里，实现对该字段的输入范围、合法值、跳转、自动重复输入、设置数值标签等定义。

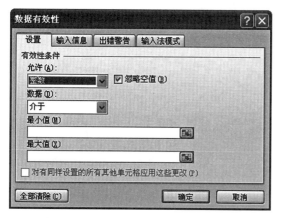

图 4-25-6　Excel 中的数据有效性设置

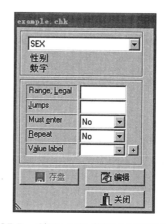

图 4-25-7　利用 CHK 进行录入时质量控制

利用 Excel 和 EpiData 自带的功能虽然可以在录入数据时做简单的质控，但有些复杂的数据核查无法通过上述功能实现。因此，为了保证研究数据的质量，在数据录入完毕后，常常需要做进一步的核查，核查的内容通常包括：

1. 缺失数据　检查是否有些项目没有填写，尤其注意变量在某些条件下不能缺失，如既往病史若填为"有"，则某些与既往病史相关的变量则不能缺失。

2. 极端值核查　有些项目数据是否超出范围。例如，性别规定编码为"0，1"时写了"2"；年龄或血压等是否误写，如年龄为 655 岁，舒张压为 8mmHg 等。

3. 逻辑检查　各项目的回答之间有无逻辑性错误，如舒张压大于收缩压等。妊娠检查是否有男性填为阳性。

四、如何处理缺失数据

缺失值是临床研究中的一个潜在的偏倚来源，因此，在研究设计和资料收集阶段应尽量避免缺失值的产生。研究中观察的阴性结果、测得的结果为零和未能测出者，均应有相应的符号表示，不能空缺，以便与缺失值相区分。

在绝大多数的研究中，数据缺失是无法避免的问题。但是在研究的计划、执行、分析和报告过程中忽略数据缺失的问题会造成潜在的偏倚。大量的缺失值将使得研究结果无法解释。在分析中直接排除有数据缺失的受试者可能会影响受试组间的可比性，破坏研究样本对于目标人群的可代表性（representativeness）。以上影响都会对研究结果造成偏倚。除此之外，对缺失值的直接排除还可能降低研究的把握度或增加变量的变异性。

处理缺失的方法目前并没有一个通用的方法，每一种处理方法都建立在对缺失机制不同的假设基础上。

知识点

缺失机制的分类

根据变量缺失概率与观测和未观测数值之间的关系,缺失机制可分为完全随机缺失(MCAR)、随机缺失(MAR)和非随机缺失(MNAR)。

1. 完全随机缺失 完全随机缺失(missing completely at random, MCAR)指观察对象的数据缺失完全是由随机因素造成的,既不取决于已观察到的数据也不取决于未被观察到的数据。

2. 随机缺失 随机缺失(missing at random, MAR)指观察对象缺失的概率取决于已有的观察结果,不取决于未观察到的结果。

3. 非随机缺失 非随机缺失(missing not at random, MNAR)指观察对象的缺失概率与当前尚未观察到的结果有关。

常用处理缺失数据的方法:

1. 忽视缺失值 即只分析有完整记录的数据,只有当缺失值属于 MCAR 时才可以忽视这些缺失值,否则会得出有偏倚的结论。而且即使当 MCAR 成立时能产生无偏估计,但精确度和效率仍降低;除非理由充足合理,否则该方法不能用作主要分析。

2. 简单/单一填补 简单/单一填补(simple/single imputation)法是将缺失值仅按某个填补方法结转一次,但该方法的不足是低估了数据的变异。常用的简单数据填补方法有末次观察结果结转、基线访视结转、最差病例填补、非条件均数填补和条件均数填补。

末次访视结转是用末次观察应答填补缺失,而基线访视结转采用基线观察应答填补缺失,两者都适用于 MCAR 假设,倾向于得到保守的结论。最差病例填补是采用最差的结局填补缺失,例如,主要指标为有效率,临床结局表现为二分类的定性指标(有效或无效),一旦缺失,则该例患者按“无效”进行填补;如果主要指标为定量指标,则按照被观察人群中最差结果进行填补。非条件均数填补采用变量的均数来代替该变量中的每一个缺失数据,其缺点在于低估了变量的变异程度,且低估填补变量与其他变量的关联程度。条件均数填补则根据预测变量将总体交叉分层(如根据症状、年龄等分层),用该观察个体所在层的完整数据的均数来替代缺失数据,其变异程度较非条件均数填补法有所改进,但由于没有得到残差的依据,这种方法仍然低估了该变量的变异程度。

3. 多重填补 多重填补(multiple imputation, MI)即为每一个缺失值构造 $m(m>1)$ 个填补值,这些值反映了缺失值的不确定性,这样就产生 m 个完整数据集。然后用分析完整数据集的统计方法对这 m 个数据集分别进行统计分析,再把得到的结果进行综合推断,最终得到对目标变量的估计。多重填补方法考虑到缺失数据的不确定性,从而结果更为可靠,但 MI 方法仍假设数据缺失机制为非 MNAR(主要为 MAR),对于MNAR 的情况仍然无法处理。常用缺失数据多重填补方法可通过 SPSS 等软件实现。

此外,还有基于似然的方法、逆概率加权法等。由于实际操作中,既不能肯定缺失值和未被观测的结局变量之间的相关性,也不能判断缺失数据是否能从已测值中得到很好的预测,因此不能确定是否应将其视为 MCAR 还是 MAR。另外,要想明确区分 MAR 和 MNAR 也很困难。研究者只能对同一份有缺失数据的资料分别进行 MAR 和 MNAR 的假设,并在各自的假设下进行数据分析,然后进行敏感性分析,以比较所得结论是否一致,结果是否稳定。

五、如何处理离群值

离群值(outlier)是指样本中个别值,其数值明显偏离所属样本的其余观测值。离群值的存在将导致分析结果误差增大,甚至可能造成相反的结果。抽样调查技术有问题,疏忽大意记错,或人为的虚报数据等都可能导致离群值,这直接影响了数据的质量。因此,出现离群值时,首先应认真检查原始数据,看是否存在数据质量问题或者从医学专业上是否可以合理解释。如果数据间无明显逻辑错误而原始记录又的确如此,在实际资料分析时,可在离群值删除前后各做一次统计分析,进行包括和不包括离群值的两种结果比较,研究结果是否一致及不一致的直接原因。注意,不可以将离群值用其他数据替代,如用均数替换等。

第三节　统 计 分 析

使用适宜、正确的统计方法是统计结论真实可靠的重要保证。统计分析主要包括两方面：一是统计描述，对于数值变量资料，常用的统计描述指标有算术均数、中位数、几何均数及标准差等；对于分类变量资料，主要有率、构成比、相对比（如相对危险度）等。二是统计推断，主要目的就是用样本信息推断总体，包括参数估计和假设检验，这也是统计学的主要目的。统计方法的正确选择常常与研究目的、资料类型、设计类型、样本大小、特定的条件综合分析等有关，这也是大多数临床医师感到比较困惑的问题。

一、资料的统计描述

基本特征描述，包括研究对象的人口学特征：性别、年龄、文化程度、婚姻状况、职业分布特点、民族构成等。比如糖尿病，一般需要描述研究人群的年龄构成、性别比、职业特征等。

描述某种现象或事物的特征：如糖尿病的类型、病情、病程等构成情况，另外还有临床生理生化指标，包括一些饮食习惯等。

二、主要研究项目的描述性统计分析

调查研究或实验研究都需要对主要观察项目进行描述性统计分析（descriptive statistical analysis），以便读者了解主要观察指标的分布情况。

根据研究目的的不同，描述性统计分析可从疾病或健康状况、研究因素等方面进行描述。

若研究的是某种疾病，可以计算某病的发病率、患病率、死亡率、病死率、病型构成等（发病率和患病率是两个完全不同的概念，研究者要加以区分，而且主要计算某种疾病在人群中的发病率和患病率）。

若观察的是心理、行为、生命质量等指标，则可以考虑计算心理或行为问题的发生率；若利用标准的心理行为问卷进行评价，某项心理或行为特征的得分又呈正态分布，则可以计算得分的平均值和标准差，如果不呈正态分布，则计算中位数和四分位数间距。

对健康指标还可以进一步描述其分布特征，如描述某种疾病的时间、空间分布、不同特征群体间的分布特征等。

通过对这些研究项目的分析可使研究者了解疾病、健康状况及其分布情况，为病因探索提供依据。

三、资料的推断性统计分析

各种分析性研究的结论往往是从组间比较中得出的。按照实验设计的基本原理，只有当各比较组人群之间研究因素以外的各种与研究结果有关的因素在组间都均衡可比时，所得研究因素在组间有无差异的结论才有说服力。因此需要进行资料的组间均衡性检验。

临床上常需对某些特征（一般多为主要的混杂因素，如年龄、性别构成、病情构成等）进行组间的均衡性检验（差异显著性检验）。比如要研究新药治疗糖尿病的效果是否优于旧药，在研究设计时，我们要遵循统计设计的基本原则，要求被比较的两组患者具有可比性，但是否可比，有时候仍然需要通过假设检验进一步验证，这样才能保证两组样本具有可比性，结论也更有说服力。通常，单因素显著性检验方法即可满足均衡性检验的需要。

例如，某研究者对某种违法行为的人进行预防复发的干预试验，评价研究结果时，首先对试验组和对照组的人口学特征进行比较。从表 4-25-1 中可以清楚地看到试验组和对照组的性别构成、平均年龄和婚姻构成方面是均衡可比的。

表 4-25-1　资料的组间均衡性检验

变量类型		试验组（$n=54$）	对照组（$n=56$）	t 或 χ^2	P
年龄（数值变量）		31.24±4.6	32.86±5.8	1.612	0.198
性别 （分类变量）	男性	32（59.3%）	35（62.5%）	0.121	0.728
	女性	22（40.7%）	21（37.5%）		

续表

变量类型		试验组（$n=54$）	对照组（$n=56$）	t 或 χ^2	P
婚姻状况 （分类变量）	已婚	11（20.4%）	11（19.6%）	0.376	0.829
	未婚	29（53.7%）	33（59.8%）		
	离异	14（25.9%）	12（21.4%）		

对于参数检验统计分析思路，一般情况下要求所研究的资料符合参数检验的要求。如进行两个独立样本的 t 检验，要求两个样本均来自正态分布的总体，而且方差齐；当不满足正态性要求时，一般是先进行变量变换，使其满足正态性和方差齐的要求，再不满足条件，则可以考虑用非参数检验的方法做假设检验（表 4-25-2），任何一个参数检验方法，在非参数检验中都可以找到对应的方法。

表 4-25-2　不同资料类型单因素统计分析方法比较

资料类型	适用条件			两组	多组
定量资料（两样本或多样本总体均数的比较）	正态分布	方差齐	n 较大	u 检验	方差分析
			n 较小	t 检验	
		方差不齐		t' 检验	非参数检验
	偏态分布			秩和检验	
分类资料（两样本率的比较）	$n\geqslant40$ 且 $\geqslant5$			χ^2 检验	
	$n\geqslant40$ 且 $1\leqslant T<5$			校正的 χ^2 检验	
	$n<40$ 或 $T<1$			Fisher 精确概率法	
等级资料				秩和检验	

四、比较性研究的数据分析

1. 标准比较法　标准比较法，即把研究对象的某一特征与公认的，或者正式颁布的标准进行比较，即样本与总体的比较。比如，空气、水、食物中有害物质的浓度是否超过标准；某个人群的身高体重是否与一般人群不同等（表 4-25-3）。

表 4-25-3　不同资料类型标准比较适用条件及其统计分析方法

资料类型	适用条件		统计分析方法
计量资料	正态分布	n 较大或 σ 已知	u 检验
		n 较小且 σ 未知	t 检验
计数资料	n 较小		直接计算概率法或查表法
	n 较大，p 与 $(1-p)$ 均不太小时		u 检验

2. 两两比较法　不同研究类型两两比较时的统计方法见表 4-25-4。

表 4-25-4　不同研究类型两两比较适用条件及其统计分析方法

研究设计类型	适用条件		统计分析方法
配对设计	正态分布，方差齐		成组数据的差值进行标准比较法
完全随机设计	正态分布	方差齐	t 检验
		方差不齐	t' 检验
	偏态分布		秩和检验

3. 多组比较法　根据研究需要，有时要求同时比较某个变量在多个组之间的差异。如比较某种药物对多个不同群体的疗效。

对于计量资料，若为完全随机设计，当任何观察值都是独立地来自等方差的正态总体，采用完全随机设计的单因素方差分析；若为随机区组设计，则采用随机区组设计的方差分析。方差分析只能检验出各组均数间的差别的总的信息,为了得到哪几个组均数之间的差别具有或不具有统计学意义,需要进行多个样本均数间的两两比较,常用的方法有 LSD-t 检验、Dunnett-t 检验、SNK-q 检验等。

重复测量资料是同一个受试对象的同一个观测指标在不同的时间点进行多次测量所获得的资料,常用来分析该观测指标在不同时间点上的变化特点。这种类型的资料在临床研究中是比较常见的。如临床上为指导脑血管病患者的治疗和预后,某研究人员对不同类型脑血管患者的酸性磷脂(AP)在不同时间点上的变化进行了观察,随机选取三种不同类型的脑血管病患者(短暂性脑缺血发作 TIA、脑血栓形成、腔隙性脑梗死)各 12 例,分别于脑血管病发作的第 24 小时、48 小时、72 小时、7 天时采血,测量不同时间点血液中 AP 的数值,看是否有不同。该资料是重复测量资料,可以考虑重复测量资料的方差分析。两因素的重复测量资料既可以分析两因素(处理和时间)各水平间是否不同,还可以分析处理因素和时间因素的交互作用。重复测量资料分析要求满足球形的对称的要求,不满足时,应采用球对称系数 ε 对自由度进行校正。详细分析方法可以参考相关统计书籍。

知识点

数据分析统计方法选择

一般情况下,需要满足一定的条件才可以应用参数检验方法中相应的统计分析方法,不满足时,若仍想使用参数检验方法,可以考虑变量变换方法。变量变换是应用最广泛的分析思路,其结果利于理解,如果找到合适的变换方式,则随后能够使用的分析模型非常丰富。但是在实际分析过程中,一方面,合适的变换方式有可能不存在;另一方面,变量变换改变了变量间的数量关联趋势,特别是在采用过于复杂的变量变换方法时,有可能严重扭曲数据原本蕴含的信息,因此一般不推荐使用过于复杂的变量变换方法,且相应的分析结果在解释的时候需要相当谨慎。

对于分类变量资料多组率或构成比的比较,可采用"2×K"表或"R×C"表卡方检验资料的卡方检验,但应注意理论数小于 1 的格子数不能超过 1/5,否则应采取增加样本含量等措施。

五、关联性研究的数据分析

确定事物间的关系,定量表述事物间关系的方向、大小或强弱。如分析儿童的年龄与身高之间的关联性,吸烟与肺癌之间是否相关,结核患者耐药是否和服药时间、服药依从性有关等。两个变量关联性分析的目的在于推断从某一总体中随机抽取的同一份样本观测出的两个变量间是否存在关联性,及这种关联性的密切程度如何。但需要注意的是这种关联并不表示专业上的因果关联。

对于计量资料,如果两个变量都服从正态分布,想研究两个变量间是否存在相关性,应首先做散点图,如果散点图呈线性趋势,则可以计算 Pearson 相关系数,并检验相关系数的显著性;如果变量不服从正态分布,可先进行变量变换,使其满足正态性的要求,再计算 Pearson 相关系数,如果不满足正态性要求,则采用 Spearman 秩相关系数来分析其关联性;如果研究一个自变量对一个应变量影响的数量依存关系则用直线回归分析方法,首先也需要先做散点图,如果有线性趋势,则计算回归系数与截距,建立回归方程并进行显著性检验;若通过绘制散点图发现两者的关系不呈直线关系,可考虑拟合非线性回归(秩回归或曲线回归)。

对于两个反映属性的分类变量,可以做交叉分类的频数表,如果两个变量为双向无序的两分类或多项分类资料(R×C 表),除了采用卡方检验推测有无关联,还可以利用卡方值计算 Pearson 列联相关系数反映关联密切程度;如果要检验 ABO 血型系统(A、B、O、AB 型)和 MN 血型系统(M、N、MN 型)有无关联,为双向无序分类变量,可以用卡方检验检验两种血型系统有无关联,如果有关联,进一步计算 Pearson 列联(关联)系数 r_p,r_p 取值范围为 0~1,取值越接近 1,则关系越密切。对于双向有序即等级资料,可以采用 Spearman 等级相关或 Kendall 等级相关分析;有序分组资料可采用线性趋势检验。

六、多因素分析

多因素分析又称为多变量分析或多元统计分析方法,可一次观察多个变量分别与因变量之间的独立关系及变量之间的交互作用,在临床研究中被广泛应用于危险因素的筛选、诊断试验、防治效果、疾病的预后及风险评估等。由于医学现象的复杂多样性,如疾病的发生、发展往往受到多种因素的综合作用,而各种因素间也存在着各种或多或少的关联,因此需要从多个角度出发,应用多因素分析,探讨疾病的发生、发展过程,并进行疾病的预后评估。

通常先将所有变量做单因素分析,筛出可能的影响因素(P 值小于某个检验水准的变量)纳入多因素分析。此时的单因素分析不要求比较组间的均衡,因为混杂因素的干扰可在多因素分析中被排除,但要求放宽纳入变量的多因素分析标准,如规定 P 值小于 0.10 或 0.15 者可进入多因素分析,以防范负混杂的干扰。该类分析方法多种多样,具体使用时一定要根据资料的特点、研究目的来选择适当的方法。主要包括:

1. 研究多个变量之间的相互关系　研究多个自变量与一个因变量的相关关系,可以考虑多元相关分析,计算复相关系数和偏相关系数并进行假设检验。但在医学研究中,常常会碰到两组变量之间的线性相关性问题;如研究患者的各种临床症状与所患各种疾病之间的线性相关性,如果是一组自变量(体质指标)与一组因变量(体能指标)之间的关系,则考虑典型相关分析。

2. 研究多个变量之间的依存关系　多元线性回归在医学领域中应用广泛,如确定多个指标变量与一个反应变量之间的线性关系。如温度、湿度及大气污染物与发病率的关系;筛选疾病的危险因素和有利于健康的健康促进因素等,应用多元线性回归分析,可以从众多的相关因素中筛选出主要的危险因素,并估计出这些危险因素的相对重要程度,同时通过已经建立的回归方程可以预测其他同类型患者患病风险。多元线性回归分析要求因变量是连续的正态分布变量,且自变量和因变量呈线性关系;当因变量是分类变量,且因变量与自变量无线性关系时,则线性回归模型的假设条件被破坏,这时最好的回归分析模型是 logistic 回归模型;logistic 回归的主要用途是筛选危险因素、分析各危险因素作用大小、调整或校正混杂因素及预测和判别。医学研究者经常关心的问题如哪些因素导致了人群中有的人患胃癌而有的人不患胃癌;哪些因素导致了手术后有的人感染,而有的人不感染;哪些因素导致了某种治疗方法出现治愈、显效、好转、无效等不同的效果,这些因素的作用如何,这时 logistic 回归模型可以回答上面的这些问题。详细分析过程可以参考相关的统计书籍。

3. 研究多个变量间的内在结构　对于涉及多因素的医学研究,常常需要了解所研究的多个变量之间的内在联系。通过变量内在结构的分析,可以依据它们内在的关系把这些变量客观地归纳为若干类。如聚类分析和判别分析。聚类分析是将一批样本或变量按照他们在性质上的亲疏程度加以分类,其实质是按照距离的远近或相似性大小将数据分为若干个类别,以使得类别内数据"差异"尽可能的小,类别间的"差别"尽可能的大。判别分析则是用于判别样品所属类别的统计分析方法,它所解决的问题是在一些已知研究对象用某种方法分成若干类的情况下,建立分类规则用以确定新的样品归属于已知类中的哪一类。例如某研究者为了进行体质研究,从 12 岁男生中随机抽取 200 人,分别测量了 8 个形态指标,身高(×1),体重(×2),肩宽(×3),骨盆宽(×4),胸围(×5),大腿围(×6),上臂围(×7),和小腿长(×8),将样本个体或指标变量按其具有的特性进行分类,可以用聚类分析,聚类的结果可能将 8 个指标分成两大类或三大类。再如临床医师需要根据患者的一系列症状、体征及检查结果来判断某患者究竟患了哪种疾病,可以考虑判别分析。判别分析在医学研究中有非常广泛的用途,主要用于疾病的计算机辅助诊断系统研究中。方法是从有足够临床经验的老专家、老教授那里搜集一批已经确诊的患者和正常人的有关资料,如临床疾病诊断、化验诊断、X 线片诊断、心电图、脑电图、B 超、CT 诊断等诊断指标建立判别函数,然后利用建立的判别函数为尚未确诊的患者病情提供一个有效的参考意见;除此之外,判别分析还可以用于慢性疾病的早期预防、手术预后估计、病因研究等。

4. 研究变量之间的关系网　事物的特征通过不同的变量体现出来。因此客观事物之间的关系就体现为多变量之间的,无比复杂的网状关系。对于这类分析,可以借用路径分析方法和结构方程分析方法。

七、资料的重复性评价

临床医生常常根据患者的临床症状或各种特殊检查结果对疾病或预后做出判断。无论采用单指标或多个指标(综合指标)作为诊断或分析的依据,都可能出现判断不一致的情况。例如,阅读同一个人的 X 线片,诊断患者是否患某种疾病,不同的医生可能出现诊断不一样的情况,即使是同一个医生,两次观察或多次观察都有可能出现判断结果不一致的情况。如果要评价不同医生对同一批患者的判断结果,或同一个医生先后两次或多次判断是否一致,或者在调查问卷中,同一批人针对同一个问卷,两次调查应答结果是否一致,常常使用 Kappa 统计量,Kappa 值越大,一致性越好。其主要用于分析计数资料(定性或多项分类)和等级分组资料一致性的方法。计量资料,则可用相关系数表示两次调查结果的符合程度,相关系数越大,一致性越好。

1. Kappa 系数及其假设检验

(1) Kappa 系数(κ):适用于无序分类变量资料,包括两项分类和多项分类资料。用两种方法分别对 N 个观察对象逐一判断其属于 C 类别中的哪一类,其判断结果常以 C×C 列联表的形式表示(表 4-25-5)。

表 4-25-5 C×C 列联表

方法(1)	方法(2)					合计	率
	1	2	3	……	C		
1	A_{11}	A_{12}	A_{13}	……	A_{1c}	A_1	a_1
2	A_{21}	A_{22}	A_{23}	……	A_{2c}	A_2	a_2
3	A_{31}	A_{32}	A_{33}	……	A_{3c}	A_3	a_3
…	…	…	…	…	…	…	…
C	A_{c1}	A_{c2}	A_{c3}	……	A_{cc}	A_c	a_c
合计	B_1	B_2	B_3	……	B_c	N	
率	b_1	b_2	b_3	……	b_c		

根据表 4-25-5,Kappa 系数的计算公式为 $\kappa = \dfrac{P_o - P_e}{1 - P_e}$,其中,$P_o = \dfrac{\sum A_{ii}}{N}$,$P_e = \sum a_i b_i$,$a_i = \dfrac{A_i}{N}$,$b_i = \dfrac{B_i}{N}$。式中,$P_o$、$P_e$ 分别为两种测定方法结果的观察一致率和机遇一致率;$P_o - P_e$ 为实际一致率;$1 - P_e$ 为非机遇一致率;A_{ii} 为 C×C 列联表中主对角线上的实际值;N 为总例数;A_i、B_i 分别为第 i 行、第 i 列的边际值;a_i、b_i 分别为第 i 行、第 i 列的边际频率。因期望一致率是假设两次调查或两种测定方法相互独立的前提下所期望的一致率,故按概率乘法定理计算。

(2) Kappa 值的假设检验:根据实际资料计算的 κ 值只是一个样本的统计量,存在着抽样误差。因此所计算的 κ 值是否来自 κ 值为"0"的总体(即两者之间的一致程度是由于机遇造成的)应当经过假设检验(u 检验),检验公式为:

$$u = \frac{\kappa}{Se(\kappa)}, \quad Se(\kappa) = \sqrt{\frac{P_o(1 - P_o)}{N(1 - P_e)^2}}$$

式中,u 为标准正态分位数,$Se(\kappa)$ 为 κ 的标准误。

(3) 一致性强度的参考判断指标:Kappa 值取值范围是 $|\kappa| \leqslant 1$。$\kappa = -1$ 表示完全不一致;$-1 < \kappa < 0$ 表明观察一致性小于机遇一致性,无意义;$\kappa = 0$ 表示一致性完全由机遇造成;$\kappa = 1$ 时表示分类结果完全一致。Kappa 值究竟多大才具有实际意义,需要根据具体情况而定。Landis 和 Koch 将 Kappa 系数的大小划分了六个区段,分别代表一致性的强弱程度。$\kappa < 0$ 时,一致性强度极差;0.0~0.2,微弱;0.21~0.40,弱;0.41~0.60,中度;0.61~0.80,高度;0.81~1.00,极强。

例1:时间分辨荧光免疫分析(TRFIA)是近年发展起来的免疫测定方法,为评价其在检测 HBV 血清标志物中的临床应用,采用与国际上认可的微粒子酶免分析法(MEIA)对比的方法,对 86 例 HBV 感染者和 50 例正常人血清进行了抗 2HBC 检测,结果如下:TRFIA 法阳性 95 例,阴性 41 例,MEIA 法阳性 96 例,阴性 40 例,两种方法均阳性 92 例,均阴性 37 例(表 4-25-6)。试问两种方法检测结果一致性如何?

表 4-25-6 TRFIA 法和 MEIA 法检测 136 例血清抗 2HBC 结果

TRFIA	MEIA		合计	率
	+	−		
+	92	3	95	0.699
−	4	37	41	0.301
合计	96	40	136	
率	0.706	0.294		

$$P_o = \frac{\sum A_{ii}}{N} = \frac{A_{11} + A_{22}}{N} = \frac{92 + 37}{136} = 0.949,$$

$$P_e = \sum a_i b_i = a_1 b_1 + a_2 b_2 = 0.699 \times 0.706 + 0.301 \times 0.294 = 0.582$$

$$\kappa = \frac{P_o - P_e}{1 - P_e} = \frac{0.949 - 0.582}{1 - 0.582} = 0.878$$

$$H_0: \kappa = 0, \ H_{1,} \kappa \neq 0, \ \alpha = 0.05$$

$$Se(\kappa) = \sqrt{\frac{P_o(1 - P_o)}{N(1 - P_e)^2}} = \sqrt{\frac{0.949(1 - 0.949)}{136(1 - 0.582)^2}} = 0.045\ 1$$

$$u = \frac{\kappa}{Se(\kappa)} = \frac{0.878}{0.045\ 1} = 19.47$$

因为 u 为 19.47，大于 95% 标准正态分位数 1.96，故 $P < 0.05$，拒绝 H_0，接受 H_1，可认为两种测定方法结果具有一致性，且根据参考判断指标，其一致性强度为极强。

例 2：为评价 UF100 尿沉渣分析仪在筛检尿路细菌感染中的可靠性，以中段尿定量细菌培养为金标准，用该仪器对 100 份中段尿标本进行细菌检测，结果见表 4-25-7。

本例 $\kappa = 0.334$，$Se(\kappa) = 0.097\ 0$，$u = 3.44$，$P < 0.05$。如果单纯以符合率（即观察一致率）来计算，$P_o = \frac{\sum A_{ii}}{N} = 0.680$，即有 68.0% 的符合率；若以配对资料的 χ^2 检验来进行统计分析，则 $\chi^2 = 0.281$，$P > 0.05$，两者差异无统计学意义。以上两种统计结果，似乎均可认为 UF100 的检测结果较可靠，但前者究竟有多少是由于机遇造成的呢？后者究竟存在多少假阳性和假阴性呢？可用 Kappa 检验加以解决，本例 $\kappa = 0.334$，提示有真正一致的成分，但一致性强度较弱，故可认为 UF100 尿液分析仪的细菌检测指标不够可靠。

表 4-25-7　UF100 尿液分析仪和细菌培养对 100 份中段尿的细菌检测结果

UF100	细菌培养		合计	率
	+	−		
+	24	18	42	0.420
−	14	44	58	0.580
合计	38	62	100	
率	0.380	0.620		

2. 加权 Kappa 系数及其假设检验　加权 Kappa 系数（weighted Kappa，κw）的作用是对于有序分类变量，引入被第一种方法判为第 i 类，被第二种方法判为第 j 类的权重 w_{ij}。线性权重时，$w_{ij} = 1 - \frac{|i - j|}{c - 1}$，平方权重时，$W_{ij} = 1 - \frac{(i - j)^2}{(c - 1)^2}$，加权后，$P_o(W) = \sum\sum \frac{A_{ij} w_{ij}}{N}$，$P_e(W) = \sum\sum a_i b_i w_{ij}$，$\kappa w = \frac{P_o(W) - P_e(W)}{1 - P_e(W)}$。

假设检验：

$$u = \frac{\kappa w}{Se(\kappa w)},$$

$$Se(\kappa w) = \sqrt{\frac{\sum\sum a_i b_i (w_{ij} - \sum a_i w_{ij} - \sum b_j w_{ij})^2 - P_e(W)^2}{2N[1 - P_e(W)^2]}}$$

式中，$Se(\kappa w)$ 为 κw 的标准误。

例 3：甲乙 2 名检验师同时对 34 份痰液标本做抗酸杆菌涂片镜检，结果见表 4-25-8。问 2 人镜检结果一致性如何？

本例为有序分类变量资料，故应用加权 Kappa 系数来进行统计分析。采用线性权重。具体计算步骤较繁琐，此处略，有兴趣可查阅相关的参考文献。

表 4-25-8 甲乙 2 名检验师对 34 份痰液标本的抗酸杆菌检测结果

甲检验师	乙检验师				合计	率
	−	+	++	+++		
−	4	0	1	0	5	0.147
+	0	5	1	0	6	0.176
++	0	1	14	2	17	0.500
+++	0	1	2	3	6	0.176
合计	4	7	18	5	34	
率	0.118	0.206	0.529	0.147		

八、研究结果的解释

P 值(P value)是假设检验中的一个概率,它只能解释该统计分析结果支持无效假设成立的概率有多大。P 值越小,说明当前样本的证据越趋向于拒绝 H_0,当 P 值小于等于事先规定的检验水准 α 时,就拒绝 H_0,推翻无效假设的概率就越大,即接受备择假设的概率就越大。

P 值的大小不仅与总体参数间的差别有关,而且与抽样误差大小有关。不能认为 P 值越大,总体参数间的差别就越大。P 值越小,说明实际观测到的差异与 H_0 之间不一致的程度就越大,越有理由拒绝 H_0;假设检验只能做出拒绝或不拒绝 H_0 的定性结论,但不能给出总体参数间差别大小的结论。

无论在哪个水平上接受无效假设(null hypothesis)还是备择假设(alternative hypothesis),都意味着有犯第一类错误(type I error)或第二类错误(type II error)的风险。拒绝 H_0,有可能犯第一类错误,用 α 表示,不拒绝 H_0,有可能犯第二类错误,用 β 表示。检验水准 α 是研究者根据研究目的,在研究初期就已经确定好的。比如检验水准 α 确定为 0.05,那么下结论时就按照 $\alpha=0.05$ 的水准拒绝或不拒绝 H_0;如果在 $\alpha=0.05$ 水平上拒绝 H_0,也就是说,在 $\alpha=0.05$ 水平上认为某治疗方法有效的同时,该疗法还有 5% 的可能是无效的。有些研究者为了得到有统计学意义的结论,随意篡改检验水准,统计学上是绝对不允许的。但可以通过增加样本含量的方法减小抽样误差,增加检验效能,使假设检验的结论更可靠。因为在检验水准确定后,随着样本含量的增加,抽样误差减小,结论有可能从小样本时的不拒绝 H_0,变为大样本时的拒绝 H_0 的情况。还有可能出现在对同一份资料做假设检验时,双侧检验不拒绝 H_0,而单侧检验则有可能拒绝 H_0 的情况。因此在 p 值大小和 α 值大小非常接近时,下结论尤其要慎重。因此在报告结果时,要同时给出检验水准 α 的大小,单双侧检验的选择,样本量大小等的信息,以便研究者判断结论的可靠程度。

1. 统计学意义与临床意义 统计学意义的标准是明确的,通常情况下,如果 $P \leqslant 0.05$ 就认为差异有统计学意义,但对于实际意义的判断,不同专业背景的人从不同的角度给出的结论可能不同。例如,通过控制体重和合理膳食降血压是一种有益的方法,临床实验结果平均降低 4mmHg,经检验有统计学意义。对于临床医生来讲,降低 4mmHg 没有任何明显的临床意义,因为临床上一般降低 5mmHg 才具有实际的临床意义,但降低 4mmHg 可能具有公共卫生的意义。

2. 如何正确选择分析模型 对于一个临床问题,可能用不同的方法解决。"不同的分析方法"指的是方法学体系上的确有差别的方法,而且很多统计方法虽然形式不同,但其本质是等价或基本是等价的,如方差分析模型、线性回归模型等都可以被统一在一般线性回归模型框架之下,在设定正确的时候,可以得到完全等价的结果。当方法不同的时候,这些方法可能得到不一致的分析结果,此时应当首先根据数据的特征及研究目的,考虑哪一种方法更合适,或者说根据数据结构特征和研究目的,从而判断哪种分析结果更切合实际。

3. 数据分析对样本量的要求 正确估计样本含量是临床科研设计中的一个重要内容,任何一个统计模型都会有样本量要求的问题。若样本含量过少,所得结果往往不稳定,检验效能过低,结论缺乏充分依据;若样本量过大,又会增加临床研究的难度,造成不必要的人力、物力、财力和时间上的浪费。样本含量就是在保证科研结论具有一定可靠性条件下,确定的最少观察例数。

估计样本含量可借助公式计算,而且根据研究目的不同,设计类型不同,样本量估计方法也不同。样本量的计算有专门的软件和计算公式,有兴趣的读者可以参考相关的软件。一般情况下,设计越复杂,方法越复杂,样本量计算公式就越复杂。根据经验,在建立回归模型时,样本量应当在希望加入模型的自变量个数的 10 倍以上为宜。在样本量不足的情况下,数据信息无法满足建模需求,必须在数据信息量、模型的复杂程度和结果的精确度之间加以权衡。因此研究者只能充分利用信息,不可能凭空制造信息,最好的办法就是放弃过于复杂的模型,采用相对简单、参数较少的模型得到更为稳妥的分析结果。因为简单的模型需要估计的参数相对较少,可以保证模型估计时有较多的信息可以利用,使各参数的估计更为稳健,不至于因为个别案例的增减而导致模型出现显著地变化。

知识点

样本量估计注意事项

1. 多组设计时,一般要求各组间的样本含量相等,只在某些特殊情况下,才考虑各组的样本含量不等。

2. 多种样本含量估计方法相结合,如确定医学参考值范围时:①要求 n 应大于 100 例;②n 是指标个数的 20 倍。若采用计算方法进行估计时,可多做几种估算方案,以便选择,如粗估样本率可以取几种不同的值作估算。

3. 由于估算的样本含量是最少需要量,在受试者中可能有不合作者、中途失访、意外死亡等情况出现,都会减少有效观察对象,故进行试验时,尚须增加 10%~20%。

4. 提高试验效果(检验效能)的一般方法 一是设法缩小总体范围,减少个体变异,如比较吸烟与不吸烟的肺功能时,采取同年龄、同性别比较等;二是选择客观指标,如数值变量(计量指标、多变量综合指标等);三是选择较优设计方案,严格控制试验条件,如配对设计、交叉设计、随机区组设计等。

5. 根据研究目的严格选择相应的样本含量估算方法,如单、双侧不同,估计参数假设检验不同;样本含量的估计要与使用的统计方法的条件相结合;如方差分析要求方差齐,无序分类资料(计数资料)一般要求 $nP \geq 5$(P 为样本率),或 $n(1-P) \geq 5$。对现有 $P > \alpha$($\alpha = 0.05$)的假设检验,欲加大样本含量进行再试验,设计时应注意检验效能及以前的样本含量,如 $n \geq 400$ 或 $1 - \beta \geq 0.80$ 时建议终止试验。

6. 同时有几个结果指标时,以主要结果为主;当有多种方法估计的结果时,取最大者为最终样本含量估计值。

（李秀君 贺 佳）

第二十六章 投稿、审稿与论文修改

临床案例

为了分析 TGF-β_1 与瘢痕疙瘩的关系,某医生对瘢痕疙瘩组织标本进行检测。某医生对某医院的 19 例瘢痕疙瘩患者(A组)和 19 例正常个体的真皮组织(B组)进行分析。

采用免疫组化方法检测各组 TGF-β_1 的表达。发现 A 组 TGF-β_1 标本阳性 16 例,阴性 3 例;B 组,标本阳性 2 例,阴性 17 例,比较其差异有统计学意义($P<0.01$)。说明 TGF-β_1 在瘢痕疙瘩呈高表达。以此为例,我们剖析医学论文(主要是论著)的写作技巧和投稿、审稿及修稿的注意事项。

1. 医学论著的结构　由题目、摘要(中、英)、引言(前言)、正文、参考文献和致谢等部分组成。

2. 论文题目的确定　题目应该以简洁、准确的词语反映文章最重要的特定内容,最好不超过 20 个字。可把该文题目改为"TGF-β_1 在瘢痕疙瘩组织中的表达"。

3. 论文摘要的要求　论文的摘要应该着重反映论文的创新点和独到见解。通常由目的、方法、结果和结论组成;以第三人称书写,不列图标,不引用参考文献,避免主观评论和解释。该论文摘要可如下书写。

目的:探讨 TGF-β_1 在瘢痕组织中的表达情况。方法:应用免疫组化技术检测瘢痕疙瘩组织及真皮组织对照组中 TGF-β_1 表达。结果:TGF-β_1 在瘢痕疙瘩组织中的表达水平明显高于正常真皮组织。结论:TGF-β_1 在瘢痕疙瘩组织中呈高表达,提示 TGF-β_1 可能参与瘢痕疙瘩的发病机制。

4. 论文引言(前言)的写作特点　论文前言(亦称引言)是论文的开场白,要求开门见山、简明扼要,以介绍研究目的、范围和相关领域研究概况为主,说明目前研究的热点及存在的问题,引出本文主题,给读者以引导,切忌写成讨论、综述和回顾,不宜过长。该论文的引言可如下书写。

TGF-β_1 是具有调节细胞生长、分化的一类多功能的细胞因子,在创伤愈合、胚胎发育、细胞外基质形成、骨的重建、免疫调节等过程中发挥重要作用。由于瘢痕疙瘩属于创伤愈合异常所致,因此推测 TGF-β_1 可能参与瘢痕疙瘩的发病机制,为了证明 TGF-β_1 与瘢痕疙瘩的关系,本文应用免疫组化方法,检测了 TGF-β_1 在组织中的表达,分析两者的关系,为探索瘢痕疙瘩的发病原因提供一定的实验依据。

5. 论文正文书写的注意事项　正文是科技论文的核心部分,占全文的主要篇幅。如果说引言是提出问题,正文则是分析问题和解决问题。这部分是作者研究成果的学术性和创造性的集中体现,它决定着论文写作的成败和学术水平的高低。对正文的写作和编排没有统一的规定,但一般应该包括研究的对象、方法、结果和讨论这几个部分。实验与观察、数据处理与分析、实验研究结果的得出是正文的主要部分,应该给予有重点的详细论述。尊重事实,在资料的取舍上不应掺入主观成分,或妄加猜测,也不应忽视偶发性现象和数据。可适当应用图或表来说明,图或表的信息要表达清楚。引用的资料,尤其是引用他人的成果应注明出处。

6. 参考文献的注意事项　在正文后面列出的参考文献必须是作者亲自阅读的文献,按照在正文中出现的先后顺序依次列出。著录格式符合所投期刊的具体要求。

7. 投稿时容易出现的错误　投稿时要遵守有关原则:①不要一稿多投,一稿多投损害作者的学术信用;②时间要抓紧,有些研究是热点,有一定的时间性,要争取时间进入修改阶段时要尽快修改,虽然一般都有 1 个月左右的修改时间,但是越早越好;③如果自己是第一作者,对于其他有贡献或给出重要建议的研究者最好也要署名,以尊重知识产权。

8. 如何科学规范的审稿　审稿过程必须科学规范,否则将失去审稿的意义。应依据学术发展的客观现状对稿件的科学性、创新性、应用价值和学术质量做出较准确的评价和判断,指出文稿中的专业问题,提出具体的修改意见或建议,为编辑决定稿件采用与否提供重要的参考依据。审稿专家首要应该具备较强的责任心,认真对待每一篇稿件,本着对作者负责的态度公平、客观地审阅稿件,注重稿件的学术性与创新性,避免个人好恶和研究领域对稿件的影响。

9. 修稿是论文发表过程中最重要的环节 在修稿过程中应该根据审稿意见进行修改,通常有以下工作。①学术观点的修改:写论文的主要目的是表达自己的观点,如果自己的认识不深刻,甚至有错误,那写出来的论文及观点也一定不够准确。修改论文,首先要考虑论文的主题和论据是否正确,结果是否客观,文章有否新意,对于论文中出现的主观、片面、空泛的地方,要进行强化、增补等改写,使人一看就有兴趣。②论文材料的修改:材料是论文的"血肉",它是证明观点的依据,在修改论文时,要看引用的材料是否确凿有力、是否有出处、是否能相互配合说明论点、是否合乎逻辑、是否具有说服力,要把不足的材料补足,要把空泛的、陈旧的、平淡的材料加以调换,要把不实的材料和与主题无关的材料坚决删除;③文字表达的修改:语言是表达思想的工具,要使论文准确、简洁,就要在语言运用上推敲修改,使论文语句表达清楚简练,改"含糊、笼统"为"清晰、具体、客观"。

（肖志波）

参 考 文 献

[1] 陈世耀，刘晓清. 医学科研方法. 北京：人民卫生出版社，2015.

[2] 范雷，冯化飞，韩冰，等. 河南省居民身体测量参数与糖尿病的相关关系分析. 中国初级卫生保健，2015，29（6）：74-76.

[3] 李立明. 临床流行病学. 2版. 北京：人民卫生出版社，2017.

[4] 刘佳，肖焕波，袁作雄，等. 中国成年人群糖尿病筛查肥胖相关身体测量指标分布特征及其适宜切点. 中国公共卫生，2017，33（2）：173-176.

[5] 刘续宝，孙业桓. 临床流行病学与循证医学. 5版. 北京：人民卫生出版社，2018.

[6] 柳景华，范谦. 临床与基础研究双向转化. 心肺血管病杂志，2018，37（4）：271-272.

[7] 钱唯韵，俞淑琴，朱天一，等. 初诊2型糖尿病合并代谢综合征患者颈围与胰岛素抵抗、超敏C反应蛋白的相关性. 江苏大学学报（医学版），2014，24（3）：245-249，254.

[8] 邱均平，王曰芬. 文献计量内容分析法. 北京：国家图书馆出版社，2008.

[9] 宋秀芳，迟培娟. VOSviewer与CiteSpace应用比较研究. 情报科学，2016，34（7）：108-112，146.

[10] 孙振球，徐勇勇. 医学统计学. 3版. 北京：人民卫生出版社，2010.

[11] 王颖，戎文慧. 可视化文本分析和数据挖掘工具RefViz. 中华医学图书情报杂志，2006（6）：61-64.

[12] 颜虹，徐勇勇，赵耐青. 医学统计学. 2版. 北京：人民卫生出版社，2013.

[13] 姚佳良，郝秀清. 在论文发表中提升研究生综合素质. 教育教学论坛，2015，12（51）：48-49.

[14] 叶鹰. 文献计量法和内容分析法的理论基础及软件工具比较. 评价与管理，2005（3）：24-26.

[15] 詹思延. 流行病学. 8版. 北京：人民卫生出版社，2018.

[16] 张文彤. SPSS统计分析基础教程. 3版. 北京：高等教育出版社，2017.

[17] 赵仲堂. 流行病学研究方法与应用. 2版. 北京：科学出版社，2005.

[18] CHALISE B，ARYAL K K，MEHTA R K，et al. Prevalence and correlates of anemia among adolescents in Nepal：Findings from a nationally representative cross-sectional survey. PLoS One，2018，13（2）：e0208878.

[19] CHE R，ZHANG A. Mechanisms of glucocorticoid resistance in idiopathic nephrotic syndrome. Kidney Blood Press Res，2013，37（4）：360-378.

[20] EMANUEL E J. Reconsidering the Declaration of Helsinki. Lancet，2013，381（9877），1532-1533.

[21] GU Y. Global knowledge management research：A bibliometric analysis. Scientometrics，2004，61（2）：171-190.

[22] GUNEN H，HACIEVLIYAGIL S S，YETKIN O，et al. The role of nebulised budesonide in the treatment of exacerbations of COPD. Eur Respir J，2007，29（4）：660-667.

[23] HUANG X Q，FAN X W，YING J，et al. Emerging trends and research foci in gastrointestinal microbiome. J Transl Med，2019，17（1）：67.

[24] HUR Y. The bibliometric features and content analysis of journal of educational evaluation for health professions in 2018. J Educ Eval Health Prof，2018，15：35.

[25] JIANG W，HUA X G，HU C Y，LI F L，et al. The prevalence and risk factors of menstrual pain of married women in Anhui Province，China. Eur J Obstet Gynecol Reprod Biol，2018，（229）：190-194.

[26] JOHNSTON S C，EASTON J D，FARRANT M，et al. Clopidogrel and aspirin in acute ischemic stroke and high-risk TIA. N Engl J Med，2018，379（3）：215-225.

[27] KOLAHDOOZ F，NADER F，DAEMI M，et al. Prevalence of known risk factors for type 2 diabetes mellitus in multiethnic urban youth in Edmonton：findings from the WHY ACT NOW project. Can J Diabetes，2018，43（3）：207-214.

[28] MALTAIS F，OSTINELLI J，BOURBEAU J，et al. Comparison of nebulized budesonide and oral prednisolone with placebo in the treatment of acute exacerbations of chronic obstructive pulmonary disease. Am J Respir Crit Care Med，2002，165（5）：698-703.

[29] STEMLER S. An overview of content analysis. Pract Assess Res Eval，2001，7（17）：N/A.

[30] WANG Y，WANG Y，ZHAO X，et al. Clopidogrel with aspirin in acute minor stroke or transient ischemic attack. N Engl J Med，2013，369（4）：11-19.

[31] WILES L，OLDS T，WILLIAMS M. Evidence base，quantitation and collaboration：three novel indices for bibliometric content analysis. Scientometrics，2010，85（1）：317-328.

中英文名词对照索引

36 条目简明健康调查量表(medical outcomes study general health survey-short form 36，SF-36) 84

A

阿尔茨海默病(Alzheimer's disease，AD) 147

癌症生活功能指数量表(functional living index cancer scale，FLIC) 84

安慰剂(placebo) 74

B

比较效果研究(comparative effectiveness research，CER) 94

比数比(odds ratio，OR) 48

必要病因(necessary cause) 104

标准化均数差值(standardized mean differences，SMD) 148

病例报告(case report) 24

病例对照研究(case-control study) 4，43

病因链(chain of causation) 108

病因网(web of causation) 109

C

测量偏倚(measurement bias) 39

巢式病例对照研究(nested case-control study) 49

成本效果比(cost/effectiveness，C/E) 90

成本 - 效果分析(cost-effectiveness analysis，CEA) 88

成本 - 效益分析(cost-benefit analysis，CBA) 88

成本 - 效用分析(cost-utility analysis，CUA) 88

充分病因(sufficient cause) 105

抽样调查(sampling survey) 35

出生队列(birth cohort)； 59

D

单纯随机抽样(simple random sampling) 36

单纯整群抽样(simple cluster sampling) 37

调查表(questionary) 189

调查偏倚(interviewer bias) 39

电子病历数据库(electronic health records，EHRs) 94

队列研究(cohort study) 4，58

对照(control) 73

多阶段抽样(multistage sampling) 36

多中心临床注册研究(multicenter clinical registries) 7

多重填补(multiple imputation，MI) 196

E

二阶段抽样(two stages sampling) 37

F

发病密度(incidence density) 63

非随机缺失(missing not at random，MNAR) 196

非随机同期对照试验(non-randomized concurrent control studies) 4

非随机同期对照试验(non-randomized concurrent control trial) 123

分层抽样(stratified sampling) 37

风险比(hazard ratio，HR) 77

G

共变法(method of concomitant variation) 111

观察性研究(observational study) 4

归因危险度(attributable risk，AR) 64

H

横断面研究(cross-sectional study) 34

患病率研究(prevalence study) 34

回忆偏倚(recall bias) 39

混杂偏倚(bias) 50

霍桑效应(Hawthorne effect) 79

J

加权均数差(weighted mean difference，WMD) 148

简单 / 单一填补(simple/single imputation) 196

健康工人效应(health worker effect) 67

健康相关生命质量(health related quality of life，HRQOL) 81

绝对危险度减少（absolute risk reduction，*ARR*） 77

K

可信区间（confidence interval，*CI*） 152

L

历史性队列研究（retrospective cohort study） 66
历史性对照试验（historical control studies） 4
临床试验（clinical study） 4
流行病学三角（epidemiologic triangle） 108
轮状模型（wheel model） 108
率差（rate difference，*RD*） 148

M

慢性病治疗功能评价系统（the functional assessment of chronic illness therapy，FACIT） 84
慢性阻塞性肺疾病（chronic obstructive pulmonary disease，COPD） 28
慢性阻塞性肺疾病急性加重期（acute exacerbation of chronic obstructive pulmonary disease，AECOPD） 28
盲法（blinding） 75
敏感性分析（sensitivity analysis） 90

N

诺丁汉健康量表（the Nottingham health profile，NHP） 83

P

普查（census） 34

Q

前后对照试验（before-after study） 4
倾向性评分（propensity score，PS） 99
求同法（method of agreement） 110
求异法（method of difference） 110

R

人群归因危险度（population attributable risk，*PAR*） 65

S

生命质量（quality of life，QOL） 81
剩余法（method of residues） 111
世界卫生组织生存质量测定量表（the WHO quality of life assessment instrument，WHOQOL 84

受试者工作特征曲线（receiver operator characteristic curve，ROC） 53
数据收集（data collection） 188
双向性队列研究（ambispective cohort study） 66
随机对照试验（randomized controlled trial，RCT） 4
随机分配隐藏（concealment） 75
随机缺失（missing at random，MAR） 196

T

同异并用法（joint method of agreement and difference） 111

W

完全随机缺失（missing completely at random，MCAR） 196
无应答偏倚（non-response bias） 38

X

系列病例分析（case-series analysis） 26
系统抽样（systematic sampling） 36
相对危险度（relative risk，*RR*） 46，64
相对危险度减少（relative risk reduction，*RRR*） 78
幸存者偏倚（survivor bias） 39
需治疗人数（number needed to treat，*NNT*） 78
选择偏倚（selection bias） 39
血管性痴呆（vascular dementia，VD） 147

Y

乙型肝炎病毒（hepatitis B virus，HBV） 93
意向性治疗分析（intention-to-treat analysis，ITT） 77
英国国家临床指南中心（National Clinical Guideline Centre，NCGC） 170
英国国家卫生与临床优化研究所（National Institute for Health and Care Excellence，NICE） 169
约登指数（Youden index，YI） 54

Z

增量分析（incremental analysis） 90
诊断性试验（diagnostic test） 53
整群抽样（cluster sampling） 37
指南范围（scope of guideline） 170
质量调整生命年（quality adjusted life year，QALY） 88
总体健康问卷（the general health questionnaire，GHQ） 83
最高上限（upper limit of normal，ULN） 93
最小成本分析（cost minimization analysis，CMA） 88